東方之恋

LOVE
FOR
THE EAST

上海市东方医院（同济大学附属东方医院）建院100周年纪念文选（1920–2020）

上海市东方医院（同济大学附属东方医院）
100周年庆编辑部 编

上海三联书店

图书在版编目（CIP）数据

东方之恋：上海市东方医院（同济大学附属东方医院）建院100周年纪念文选：1920-2020/上海市东方医院（同济大学附属东方医院）100周年庆编辑部编；孟馥主编 .—上海：上海三联书店，2020.12

ISBN 978-7-5426-7297-1

Ⅰ.①东… Ⅱ.①上… ②孟… Ⅲ.①医院—上海—1920-2020—纪念文集 Ⅳ.①R199.2-53

中国版本图书馆CIP数据核字（2020）第244184号

东方之恋

上海市东方医院（同济大学附属东方医院）建院100周年纪念文选（1920-2020）

编　　者 / 上海市东方医院（同济大学附属东方医院）100周年庆编辑部
主　　编 / 孟　馥
责任编辑 / 朱静蔚
特约编辑 / 董齐兴　张　蕴　王艳辉　李小佳　陈　敏　俞宏浩　乔梦婷
装帧设计 / 徐　炜
监　　制 / 姚　军
责任校对 / 王海颖

出版发行 / 上海三联书店
（200030）中国上海市漕溪北路331号A座6楼
邮购电话 / 021-22895540
印　　刷 / 上海南朝印刷有限公司

版　　次 / 2020年12月第1版
印　　次 / 2020年12月第1次印刷
开　　本 / 787×1092　1/16
字　　数 / 420千字
印　　张 / 26.5
书　　号 / ISBN 978-7-5426-7297-1 / R・121
定　　价 / 100.00元

100

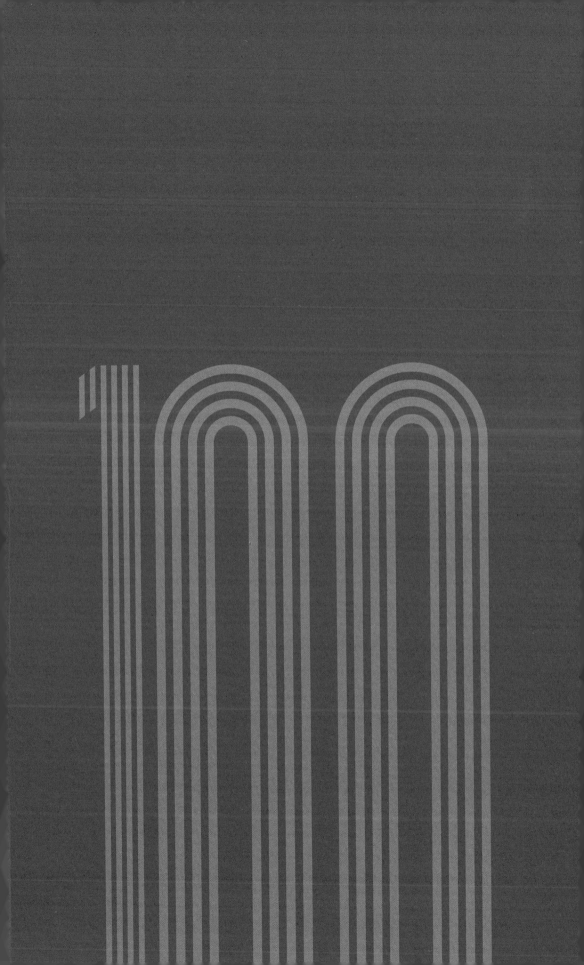

1920-2020

100

上海市東方醫院

同济大学附属东方医院

编 委 会

二次创业号角声起

溯源可达百年、1993年正式更名为“东方”的上海市东方医院（2001年成为同济大学附属医院），和东方明珠等一批带有“东方”二字的标志性名称一样，是浦东开发开放建设的直接参与者、精神体现的见证者。从1996年浦东新区区委、区政府决定向全球招募东方医院院长，到医院全体同仁艰苦创业一路创新至今，东方医院在起步晚、基础差中奋起实现加速和超常发展，成为集医疗、教学、科研、急救、预防、康复、保健于一体的大型三级甲等综合性医院，跻身上海知名医院的每一次先行一步、借势而进、乘势而上，无不印证着上海浦东这片热土“发展与变革”的主旋律。

肇始于1920年的这座百年医院，还是浦东乃至整个上海，第一所由国人慈善募捐创办的西医医院。创立人陈桂春是上海实业家，以驳运起家，性慈善，对地方公益事业尽力资助。这位早期浦东同乡会的组织者，借助同乡会中海归知识分子的人脉资源与技术力量，集资筹建了这座医院并成为首任院长。今天陆家嘴中心绿地里，作为名宅保护，先后为陆家嘴开发陈列馆、吴昌硕纪念馆等的“颍川小筑”，就是他的故居。仁爱百年，最初名不见经传、由国人自创的这家小医院，如今已是“全国发展最快的医院之一”。可以说，东方医院这100年，也正与近代以来中国追求民族复兴梦想的百年步伐，一路同行。

以上两点，便是站在2020年——这个人们耳熟能详、与“现代化”进程息息相关的年份节点之上，在浦东开发开放30周年、建院100周年交集之际，“十三五”收官与“十四五”开局之时，东方医院全体同仁思考自身发展的两个视角，也关联着编制本书的内在目的：东方医院从来与民族百年梦想，与中国上海浦东，与改革开放进程，息息相关；我们要在回眸中汲取，在纪念中思考，在振奋中再创，以迫在眉睫的东方“十四五”规划，给新百年的东方指路、定调。

出现在本书中的讲述人，有医院领导，有科室主任，有普通医护、行政后勤人员，也有普通患者以及家属。他们都是这百年来，与东方医院有着不解之缘的人。通过公开征集的，这些以第一视角讲述的亲历与感动、难忘与情怀，汇集于书，共同描绘的是东方医院的百年画卷，“爱在东方”的核心文化，医的力量，人的光辉。百年沧桑，风雨历程，医学让爱穿越百年。东方医院呈现的文化传承、创新发展之路，使医学更有情怀，服务更有温度。

书中第二篇章特别收录着，当东方医院走到100周年纪念之际，前赴后继“逆行”武汉抗疫一线的年轻一代东方人身影。这凸显着医学情怀的责任所在、医者服务的大爱彰显，也是对东方医院自身能力的一次真刀真枪的考验。经过近三十年人才规模的聚集、学科建设的提升、精神文化的内化，东方医院以心脏、消化、呼吸等主流学科为主干支撑，以干细胞和灾难医学为两翼的战略大格局，已初具基础规模。医院多年来建立的社会化灾难医学应急体系，与具备先发优势的“秘密武器”干细胞临床研究，也在此次疫情期间，在全社会范围初露头角。面对新百年的新开始，东方医院应当不负来路，不负时代，不负韶华，在医学变革与科技改变生命的新征程新浪潮中，勇立前沿，勇担使命，用科技与关爱为人类谋幸福。

我的同仁们还在书中频频出现众多金句——“医学也是‘人’学，一边是技术，一边是人文。只有技术与人文相融合，才能支撑出最美的‘人’字”“选择一个地方就会义无反顾”“保有奋斗精神，只争朝夕”……对事业、学业永不知足，危难时刻挺身入局、舍我其谁，应该是医者必备的精神与医院必备的文化。新百年，新起点，为“二次创业”奋斗的每一天，都在回应着百年的寄望，回应着未来的期许，回应着每一位关心、支持、厚爱东方医院的人。

劉中民

1 历史长河　生生不息

2 逆行光影“疫”动人心

3 波涛洪流 勇立潮头

4 生命之光　贴心守护

5 感谢有你　携手同行

6 爱在东方　情满天下

7 百年东方　永生之恋

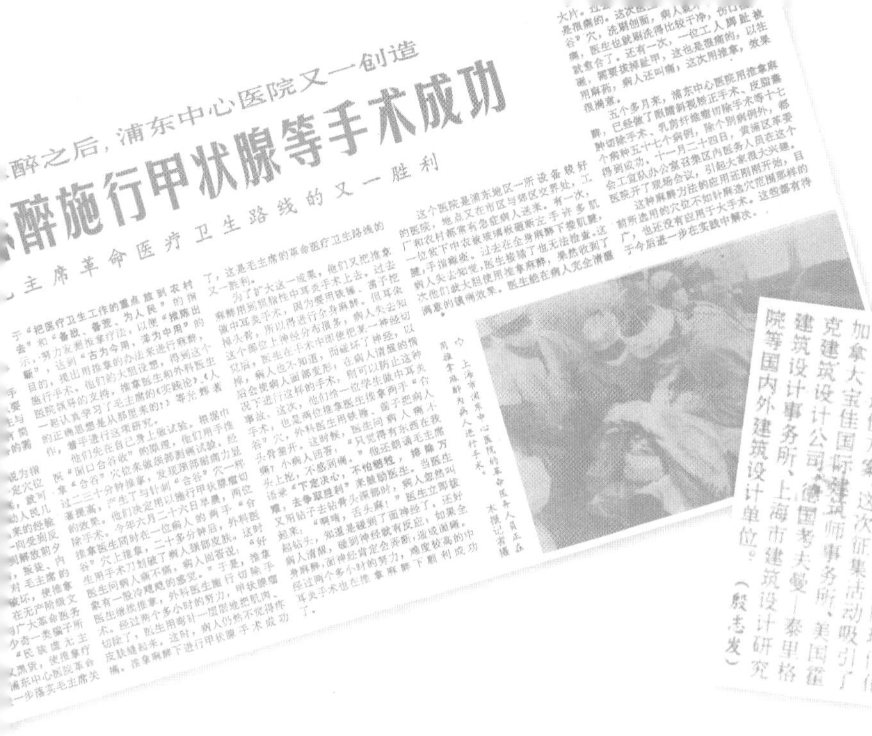
醉之后，浦东中心医院又一创造

醉施行甲状腺等手术成功

主席革命医疗卫生路线的又一胜利

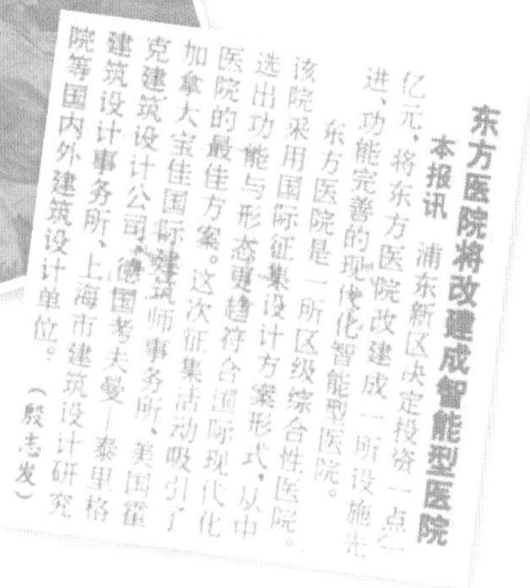
东方医院将改建成智能型医院

本报讯 浦东新区决定投资一点二亿元，将东方医院改建成一所设施先进、功能完善的现代化智能型医院。

东方医院是一所区级综合性医院。该院采用国际征集设计方案形式，从中选出功能与形态更趋符合国际现代化医院的最佳方案。这次征集活动吸引了加拿大宝佳国际建筑师事务所、美国霍克建筑设计公司、德国考夫曼－泰里格建筑设计事务所、上海市建筑设计研究院等国内外建筑设计单位。（殷志发）

1 历史长河　生生不息

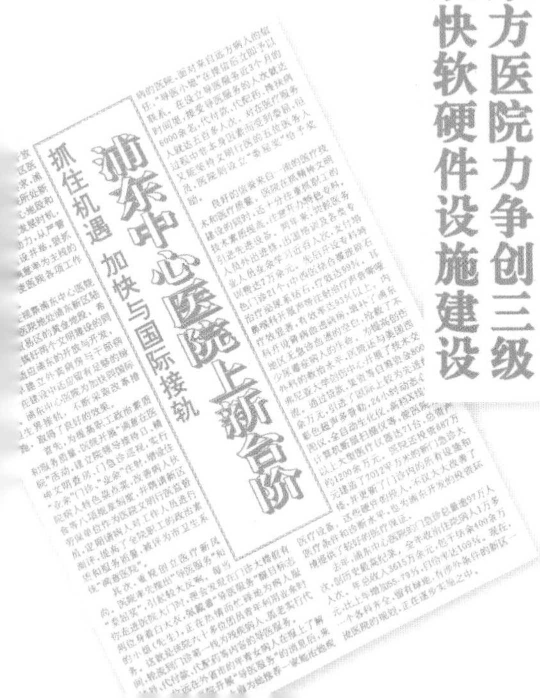
浦东中心医院上新台阶

抓住机遇　加快与国际接轨

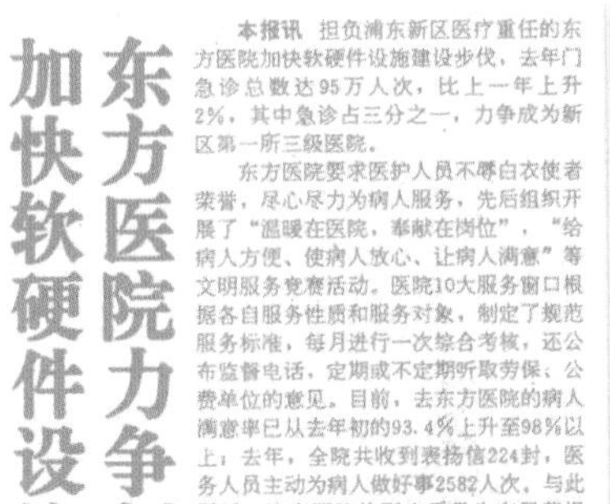
东方医院力争创三级

加快软硬件设施建设

本报讯 担负浦东新区医疗重任的东方医院加快软硬件设施建设步伐，去年门急诊总数达95万人次，比上一年上升2%，其中急诊占三分之一，力争成为新区第一所三级医院。

东方医院要求医护人员不辱白衣使者荣誉，尽心尽力为病人服务，先后组织开展了“温暖在医院，奉献在岗位”，“给病人方便、使病人放心、让病人满意”等文明服务竞赛活动。医院10大服务窗口根据各自服务性质和服务对象，制定了规范服务标准，每月进行一次综合考核，还公布监督电话，定期或不定期听取劳保、公费单位的意见。目前，去东方医院的病人满意率已从去年初的93.4%上升至98%以上；去年，全院共收到表扬信224封，医务人员主动为病人做好事2582人次。与此同时，这家医院的医疗质量也有显著提高，去年一年先后抢救病人1500例，成功率达82%以上。其中，外科抢救危重重病人1007例，成功率为92.41%。

为了尽快改变浦东新区至今没有三级医院的状况，东方医院即将开工建造4.8万平方米新大楼，装备一批现代化医疗设施，还制定了人才培养和引进计划。

（记者　王伟）

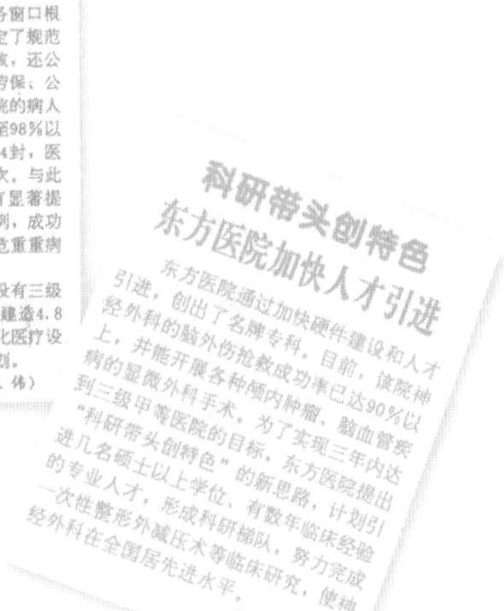
科研带头创特色

东方医院加快人才引进

东方医院通过加快硬件建设和人才引进，创出了名牌专科。目前，该院神经外科的脑外伤抢救成功率已达90%以上，并能开展各种颅内肿瘤、脑血管疾病的显微外科手术。为了实现三年内达到三级甲等医院的目标，东方医院提出“科研带头创特色”的新思路，计划引进几名硕士以上学位，有数年临床经验的专业人才，形成科研梯队，努力完成一次性整形外减压术等临床研究，使神经外科在全国居先进水平。

张国通

上海市东方医院院长
（同济大学附属东方医院）
刘中民

东方医院的昨天、今天和明天

2020年春节，同济大学附属东方医院正在筹备她的百年院庆。一场新型冠状病毒引发的肺炎疫情，打乱了医院热烈进行的工作计划。一时间，“抗疫”成为举国焦点。

百年之际，看到那些前赴后继逆行武汉抗疫一线的年轻一代东方人的身影，让我不禁联想起那个夏天，自己初来这家医院时的情景——

当时的东方百废待兴，好似一个满怀希望正踉跄学步的孩童。如今，她已然成长为危难时刻挺身而出、拯救生命于危难之中的国家栋梁。东方医院的成长变化，离不开近三十年来医院人才规模的聚集、学科建设的提升与精神文化的内化，而叙说这其中的故事，还需把时光拨回到二十多年前。

筚路蓝缕，忆往昔——

1995年，时值浦东开发开放五周年，时任上海市委常委、副市长赵启正在市政协介绍浦东改革开放的情况。作为那届市政协委员，我向赵市长提问：“如今浦东开发汇集了大量投资者和建设者，他们今后的就医问题该如何解决？”

赵市长当场回答：“浦东基础设施每年在不断扩建，投资者也在问我们这个问题，我们也做过调研，百分之九十的人，特别是大量的外国投资者最关心的

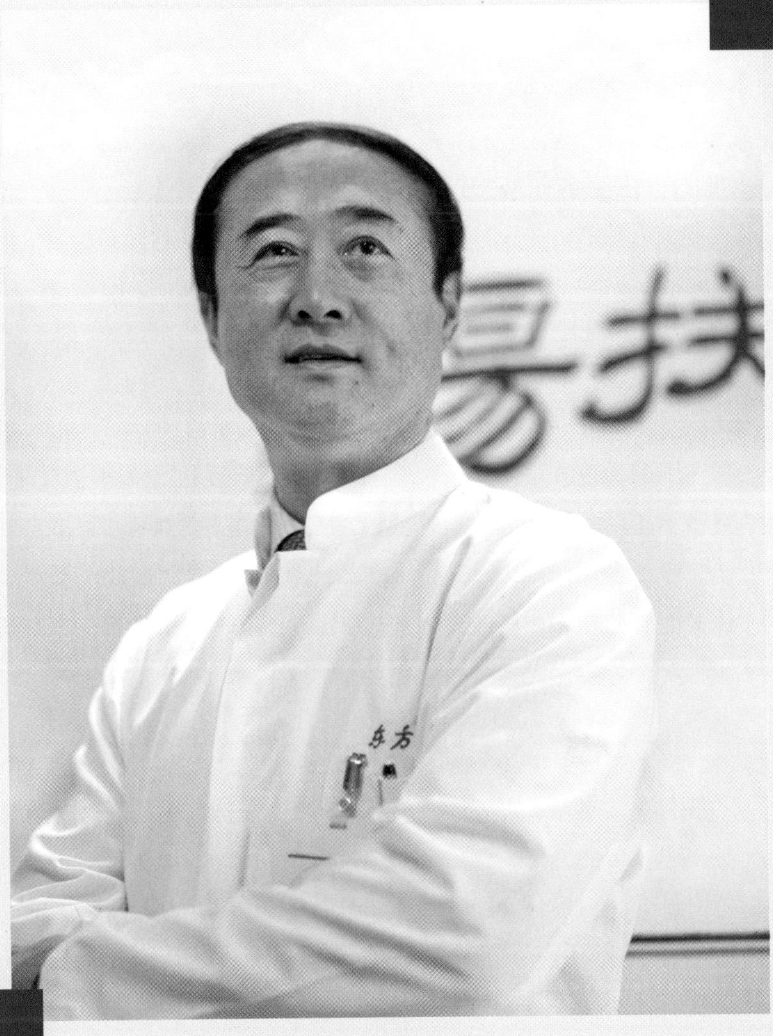

问题——如果生病了，浦东哪个医院能解决我们的就医问题？最快多长时间可以到达？”

当时，浦东的医疗条件十分局限。因行政区域调整，位于陆家嘴的黄浦区中心医院浦东分院刚刚更名为“上海市东方医院”，正式接受浦东社发局的管理，却只有内外妇儿几个科室，医疗水平也就相当于现在的区级中心医院。当时上海人讲“宁要浦西一张床，不要浦东一间房”，很重要的一个原因就是浦东、浦西医疗水平的历史性差距。多年来，“过江看病”一直是浦东百姓的心照不宣的选择。

缘于东方医院独特的地理位置与浦东开发开放的现实需要，浦东区委区政府决定在全球招募东方医院院长。当时，我还在仁济医院心脏外科担任常务副主任。赵市长随口问了我一句“你刘中民愿不愿意来？”

全球范围270人报名，经过一轮轮筛选，12个人进入东方医院最后一轮面试，我正是其中一员。面试中，很多评委问我：“你没有当过院长、副院长的经历，打算怎么管理这个医院？”

我说，我有技术，在专业学术方面不发愁；虽然年轻，但也算有些社会资源：比如我做过上海市学联主席，对大学这块儿比较熟；做过心脏外科主任，对社会比较熟；还做过政协委员，对政府机关也比较熟……最重要的，我在上海医疗圈从业多年，医教研等工作也得到老中轻几代医者的认可。如果我来了，起码业内人会想：刘中民愿意来，说明这家医院一定有来的价值……

浦东社发局经过与仁济医院反复多轮沟通，仁济医院终于同意“放人”，条件是仁济也要向浦东布局发展。这虽是后话，但如今也早已成为现实。1997年，我以副院长的身份加入东方医院，加盟浦东这片热土。

东方与仁济无法相提并论。当时院内开设的专科很少，比如心内科和大内科在一起，外科最多的手术就是阑尾炎，胸外科、泌尿外科、神经外科等都没有，根本谈不上什么三四级手术。我的目标很明确：让东方的医疗水平跟上浦东改革开放的脚步。短期目标可量化：把东方医院带成三甲医院。

作为心外科医生，我来东方做的第一件事就是建立心外科。依稀记得，那年的6月7日，我正式入职，6月23日就建立起心脏外科，并在8月16日迎来第一台心外科开胸手术。

第一台心外手术，除了我以外都是借的——包括手术中的针线、麻醉剂、体外循环器械、监护仪、手术器械等等，就连麻醉师和监护室的护士也都是借的。手术非常成功。从那以后，东方医院的心脏外科以及后来整合了心内科在内的心脏医学部，逐步发展成为这个医院的领头羊，也成为浦东医学发展的重要标志。

我刚到东方医院时，全院上下就我一个正高职称，最缺的就是人才。没有人才就没有学科，医院的发展就是一句空话。于是我利用所有的资源去寻找人才。我的一些同学、同事在我来到东方医院后，也随同过来了。医院平台不高，我只能靠诚心实意去一个个地打动他们。现在想来，那些年我“挖”过来的人才，包括陈义汉，世界上第一个人类心房颤动致病基因的发现者，六年后成为浦东本土第一个院士；赵旭东，他领导的德中心理治疗研究院获得奥地利机构颁发的“弗洛伊德奖”；黄远亮，师从当时全国口腔医学领域唯一院士邱蔚六……他们后来也都成为了东方医院的中流砥柱。

想要留下人才，必须解决一系列问题。首先是“位子问题”。可能这个科室原来有一个老前辈，他水平不高但也没什么大毛病，新的人才进来后，就要想办法把他的位子腾出来，再怎么腾挪都免不了冲突。第二个是“房子”，有恒产者方有恒心，可上海的房子几乎是“世界性难题”。那时我想了各种办法，借房子、租房子、买房子、到政府申请房子……第三个是解决好家属等“后顾之忧”，这些人的家属可能不是学医的，他需要到社会上找工作，医院就要调动各种资源跟进协调，另外还有“孩子问题”“科研配套”等等。哪个环节解决不了，人才都可能留不住。当时的东方医院引进人才很多，光靠政府“开绿灯”很难解决所有问题，必须充分调动资源，包括不少我个人的资源，想尽千方百计去“搞”。院内我是“置不完的行头还不完的债”，院外日夜联络求人帮忙，捣浆糊、闭门羹也尝了不少。

长海医院老院长李静曾在公开场合戏言：“刘中民简直就是毁我长城之搬砖队队长，今天挖一块砖头、明天抠一块墙皮……”是的，我就像个“猎头”一样，只要看中一个，不管花费多少时间、精力、资源的代价，也要把他“弄进来”。记得有一次，我为了引进一个人才，专门把一个位置空了五年等他，最后他被感动了，选择加入东方，期间经历了很艰苦的心理搏弈过程。说白了，资源都是有限的，最重要的还是靠感情、事业、待遇，这也是今天的东方医院能够广集人才、不断进步的重要原因。回头想想，这么多年，散了也就散了，但留下来的都是“金子”，我很感恩大家与我一起风雨同舟的同袍之义。

引进人才是分阶段的。最初引进来的那批人，可谓“捡到篮子都是菜”。只要他在三甲医院工作过，或具备硕博学历，我们一概作为人才引进，而且基本都被任命为科主任。但在这个位置上待了几年，他的进取心、他的格局视野、他的个人能力可能就跟不上医院的发展了，不再具备带动学科参与上海、全国竞争的能力了。这个时候怎么办？只有想办法再引进新的人才。伴随东方医院的快速发展，人才引进与培养的策略也发生了变化。第二个阶段，我们聘请了很多浦西老牌三甲医院的大主任到东方兼职，带领院内主任往前走，形成一种“不为所有，为我所用”的模式。在东方医院被评为三甲医院后，我们马上采用“引进与培养”相结合的模式，一方面放眼全球，引进世界高端医学人才，另一方面着重加大对年轻人才的培养力度。

正因为东方医院底子薄、基础差，所以“人才是第一生产力”的原则必须一以贯之。二十多年间，东方医院的科室主任经历了四到五轮的更换，只有这样不断洗牌，才能源源不断为医院、为学科发展注入不竭动力。事不经过不知难，当“发展是硬道理”辩证于“稳定压倒一切”，每个阶段都伴随着矛盾冲突与利益调整，每一步印证着“发展与变革”是浦东开发开放大背景下东方医院的主旋律。

如今，越来越多的人才选择加入东方医院。从最开始的“十顾茅庐”去请一个人，到现在可能五分钟就谈妥乐意加盟，说明大家对东方医院这个平台越来越认可，让我感到自己做的事情非常有价值，好像也做成了点事情。

乘风破浪，看今朝——

2019年冬，新型冠状病毒疫情在武汉突然暴发。1月23日农历腊月二十九，我要求把东方医院每年一度的新春团拜会改为紧急工作动员会，全院进入最高级别防控状态。作为中国灾难医学学科的开创者与建设者，在实战基础上，我创立了“始于灾前、重于灾中、延于灾后”的中国灾难医学理论与城市应急灾难医学救援体系。我深知，灾前的队伍培训、物资储备，对于灾难来临时的迅速响应与有效救治起到决定性作用。

任务紧急而又令人心焦。响应上海市卫健委号召，1月24日、28日，东方医院前后有5名医护人员主动报名加入上海援鄂医疗队，分别到达金银潭医院、武汉三院开展救治工作。2月初，疫情肆虐而胶着。在几次主动请缨未被批准（疫情期间各大医院一把手禁止离沪）的情况下，我任命副院长雷撼作为领队，携带55名队员、10辆大型车辆、30吨医疗物资、25顶帐篷、99张床位……在2月4日接到国家卫健委指令不到10小时后，带领东方医院整建制承建的国家紧急医学救援队暨中国国际应急医疗队（上海）就朝着武汉方向出发了。此前，队员们接受了完备的医疗、防护、心理、体能培训。

我们这支医疗队是全球首支通过世界卫生组织认证的国际应急医疗队，具备整建制医院救治体系，能够独立承担各类突发公共卫生事件的紧急救治任务。2016年陈冯富珍女士（原世卫组织总干事）来上海参加第九届全球健康促进大会时，专门拨冗来我院视察队伍，对我说：“你们的移动帐篷医院比美国的野战医院还要好。”多年来我带领这支队伍先后参加汶川地震、玉树地震、昆山化工厂爆炸等重大灾难救援，因此我对移动医院在此次抗疫中将要发挥的作用充满信心。

在逆行武汉的高铁上，雷撼微信我：我们的专列每停一站就会上来不同省、市甚至县里的逆行同行，这些医疗队伍，很多没有统一的服装，更不要说像我们这样统一定制的专业野战行李箱，他们穿着各色的衣服，手扛肩背各种背包，有的甚至提着纸箱子装着医疗器械……看了雷撼的微信，我心里很不是滋味：从这个细节可以说明，真正大灾大难来临时，我们国家专业卫生应急队伍的储备还是不够的。

在武汉，火速建设的方舱医院是集中治理轻度新冠肺炎患者的大本营。我们的车队抵达武汉后，队员们马上进入“战时状态”，仅用3个多小时，就在东西湖方舱医院前的武汉客厅广场搭建完成了由25顶帐篷组成的移动医院，包括门诊、预检、观察室、监护室、药房、办公室、会议室、更衣室、休息室、食堂、浴室、厕所的全功能，并接通远程会诊中心，联通上海湖北两地，进行病例互通互联。其中，还有两顶帐篷被设立为“武汉客厅”方舱医院的指挥中心，成为方舱医院的“大脑”和“神经中枢”，使东西湖区方舱医院真正由一间硕大的病房升级为医院，我们的队伍也成为武汉抗疫一线唯一拥有“移动医院”加持的整建制国家紧急医学救援队。

此前，王辰院士的科研团队一直在武汉开展工作，得知我们的移动医院到了，特地打电话给我，说他们团队在方舱已经连续吃了十多天的泡面、盒饭，实在受不了，能不能让我们的移动医院支援一下他们。我说：“没问题。”那时，我们的餐车每天会烧一顿热菜热饭，很多队员回忆起正月十五晚上餐车“小炒”——西蓝花胡萝卜炒肉、冬瓜肉丸汤，依旧认为是今生不可多得的人间美味。移动医院不仅是医护人员的临时作战基地，也是他们走下战场后守护彼此的温暖大后方。

守望相助，前后联动。在4个批次66名队员支援武汉一线的同时，我们医院在上海的大后方几乎开启了24小时工作模式。针对方舱医院快速建成且首次在重大疫情防控中使用，进舱医护又以武汉外援的现状，我牵头从方舱医院架构、医疗功能定位、医务人员协同、医疗设施保障、医疗物资供给、患者出院标准等多个方面提出多项建议，得到国家卫健委和湖北省领导的采纳并予以推广使用；我牵头主编出版的《大疫·安心大疫心理自助救援全民读本》《新型冠状病毒感染的肺炎学生防护读本》《疫情来临时：新型冠状病毒肺炎居家防护指南》等3本科普书，在武汉封城最严密的时候，克服一切困难空运武汉，免费发放至患者、市民及医护人员手中。其中《学生防护读本》和《大疫·安心》先后以英语版、意大利语版、德语版对外输出，英文版电子版免费全球发行，也算为接踵而至的全球疫情作出些许贡献。

3月18日，赴湖北支援44天后，方舱医院关舱，东方医院中国国际应急医疗队（上海）带着"患者零召回、零死亡、医护零感染"的战绩凯旋。返程前，国家副主席孙春兰亲自赶到武汉客厅广场，听取东西湖方舱医院代表雷撼的现场汇报；落沪后，上海市委书记李强亲赴机场迎接队员；期间国家卫健委主任马晓伟、湖北省委书记应勇等领导多次赶赴移动医院现场检阅。随着归来的飞机缓缓落地，我心中悬着的石头也落了下来——看着走出机舱的医务人员虽面带倦意，但精神状态依旧饱满。那一刻，我从他们身上看到了历久弥新的东方精神，也为他们感到由衷的欣慰与自豪。

随着政府果断封城及方舱医院投入运行，武汉在较短的时间内阻断了传染源、切断了传播路径，接下来的任务是降低重症"新冠"患者的死亡率以及尽最大可能防止疫情向全国甚至全球更大范围的传染扩散。习近平主席多次在公开场合发表讲话一再强调"最终战胜疫情，关键要靠科技"，东方医院持续10余年"科教兴院"的战略在这个时间节点上显现出了成果。

疫情警报拉响后，我院临床各科室轮流支援发热门诊，行政后勤把手各个关卡排班测温，而南北两院区转化医学平台、干细胞产业基地的专（兼）职科学家们更是积极响应，迅速凝结成一支战斗力极强的医学智囊团。转化医学平台的兼职科学家、斯微（上海）生物科技有限公司李航文，依托"上海张江国家自主创新示范区干细胞战略库与干细胞技术临床转化平台"的mRNA合成平台成果，快速启动了新型冠状病毒mRNA疫苗研发项目。从大年三十起，无论再忙，我每天上午10点牵头召开科技推进会，协调临床相关科室、转化医学平台、干细胞基地、临床药物一期基地、检验影像等医技科室，协调推进项目进展，紧张氛围用争分夺秒来形容也毫不夸张。

当时，在国家科技部紧急立项支持的新冠疫苗研发项目中，东方医院mRNA疫苗研发技术是最新一代疫苗技术，在国内无同类研究，国外也无同类产品上市。与传统疫苗相比，mRNA的安全性更有优势，不会插入基因突变，可以被正常细胞降解，通过调节序列修饰和递送载体可改变其半衰期等。李航文带领科研团队利用相关平台技术，快速合成了针对此次新冠病毒关键靶点的多种不同抗原序列的mRNA，并通过纳米脂质（LPP）载药技术制备成制剂，通过体内、动物实验，筛选和验证有效抗原，在此基础上40天内完成了大规模预防性2019-nCoV的疫苗样品生产、制备。2020年2月4日，上海市委书记李强亲自视察斯微公司，对“上海疫苗”寄予深切期望。在社会各界的支持下，我们比原计划提早一星期拿出了12个疫苗小样，并在2月底经由动物试验筛选出其中有效性、安全性最优的疫苗小样，通过绿色通道向国家监管部门申请，迅速进入到临床试验阶段。

与此同时，东方医院关于新冠肺炎治疗方案的研究也在同步推进。早在新年前夕，我们的研究团队就启动了针对新冠病毒的干细胞治疗临床研究项目，同时积极联系上海市公共卫生临床中心、武汉及上海周边地区的定点医院，为实施干细胞临床治疗做准备。

功夫不负有心人。3月初，科技部批复东方医院“脐带间充质干细胞辅助治疗重症新冠肺炎的安全性及有效性的临床研究”项目正式立项后，我立即组织院内专家成立了呼吸科为主体，医学检验科、影像、干细胞平台以及药物临床试验机构等参与的“同济大学附属东方医院赴武汉干细胞临床研究小分队”，并于3月5日送他们逆行武汉。

抵达武汉后，小分队中8位成员克服一系列困难，先后进入武汉市第六人民医院、泰康同济（武汉）医院等，展开了间充质干细胞治疗重症新冠肺炎的临床研究。最终，临床试验表明，脐带间充质干细胞疗法治疗重症新冠肺炎患者安全性好，37名接受治疗的危重症患者没有一例出现严重的不良反应；治疗组与对照组比较表明，采用间充质干细胞治疗的患者呼吸困难、氧饱和度及肺部影像学改善更显著。值得一提的是，我们的干细胞治疗团队还参与了一名使用ECMO的危重症患者的综合救治，经过整个临床治疗团队的不懈努力，该患者陆续摆脱了ECMO和呼吸机，并最终康复出院。

3月17日，国务院联防联控机制就药物疫苗和检测试剂研发攻关召开最新情况发布会，科技部生物中心主任张新民介绍，"在前期临床研究的基础上，应急科研攻关项目支持的王福生院士团队、周琪院士团队、刘中民教授团队，均已入驻武汉，开展对（危）重型患者的临床研究与治疗，已经治疗了64位患者。"干细胞可以有效降低新冠病毒在患者体内引发的剧烈炎症反应，减少肺损伤、改善肺功能，对肺部进行保护和修复，对减轻患者的肺纤维化具有积极作用。敢为人先的埋头苦干与关键时刻的挺身而出，换来了高层领导的认可，这对多年以来我院在干细胞领域的临床研究与实践工作是莫大的支持。

百尺竿头，展未来——

今年是浦东新区开发开放30周年，也是东方医院建院100周年，是十三五收官与十四五开局之年。迫在眉睫的东方十四五规划需要给新百年的东方指路、定调：以心脏、消化、肿瘤、呼吸等主流学科为主干支撑，以干细胞和灾难医学为两翼的战略大格局，已经初具基础规模。疫情期间，东方医院多年来建立的社会化性灾难医学应急体系与具备先发优势的"秘密武器"干细胞临床研究，在全社会范围初露头角。很多时间节点与关键事件赶集般云集一处，隐隐吹响了东方二次创业的号角。

作为一个进入东方工作了24年的老医生，在医教研工作的同时，一直担任东方医院的管理工作，在一定程度上，我改写了东方按部就班、循续渐进的发展史。这24年，是中国医改从懵懂起步到深水行船的时期，是公立医院从野蛮生长到逐渐规范的时期，是浦东民生事业迅猛发展、百姓获得感大幅提升的时期。我可以负责任地讲，作为东方的掌舵人，在每一个关键性的转折点，东方没有出现方向性的偏差，而且基本是先行一步、借势而进、乘势而上。付出很多，因此很热爱东方，但我对东方没有执念，却有一点小小的奢望：我希望我个人这种对事业、对学业永不知足，危难时刻挺身入局、舍我其谁的性格，能够在东方传承下去，甚至能够形塑东方的精神文化。肯定有不足，但我依旧觉得，这应该是医者必备的精神，也应该是医院必备的文化。

我眼中的未来，是医学变革的时代，是科技改变生命的时代。在百年未有之大变局之际，蓄势百年的风雨东方，应当敢于迎接起这场医学革命，敢于屹立于医学科技的前沿，敢于承担起医学真正的使命——用科技与关爱为人类谋幸福。

劉中民

東方之意

上海市东方医院党委书记
孟　馥

15年，打造更有温度、深度和厚度的医院文化

——记东方医院党委书记、临床心理学专家孟馥

在人类历史长河中，100年只是沧海一粟。而对于同济大学附属东方医院来说，迎来浦东开发开放30周年的2020年，也是他们的建院100周年。15年前，东方医院正式成为同济大学附属医院的第4年，现任党委书记孟馥从同济大学医学与生命科学部调任该院工作。这些年来，她见证了新院大楼的拔地而起，感受了医疗技术的飞跃提升，参与了医院的变革与发展。东方百年，风雨同行。

"15年的东方医院职业生涯，我为医院做了什么？"站在新征程的起点上，她不断地考问自己。临床心理学专业出身的孟馥力争将自己的专业特长融入到医院管理、医院文化和员工思想工作当中。

爱在东方：人文关怀助力医院文化建设

2005年，东方医院医教研发展迅速，正在跨越式发展的路途上大步前行。"树茂引凤至"，四面八方的人才纷至沓来，靠什么将这些优秀人才凝聚和稳定下来，成为医院领导们探讨的主要问题。

"一进入医院，我的重点工作就是主抓医院文化建设。只有将员工的精、气、神凝聚在一起，医院才可以持续发展。"孟馥知道：优秀的医院文化是医院

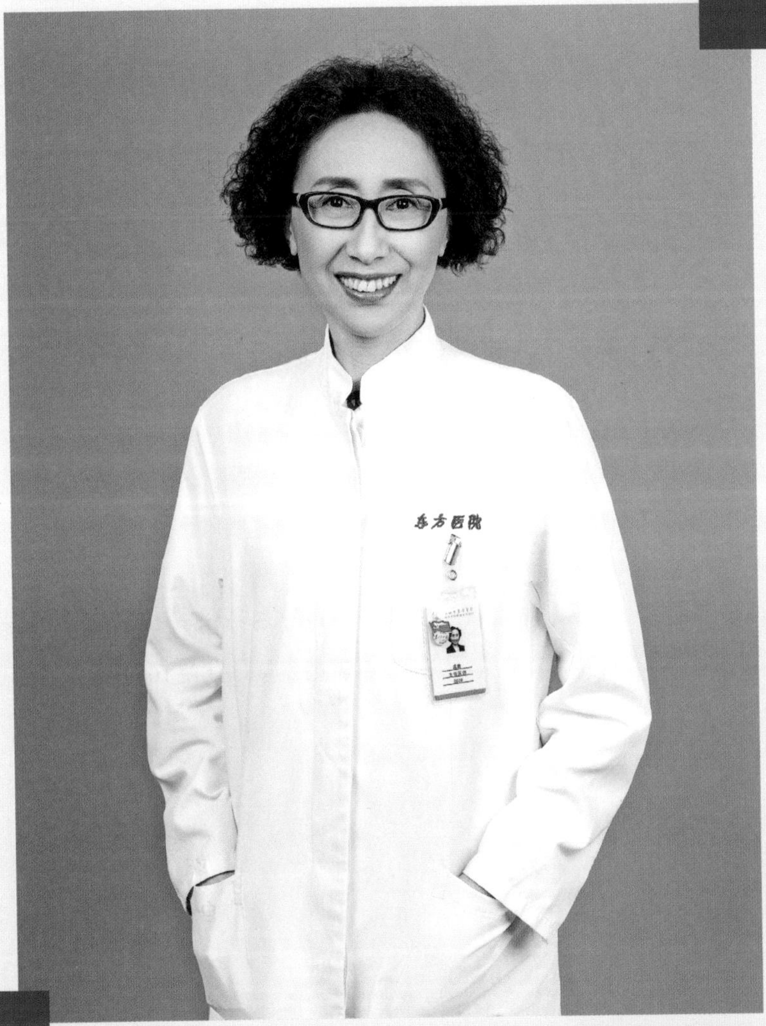

进步与发展的内在动力，能激发医务人员的使命感和责任感。快速发展的医院需要文化的支撑，东方医院文化的融合、重塑和提升至关重要；文化建设的载体需要新的探索和实践。围绕“爱在东方”的核心文化，将先进的文化理念植入进来，自上而下的文化“顶层设计”开始在医院里“润物细无声”；她将医院的文化建设当作一项长期的、持续的、系统性的工程来做。

在东方医院工作的“东方人”都知道，医院每年招进的数百名新员工都要上好“第一课”，院长讲发展，书记谈文化。读院史、唱院歌、穿院服、铭院训，只有认同东方的核心文化，才能将个人的行为纳入一个共同的文化磁场之中，才能真正融入共识、共知、共行的医院文化主流。

在孟馥的眼里，人文关怀是医疗服务中的核心内容，医患关系是一种特殊的亲密关系。医者必须充满人文情怀，“爱在东方”要始于员工、惠及患者。不断改善员工工作环境、解决实际困难、规划员工职业生涯，开辟新的成长空间，搭建各种展示舞台，树立东方典型人物，才能创建东方服务品牌。医院里不断开设的各种系列主题活动，就像流淌的血液渗透到医院的各个细枝末节：一年的四个季度，医院里浸润着文化建设的春风，一季度倡导“快乐助人”；二季度开展“技能提高”；三季度专注“廉政教育”；四季度聚焦“服务提升”，综合起来就是以人为本。孟馥认为，医院文化是医院的灵魂，也是医院核心竞争力，这种无形财产需要有形的表现，文化建设必须把医学技术和医疗服务整合起来，人文关怀贯穿始终，无论是患者、还是医务人员，才能体验到真正的获得感。

看着一批批加盟医院的新人不断成长为科室骨干，看到擦身而过的年轻人脸上洋溢的自信的笑容，看到新入职的90后在疫情期间争先恐后报名支援前方……孟馥很欣慰，“医学也是‘人’学，一边是技术，一边是人文。只有技术与人文相融合，才能支撑出最美的‘人’字。”

一体两翼：党建联建医联体新模式

中共中央《关于加强公立医院党的建设工作的意见》出台，进一步明确了公立医院党委“把方向、管大局、作决策、促改革、保落实”的主体责任。作为浦东新区首家本土三甲医院，需要更好的发挥党委的“引擎”作用，不断开创新局面。医院南北两院区充分依托并联合区域化基层党组织，因地制宜开展党建工作，探索出一体两翼党建联建新模式。

“我们医院本部地处陆家嘴金融区，我们的人和做的事就要与所处的大环境相契合，建立符合陆家嘴金融区特色的医疗服务品牌。”孟馥介绍说。早在2015年9月，陆家嘴街道党工委推出“金色纽带”党建品牌项目，推选东方医院担任“金色纽带”党建联建品牌的片区牵头单位；院党委联合陆家嘴街道社区党建服务中心和陆家嘴社区阳光驿站，开展了一系列的党建联建实践探索。在陆家嘴绿地开设健康驿站门诊，为无暇就医的白领定制个性化医疗服务；组织院内名医名家进楼宇，利用午休等时间开设高端健康讲堂、解读检查报告、普及医学知识、缓解心理压力等。东方健康驿站成为为陆家嘴管委会“金领驿站”的5大优秀站点之一，大大提升了金融城的软实力。除此，借力于陆家嘴大党建品牌，东方医院还建立了院外党员志愿者监督机制。聘请社区党员志愿者担任医院医疗服务和医德医风的督导监督员，采取定期检查和不定期抽查相结合的方式开展督查，发现问题及时反馈，党委即时整改、落实，成效显著，该项工作在东方医院创建全国文明单位及全国文明城区复评审过程中，发挥了重要的作用。

东方医院南院地处浦东前滩世博园区，下辖五个社区100多万人口，党建工作的要求、需求与本部有很大不同，要强化区域性医联体双向转诊模式、服务百姓。2014年底开始，探索遴选医联体内高年资社区医生到东方医院南院开设全科门诊。让社区医生坐诊三甲医院，不但扩大了东方医院全科医学规模，更让社区居民们挂一次号就解决了多个科室转诊、会诊的难题；同时，南院医生深入多个社区坐诊并带教社区卫生中心医生，专家团队围绕慢病管理、健康宣教，下沉社区，为居民开展大型健康咨询、义诊活动，让普通百姓在家门口享受高水平的三级医院专家服务，为缓解社区居民看病难做出切实贡献。依托于社区创建的“社区应急平安屋”，为普通百姓提供各类应急救援培训教具、家用应急物品和师资，定期为社区居民普及心肺复苏急救、灾难自救他救逃生技能等，获得国家卫生计生委颁发的“全国综合减灾示范社区”品牌。

抗疫行动：为一线建立强大的心理支持系统

今年春节，突如其来的新冠疫情让东方医院每年一度的新春团拜会临时改为紧急工作动员会，全院进入最高级别防控状态，医院要求所有医护人员严阵以待、全力以赴，既要讲大局、讲政治，又要讲科学、讲规范。身为临床心理学专家的孟馥书记，开始忙着为一线医护人员建立强大的心理支持系统。

在东方医院中国国际应急医疗队紧急集合、备战出征的时刻，孟馥与赵旭东教授、以及临床心理科的同事们一起，第一时间为救援队进行了紧急医学救援中的心理干预和心理支持培训，并将一份《针对前去武汉支援疫情的医护人员的心理干预支持手册》发到他们的手中。孟馥想到，队员们一旦到了一线，意味着全面暴露于“跨危机状态”，对于时间地点带来的角色转变，队员们是否做好了心理准备？她敏锐地提出自己的想法：要想救治病人，必先建设好自身，救援队员的心理建设相当重要。随着医院先后四批援鄂医疗队奔赴武汉，孟馥时刻关注每一个队员的心身状况；在身处危机救援第一线的“逆行者”中，有的体力透支、有的精神高度紧张，有的思念家人孩子，有的要应对巨大的工作压力，孟馥因地制宜采取了相应配套的人性化措施，比如，为在金银潭、武汉三院监护室工作的护士们提供心理治疗师的在线支持服务，为方舱医院的医护们安排巴林特小组，提倡一线医护休息的时候可以通过微信语音、视频聊天等跟家人一直保持联系，要求医院对一线救援人员的家庭给予必要的生活关心、照顾和支持，减轻她们的后顾之忧等等。

值得一提的是为一线医护人员和方舱医院病患提供的“自救心理礼包”。孟馥说：礼包里有我们提供的一个热线，队员们可以随时拨打热线电话进行求助和宣泄；礼包里的专业书籍，鼓励队员适时地将自己的感觉、体验跟其他伙伴分享；还有专供队员们自我放松训练方法和冥想音视频。

除了给医护人员提供专业的心理支持，抗疫期间，作为中国心理学会临床心理学注册工作委员会常委、中国心理卫生协会心理治疗与心理咨询专业委员会副主任委员、中国女医师协会心身医学与临床心理学专业委员会主任委员的孟馥，比平时更加忙碌和劳心。她与国内顶级临床心理学专家一起，为国家卫健委在疫情下心理危机干预方案、方舱医院建设方案、哀伤督导、灾后重建等重大社会心理救援行动实施建言献策；为教育部华中师范大学心理热线、中国心理学会“安心·抗疫行动”心理热线，以及中国心理卫生协会和中华预防医学会的“微心战役”等提供专业督导；参与上海市卫健委针对不同类型人群特开展行心理疏导和心理干预的系列科普资料的撰写和审核工作，参编了《抗疫·安心》、《新冠疫情的心理危机干预》等书籍；在不同的网络平台上，面向全国同行举办心理讲座，录制《一线医护人员的心理支持与防护》，在央视网、学习强国上播放；系列公开课《当疾病来临时，我们一起面对》、《疫情下如何与儿童及家庭工作》、《救援一线医护人员的心理支持》等，在新媒体平台引起百姓关注，有网友留言表示：“孟馥教授将复杂的心理危机干预化繁为简，便于操作。在全国战疫关键时刻，具有重大的实际应用意义！”

百年沧桑，风雨历程，东方医院从名不见经传的小医院成为全国发展最快的医院之一，走过的是一条文化传承、创新发展的路，东方人用“爱在东方”的文化，书写了属于“东方的传奇”故事。

风雨中驰而不息，奋斗中砥砺前行。在东方医院的15年时间，奔跑中的孟馥和医院一起成长着。站在新的起点，她坚信：医学更有情怀、服务更有温度。“爱在东方”的核心文化将跟随医院的发展，承担起新的责任，肩负起新的担当。

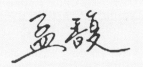

孟馥

同济大学党委副书记
冯身洪

李国豪老校长的“同济医科”情怀

说起李国豪老校长，人们就会联想起桥梁工程，联想起他在“文化大革命”极其艰苦的环境中研究武汉长江大桥的振动问题和南京长江大桥的稳定问题，联想起他在改革开放初期以远见卓识论证避免了上海宝钢工程下马并解决工程建设中的桩基水平位移问题，联想起他在80年代力争上海南浦大桥和广东虎门大桥由中国人自己设计建造……他是中国土木工程领域当之无愧的泰山北斗、一代宗师。

李国豪老校长系广东梅县人，16岁那年，他考入国立同济大学。1938年，获得德国洪堡奖学金，抱着科学救国的思想，赴达姆施塔特工业大学深造，获德国达姆斯塔特工业大学博士学位。在德国，李国豪27岁发表博士论文《悬索桥按二阶理论的实用计算》，由此一举成名，被誉为“悬索桥李”。他是国际著名土木工程大师，中国科学院首批学部委员，中国工程院首批院士，曾任同济大学校长、名誉校长，上海市政协第六届主席，是杰出的科学家、教育家和社会活动家。

二战结束后的1946年，李国豪回到同济大学，从此把一生奉献给了这所著名大学，在长达70多年的学习和工作中，同济大学成为他生命的寄托和归宿。世人对李国豪老校长在工程领域的丰功伟绩如数家珍，但他念兹在兹恢复重建同济医科的艰辛努力，却鲜为人知。

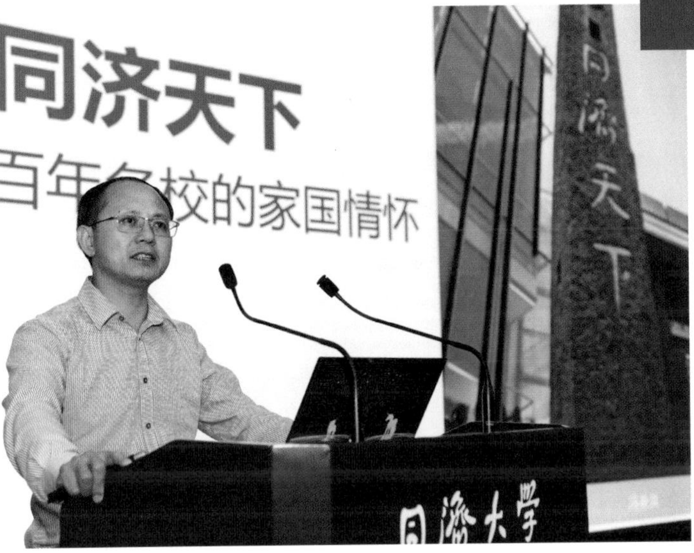

筚路蓝缕同济医科之路

百年同济，梦自医始。1907年，德国医生埃里希·宝隆在中德各界的支持下，在上海创办“德文医学堂”，翌年更名为“同济德文医学堂”，这是同济医科的开端，也是同济大学的发轫。创校伊始，华人校董朱葆三在贺词中说：“医院能救人于一时，学堂能救人于后世。”悬壶济世，治病救人，这是创校先贤的初心。及至1912年，德国特许工程师贝伦哈尔德·贝伦子创立工学堂，同济德文医学堂更名为“同济德文医工学堂”。1917年，第一次世界大战行将结束，同济结束了德人办学的历史，进入中国人接办时期。校董袁希涛对学生们提出殷切期望：“中国之大患，曰贫曰弱，救弱莫若医，救贫莫若工。务望诸君，各求深造，以养成将来救国之人才”。在旧中国积贫积弱的年代，同济把人才培养的目标定位在“养成将来救国之人才”。所以医学、工学两学科，就同济而言，早已超出了学科门类的概念。“医以救弱、工以救贫”承载着同济先辈救亡图存、济世兴邦，为中国人民谋幸福，为中华民族谋复兴的初心使命和家国情怀！

创校二十年，同济医工两科，已蔚为大观。1928年，国民政府大学院院长蔡元培先生为《国立同济大学20周年纪念册》所作序言中，对同济发展给予高度评价：

我国医术与工艺之应用既数千年，积久经验自有独到之处。然不得最近之科学以为基础，则进步舒缓，与并世各国相较，自愧不如。是以最近数十年，有新式医学校、工学校之建设，其时规模较大之工业学校，有南洋，北洋两工学，均采美国式；又各地方时设医学及工业专门学校，大抵用日本式。美日之高校，均受德国影响，而日本尤甚，医工两科，则德国之教学法尤全世界所推许也。同济学校发端于德人所设之医学校及其所扩张之医工大学校。民国六年以后，始为我国自立之学校。

……此二十年中，科目之增置，程度之提高，校舍之迁移，设备之更迭，不知经几多之挫折，而卒能维持以讫于今，兹就学业上观察之，无退化而有进步，非当局之恒心与毅力何以至此。

……吾知该校所拟之计划七端，必能于最短期间次第实现，以完成吾国最新式之医工大学也。

1937年，“八一三“淞沪抗战爆发。同济广大师生员工积极参加抗日救亡工作，他们先后在上海建立了红十字临时重伤医院和红十字第十三救护院。时任校长翁之龙兼任红十字临时重伤医院院长。吴淞校舍被日寇炸成废墟，学校被迫走上前路茫茫的西迁之路。迁校途中，医学院张静吾教授等组建了南京军医署所属第五重伤医院，李宣果教授带领80余名师生员工组建中国红十字会第一重伤医院，沿着浙赣线救治受伤军民。抗战期间，民间有“十军工九同济、十军医九同济”之美誉。2019年，上海电视台拍摄了一部上下两集的纪录片《山河行过——抗战中的同济大学》，再现了同济大学在抗战岁月的那段艰辛而辉煌的历史。

上世纪三四十年代，同济医学已经蜚声海内外，同济医学院已经成为国内最著名的医学院，培养了裘法祖、吴孟超等一大批卓越的医学大家，被誉为“医生的摇篮”。其时民间有“北协和南同济”一说，同济医科声誉之隆可见一斑。李国豪老校长在同济求学的上世纪30年代，正是同济医工两科快速发展的时期。

新中国成立后，20世纪50年代，在全国高等学校院系布局调整中，同济大学医学院及附属医院义无反顾奉令整体内迁武汉，与武汉大学医学院合并组建了中南同济医学院（1985年更名为同济医科大学，2000年与华中理工大学合并组建成华中科技大学），为国家科教事业和中南地区医疗卫生事业发展作出了巨大的贡献。据不完全统计，50年代高校布局调整中，同济大学调整到兄弟高校的一级教授多达16人，其中仅医学院就有8人。从50年代同济医科暂付阙如到2000年同济恢复医科，同济医科中断了整整半个世纪。但以李国豪老校长为代表的同济人医科情怀至深，为重建同济医科进行了苦心孤诣的努力。

为恢复医科而奔走

1977年，在文革中饱受磨难的李国豪出任同济大学校长。1978年12月，党的十一届三中全会在北京召开，中华大地迎来科学和教育的春天。李国豪老校长意气风发，开风气之先，推动和带领同济大学进入一个新的快速发展时期。他倡导并亲自组织实施同济大学的“两个转变”，引领学校向恢复对德联系和德语教学传统转变，由土木为主的单科性大学向以理工为主的多科性大学转变，这为同济大学后来综合性、研究型、国际化发展格局和今天扎根中国大地建设世界一流大学奠定了坚实基础。恢复重建同济医科，是李国豪老校长“两个转变”战略的重要组成部分，也是他传承同济初心使命，弘扬同济家国情怀，告慰同济先贤的毕生夙愿！

事实上，从1978年开始，李国豪老校长就为同济恢复医科而布局谋划，奔走呼吁。他在当年12月《关于将我校恢复为综合性大学并与西德建立联系的报告》中，提出了“拟成立理、工、医、文四院”的设想；他曾写信给教育部部长蒋南翔，同济老校友、卫生部部长钱忠信等领导同志，积极争取相关部门支持。为做好重建医学系的筹备工作，在他的直接推动下，学校于1982年初专门设立了医学系筹备组。

我曾在一次探望孙钧院士的交谈中，听到孙均院士讲述老校长殚精竭虑恢复医科的故事。那是1982年新春刚过，老校长郑重地将时任教务处处长的孙钧叫到办公室说：“我最近一直在想，同济大学三四十年代培养了那么多优秀的医学人才，看能不能请他们回来，给恢复和发展同济医科出出主意，请求他们支持和帮助同济重建医科？”后来学校辗转联系到原同济医学院校友100余人，其中包括吴孟超、郭秉宽、胡志远、钱允庆、陈其三、裘德懋等国内外享有盛誉的医学专家，回到母校共议支持重建同济医科大计。会议那天，李国豪老校长特意穿上中式对襟的衣衫，满面春风来到会场。进门的那一刻，老校长的笑容瞬间消失了，轻快的步伐明显变得沉重起来。因为偌大的会议室里，同济几十年前培养的医学精英，或白发苍苍，或齿豁头童。老校长忽然意识到，岁月不饶人，曾经风华正茂的同济医科学子，经过几十年的时间洗礼，大多已步入迟暮之年。他分明感到，寄希望于同济校友再展同济医科雄风，可能性微乎其微。果然，在那次座谈会上，校友们在感恩母校培养的同时，一致认为同济应该恢复医科，使同济再续医源，也提出很多好的建议，但大多数老专家也真诚地表示自己年事已高，不在位置很多年，参与同济医科重建已感心有余而力不足。听着白发苍苍的老校友坦诚的心语，李国豪的心里颇不是滋味……

在1982年3月4日的文汇报上有则短消息，见证了李国豪老校长为恢复同济医学学科所做的努力：

> 同济大学恢复医疗专业。同济大学决定恢复医疗专业，于今年暑假招收学生。同济大学于1978年即着手筹办医疗专业，这一工作得到了教育部、卫生部和上海市卫生局的支持。日前，原同济医学院在沪的一百多名校友应同济大学校长李国豪的邀请，回到母校共同磋商有关恢复医疗专业事宜。

尽管希望凭借校友的力量重建同济医科的愿望落空，座谈会后，李国豪老校长仍亲自主持起草了关于重建同济大学医学系的请示报告。报告从当时上海对医学人才的需求出发，立足同济曾经40多年的医学教育传统，突出医工结合培养医学人才的趋势，强调同济对德（当时指西德）合作交流的优势，表明利用学校现有设施无需太大投入。报告还详细说明了医学系规划建设的要点，包括人才培养的目标、专业设置、教学计划和课程设置、师资配备、实验设备与教学医院、基建投资与经常费用，就连实验室主要仪器设备经费都进行了详细列表。据同济医科前辈说老校长甚至积极联系解剖用的标本，畅谈要在学校四平路校区最核心的位置规划建设医学院大楼，为重建医科做最充分的准备。翻开尘封的历史档案，从一段段炽热的文字中还能感受到老校长恢复同济医科的迫切心情，从丝丝入扣的严谨论证中依稀可见老校长呕心沥血的身影。当年同济恢复医科，可以说万事俱备，只欠一纸批文。

当年6月，李国豪校长代表学校党委作学校近期工作的讲话时指出："关于医学专业的问题，党委的意见是要积极准备，争取早日招收学生，同时成立医学工程研究所。"9月，学校呈文请示教育部，诉请支持重建同济医学学科。然而，老校长望眼欲穿的那份批文，终因卫生部有不同的看法等多种原因而未获批准，同济大学重建医学学科的计划出师未捷。孙均院士曾动情地说，在得知这一结果后的一个多月时间里，几乎没有看到老校长的笑容，听到老校长的笑声……

1984年，李国豪老校长退居二线，担任同济大学名誉校长。他对继任的江景波校长语重心长地嘱托："恢复同济医科，在我手上没有实现，希望你能完成这个使命。"这句话几乎成为其后历任校长交班时沉重的话题，也成为历届校领导班子肩上沉甸甸的责任，不遗余力地加以推进，直至吴启迪校长任上同济医科得以恢复。1982年重建医学系的努力落空后，学校积极创造条件，走医工结合的自我发展道路，锲而不舍地寻求重建医科之路。1984年学校成立了上海放射免疫分析技术研究所；1985年成立了同济大学医院，有关系科和专业、研究室也根据各自专业发展趋势积极拓展与生物医学相结合的领域；1987年学校正式成立生物医学工程研究中心；1991年生物医学工程研究中心更名为生物医学工程研究所并于1992年招收生物力学专业硕士研究生……为恢复重建医科积蓄力量。

在其后的岁月里，李国豪老校长仍时刻关注同济医科的恢复与重建。学校历任校领导知道老校长对同济医科牵肠挂肚，每有医科发展的机遇，都会第一时间征求他的意见；每有医科推进的阻力，都在第一时间请求他的支持；每有医科发展的突破，都在第一时间向他汇报。老校长也用他卓越的社会影响力，默默给予大力推动。2000年，甘泉医院更名为同济医院，他欣然为医院题写院名；2002年，东方医院成为同济大学附属医院，他不顾年近90高龄，亲自前往揭牌……

最后的足迹留在医学院

历经百年沧桑，在国家新一轮高校布局调整中，同济大学迎来新的机会，终于在新世纪之初重建医科。2000年4月27日，经历了艰难曲折，上海铁道大学医学院、口腔医学院伴随着同济大学与铁道大学的合并而归入同济大学，在原上海铁道大学医学院的基础上设立了同济大学医学院和同济大学口腔医学院，睽违整整半个世纪的同济医科得以恢复重建。为促进并校后医学学科与学校发展的深度融合，学校迅速启动建筑面积达25000多平方米的医学院新大楼规划建设，项目的选址，正是约20年前老校长心中规划的四平路校区核心位置。

鲐背之年，李国豪老校长身体每况愈下，长期住在华东医院。在医院的病床上，他时常牵挂医学院建设发展的进展情况。2004年11月，他听说医学院新大楼已经建成投入使用，激动不已，不顾医生强烈反对，一定要回医学院看看。那是初冬时节，天气晴好，银杏叶已经泛黄，梧桐的叶子开始飘落，校园里美得就像一幅画。李国豪老校长坐在轮椅上，来到新医学大楼前。他庄重地整理着自己的衣袖，拉平脖颈上围着的白色的围巾，特意拔下鼻腔里插着的鼻饲管（他说我不能以这种形象去见我们的老师和学生）。他向陪同的学校领导询问医学发展的情况，听医学院报告最新的成果，到实验室察看设施设备，从楼道的门窗看老师上课，挥动帽子向激动的学生致意……他说恢复同济医科是他毕生的心愿，他叮嘱学院要重视培养学生的动手能力和临床技能，他强调这是同济的特色，他表示看到同济恢复医科后的发展十分高兴，但也表示还有很多地方需要提高……他情绪很高，看上去很专注，亦有按捺不住的激动。

临到离开医学院将回华东医院的时候，他对陪同的人说你们先出去一会儿，我想一个人静一静，再看看医学院大楼。当所有陪同人员退出之后，中庭里，轮椅上，消瘦的李国豪老校长缓缓地抬起了头，久久深情地凝望……当陪同人员上前推轮椅离开的时候，分明看到老校长眼睛里泛起的泪光。

三个多月后的2005年2月23日17时37分，李国豪老校长在上海华东医院与世长辞，他把在同济最后的足迹留在了同济大学医学院，他把对同济大学的赤子之情和对同济医学发展的无限期待，镌刻在后辈同济人心中……

同济医科发展告慰先贤

2008年11月，李国豪老校长的纪念雕像在同济校园四平路校区最中心的位置落成，老校长魂归同济，他面朝的方向，正是医学院大楼所在的方向，也是他魂牵梦绕的地方。

有时穿行于校园南大道，路过李国豪老校长的塑像，我会情不自禁放慢脚步，凝望老校长慈祥的笑容，感受他深邃的眼神，心中不由自主地泛起阵阵波澜。我常常在想，为什么老校长对恢复重建同济医科如此执着？也许他经历了青少年时代国家的贫弱，感受过西方的发达，见证了同济医工两科的辉煌，接受过同济先辈救亡图存、济世兴邦的心灵洗礼，或许他是把恢复重建同济医科作为坚定的信念，作为对重整同济前辈开创基业的责任，作为救国的延续和建国强国的担当！为什么在老校长人生的最后阶段，他心心念念牵挂的不是让他功成名就的土木工程学科，他最后的告别却在重建之初的同济医学院？也许他的胸怀早已超越了一科一系，他对个人的名利早已看得云淡风轻，但他把同济的全面发展置于心中最高的位置，或许他最放心不下的，仍然是重建后医科的发展和同济的未来……

今年是同济医科恢复重建20周年。20年来，在老校长精神的激励下，同济医科发展取得辉煌的成就。学校探索传统医科与生命学科融合发展模式，医工结合，基础医学与临床医学并重，医教研协调发展，结出了累累硕果。2015年医学院陈义汉教授当选中国科学院院士；国家自然科学基金项目数连年增长，斩获多项国家自然科学和科学技术进步奖，10多位学者的高水平研究成果发表于Nature、Science、Cell等国际顶级学术期刊；先后有上海市同济医院、上海市东方医院、上海市第十人民医院、上海市肺科医院、上海市第一妇婴保健院、上海市杨浦中心医院、上海市养志康复医院、上海市皮肤病医院等8家医院成为同济大学附属医院。同济培养的基础医学和临床医学人才开始在相关领域崭露头角。8个国家临床重点专科（胸外科、消化内科、产科、职业病科、呼吸科、中医科、急诊医学和临床护理）、一批上海市重点学（专）科和临床医学中心正在为健康中国贡献同济力量。面向未来，医学院成立了转化医学中心，凝炼了干细胞、脑与脊髓、心血管疾病、肿瘤生物治疗等四大研究方向和研究中心……经过重建后20年的快速发展，同济大学医学学科的整体水平已跻身全国医学院校前10%，发展势头持续向好。恢复重建后同济医科的发展没有辜负老校长的期许。

在我心中，永远有一幅老校长在医学院中庭轮椅上最后凝望的剪影。这幅剪影折射出同济人“同舟共济、自强不息”的顽强精神，折射出“与祖国同行，以科教济世”的责任担当，折射出“同心同德同舟楫、济人济事济天下”的家国情怀！我们深知，同济医科未来的发展之路，可能依旧会面临坎坷，但只要我们同舟共济，同济医科未来的发展，一定会有一个光明的前景，我们一定能告慰以李国豪老校长为代表的同济先贤！

谨以此文缅怀敬爱的李国豪老校长，纪念同济大学恢复重建医科20周年，祝贺同济大学附属东方医院百年华诞！

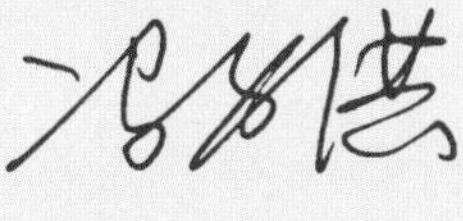

同济大学副校长、上海市东方医院副院长

陈义汉

人才第一，学科至上

——百年东方医院的发展“秘籍”

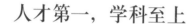

说起来，我与东方医院结缘有十一年了。

2009年的国庆节，我清晰地记得那个夜晚，刘中民院长找我聊天，问我是否愿意到东方医院兼职，我当即便答应下来。

比起上海众多知名医院，东方医院起步晚、基础差。尽管如此，我深深地感觉这里有一种坚定笃一的精神信念和卓尔不凡的品味追求。现在想想，这种感觉可能是来自这家医院的灵魂人物---院长刘中民。我常常说，“东方医院可以缺了我，但不能没有他。”这些年来，东方医院正是在他的强有力的推动下加速和超常发展。

选择一个地方就会义无反顾。从那时起，我既是东方医院发展历程的见证者，也有幸参与其中，为她贡献微薄之力。

站在东方医院建院百年的历史时刻，回顾我与东方医院一起走过的十余年岁月，让我感触最深的还是东方医院在人才和学科两大层面非同凡响的作为。

尊重人才是东方医院的情怀，也是发展的根本所在。

对医院而言，没有人才就没有一切。当一个医院不重视人的时候，它就可能走下坡路；当一个医院坚持以人为本的发展理念时，她的发展就无可阻挡了。

东方医院对人才的渴求由来已久。从九十年代起，东方医院就开始重视人才。到2001年成为同济大学附属医院后，她更加渴望人才。2009年，我进到东方医院后，最明显的感触也是这个医院领导班子对人才的高度重视。2010年是东方医院的新的转折点之一，这一年东方医院晋级为三甲医院。新的起点，新的使命。在巨大的竞争压力下，她对人才的需求前所未有地急迫。

没有优秀人才，就没有一流的临床、一流的医学教育、一流医学科学研究和一流的医院运营管理，所以一切都要靠人才。但光谈人才是“纸上谈兵”，关键要有机制，要有投入。东方的领导班子多次说过，为了人才，砸锅卖铁也值得。东方医院在用人方面一直不惜代价。舍得，才能感动医院的上帝——医学人才。

在人才投入上，东方医院充分考虑人才发展的机制，让人才不仅愿意来，还能长久留下。为此，医院要帮助他们解决一系列问题，如孩子上学、家属工作、住房、实验的软硬件、临床科室的施展机遇等。当时，在刘中民院长、孟馥书记和全体党政领导班子的领导下，在东方医院人力资源部的具体安排下，为了人才能够拎包入住，他们把临时公寓中的全套生活用品都安置到位，甚至把床铺都铺好了，让人才有了如归的感觉。这些年来，东方医院一直都是这样做的。

东方医院的理念是，人才是医院的根本资源。一直以来，东方医院对学者、专家、知识分子都高度尊重，而且这种风气深深扎根在医院的发展中。逐渐地，医院从原先严重缺乏人才——尤其是刘中民院长刚来医院时，全院只有一个正高职称；到而今人才济济。这其中，临床人才又尤其难得，而医院就是舍得从机制和资源上支持人才的引进和培养。

医院的发展关键靠临床人才，靠大医、靠名医、靠治病的大国工匠。东方医院在过去一段时间是超长发挥，先发展学术人才，后发展临床人才，那是特殊情况特殊处理。现在必须聚焦临床人才，这才可以实现东方医院的可持续发展。

今天，东方医院临床人才与学术人才两支队伍并驾齐驱。我最欣喜地看到一长串的临床人才的名字——徐美东、胡海、傅传刚、李进、李强、万峰、浦介麟、张奇、杨兵……东方医院尊重知识、尊重人才、尊重权威，这是东方医院的情怀，也是东方医院发展的源泉所在。我对这些印象深刻。

学科是人才的载体，也是医院的依靠。

一所大学的附属医院，一所三级甲等医院，如果没有品牌学科、没有优势学科、没有特色学科，它的发展是不可持续的。对一个医院来说，人是基本元素，但是学科是载体，没有学科这个载体，人才就无从依存。所以，医院的发展必须落到学科的发展上去。

一个医院要崛起，必须要有在行业内领头的一流学科，没有优秀学科的医院大致就是平庸的医院。医院发展需要有所为有所不为。需要聚焦少数学科，以点带面。如果是胡子眉毛一把抓、撒胡椒面、吃大锅饭，医院的发展就会事半功倍。

在这一点上首先要达成共识，需要全院职工的广泛认同，需要领导班子的支持。东方医院抓学科建设的时间至少已有七八年。从二级医院变成三级甲等医院，矢志不渝。

东方医院优先急诊、心脏、消化和肿瘤等四个学部（学科）。以此为战略，东方医院终于打造出自己的高峰高原学科，并在亚专科和单病种等方向，取得了不凡进步。

学科是人才的载体，也是医院的依靠。在东方医院的观念里，抓学科是持之以恒的事。在东方医院百年之际，邀请了一些知名医院的院长，为东方医院把脉和引航，这些都是很好的举措。可以说，学科建设是一个医院可以走向远方、走向制高点的非常重要的机制和不变的主题。

精品和特色是东方医院坚持已久的发展之道。

一直以来，刘中民院长和领导班子选择了“大专科小综合”的发展路径。在中国，发展专科医院容易走向成功，但综合型医院走向成功需要的时间更长。“大专科小综合”可以说是一条捷径，可以让医院走得更快。但这条捷径的关键是要有魄力去做，要真抓实干。发展谁？不发展谁？要有依据，一碗水难端平，除了要有政策指引，还需做好思想工作及一系列综合措施。走“大专科小综合”发展路径，东方医院遵循的是“精品和特色”道路。精品即一流学科，特色即特色专科。走精品道路，也是要把品牌树立起来，一个医院口碑差了就什么都没有了。走特色道路，简单说就是要在老百姓心中和行业圈子里竖起看病的特色。胡海教授的“保胆”，傅传刚教授的“保肛”都是特色。人无我有，人有我强，人强我特。医院需要追求特色。

未来愿景：开创医学的新理论、新技术、新方法、新标准、新规范。

2020年是东方医院百年华诞，也是一个新的起点。人无远虑，必有近忧。东方医院十四五规划将在今年推出。我认为，东方医院还需要制定一个十五年规划。我相信，这个规划也将使东方医院百尺竿头更进一步，走向远方，走出上海和中国，走向世界。

如果问，走过100年历程的东方医院是什么？我想，她是一所大学的附属医院，是一个三甲医院，但这些只是她“登堂入室”的第一阶段。未来，东方医院的员工要保有奋斗精神，只争朝夕，再花五年到十年时间，要把东方医院建设成四个中心：一流的临床中心、一流的科学中心、一流的教育中心和一流的人才中心。

医学是一门学问，它包含了临床、研究、教育、文化等等。对医院来说，要取得全面发展，看好病是基本，但是一流医院必须要有创新。未来的东方医院，不仅仅要努力成为中国一流医院，还应当有抱负去成为世界知名医院；不仅仅做医学的实践者，也应当做医学的创造和发明。作为医生，如果我们仅仅享受着历史留给我们的技术与理论，仅限于应用，这不符合一个大学附属医院、三甲医院的定位，也不符合一流医院的定位。东方医院的员工必须去创造医学的历史、书写医学的历史；不仅创造医学理论，还要发明医学技术，发明诊断技术和治疗手段。

医院也要培养医学人才。好的医生需要学校的培养，更需要医院的培养和锤炼。培养医学人才是医院不可或缺的使命。

未来的东方医院将有更高的追求——不但要更好地服务健康，还要开创医学的新理论、新技术、新方法、新标准、新规范。

陈义汉

上海市东方医院副院长
李钦传

这里，是所有医生们的家

“在我们医院，有困难，就找李副院长！”每当听到这句话时，我心里都暖暖的。

2003年8月，我以“进修生”的身份从法国回国，来到东方医院，并于2008年被任命为副院长。17年间，我见证并参与了东方医院走向三甲，也在这里结识了无数才华横溢的医护人员。

东方之崛起，在于人才，但人才“引进来”，更要“留得住”，怎样打消大家的后顾之忧，让每个人都能够在各自的岗位上尽情施展自己的才华，是重中之重。在我心里，东方医院是我们所有东方人的家，作为副院长，我有责任和义务把大家照顾好。这个过程绝不是简单的“灌输”，而是真正走进大家的内心，倾听大家内心深处的真实想法。生活有困难了，可以帮；设备不够了，可以给；绩效考评不合理了，可以改，但一切都必须以病人为本，一切都必须做到合法合规。

有时候，我会去我们的科室里转转，和专家们聊聊天。我能感觉得到他们对于医疗品质的不懈追求，能感觉得到他们对于创新的无限渴望，但也能感觉得到他们心理上的困惑。是啊，他们每个人都是业界的翘楚，每个人都曾是中山医院、长海医院等老牌强院的领军人物，来到刚刚升起的东方医院，的确心中会有落差，更何况无论是谁，刚刚来到一个全新的环境，多多少少都会有些不适。

破题之道，从来不在于批评。在他们心中，荣誉感和被重视感才是最为重要的。国际的交流机会、中华医学会的选举、市级层面的各类表彰……只要合适，只要有能力，我们都会不遗余力地去争取，给予我们医生更广阔的天地。一个个头衔的意义，不止是他们工作能力的证明，更是一颗颗“定心丸”。

当然，误解也是会有的。一线专家的思考维度和我们行政工作的思考维度是不同的，他们会更偏重实际的应用，而我们则需要站在全局上去进行统筹协调。有一次，医院新进了一批耗材，但这批耗材在没有上报上海市医保局前是不可以使用的，这便出现了医生“想使用但无法使用”的窘况。还有一次，有位专家想要新进一台高精尖设备用以治疗，但价格却远超当年剩下的预算。一边是心急如焚的病人，另一边是财政的硬性规定，又该怎么处理？关键，是要能沉得下心，是要能够创新。医生不理解，那我们就必须要在吃透政策的基础上耐心地和医生解释，帮助他们理解政策；预算承载不了，那就先去借一台以解燃眉之急，等来年预算充足，再按需进行采购。只有我们掏出了真心，设身处地为医生着想，才能够换回医生们的理解和支持。

许多人会问我，你身为一名大夫，尤其是曾经被同行们戏称为“小李飞刀”的大夫，让你退居幕后，干行政工作，你乐意么？实话实说，一开始我的心里确实有些情绪。在校求学时，我的梦想就是成为一名杰出的外科医生，既然要做到“杰出”，没有千锤百炼是万万不行的。但行政工作太重要了，因为这直接关系到整个医院的向心力和凝聚力，关系到千家万户的幸福健康。我一个人的力量是有限的，但如果能够通过我的努力，让千千万万个医生免于琐碎事务的烦恼，如果能够用我的身躯，保护起千千万万个医生心中的火苗，我想这一切都是值得的。十几年前，在我成为宿迁市东方医院院长前，刘中民院长找到我，开导我说：“你技术独立，没有官僚作风，处理问题没有私心，去宿迁当院长肯定能做好。”现在看看，从宿迁回来担任东方医院副院长的我，没有辜负刘院长的期待。

其实，人的能力是可以相互催生的，行政工作的确占据了我大量的精力，但并不意味着我就不能够成为一名杰出的外科医生。宿迁有限的医疗条件让我不得不逼迫自己创造性应用新技术治疗病人，而回到东方医院的我也没有停下自己的脚步，常常接诊许多疑难杂症。有几次，我临危受命，从死神手里抢下了几位危重患者，大家对我的业务能力是认可的。

为了更好地做好工作，我每年都会带队去拜访东方医院的离休干部，每一回去都是收获满满。从他们身上，我们可以看到老东方人的峥嵘岁月，也可以看到那份最为纯粹而珍贵的初心。这份初心指引着我更加赤城地投入日常的工作之中，也让我的东方梦，让大家的东方梦一点一点变成现实。

上海市东方医院副院长
许朝晖

寻找陈桂春

> 陈桂春，浦东烂泥渡（今陆家嘴）人，以驳运起家，精与外籍人通商。性慈善，于地方公益事业尽力资助。光复之际，地方警饷无着，几致哗变，桂春临时筹垫，得以无事。对教育事业热心并建警局路小学一所，年捐经费千余金，县长沈宝昌，嘉其好义，赠以“见义勇为”额。

上面是摘自民国《上海县志》关于陈桂春先生的文字记载。

2011年我来到东方医院，担任副院长兼党政办主任一职。在整理院史时，那些历史上携手创办东方医院（时名浦东医院）的先贤，如王一亭、杜月笙、吴昌硕等人的照片一一映入我眼帘，他们的肖像也早已在互联网上流传，今人不难获得。相比之下，东方医院的创办者之一、首任院长陈桂春先生的肖像却是空白，这不啻是东方人的一大遗憾……

陈桂春长什么样？——这一疑问始终萦绕在我脑海，就好像今人在追溯家族源头的路上，因为“族谱中断”而不觉产生了种种猜想。为此，我踏上了“寻找陈桂春”的旅途。

关于陈桂春和东方医院的渊源，故事还得往前说。上世纪二十年代，浦东尚属穷乡僻壤之境，与一江之隔的繁华浦西相比，这里民不聊生，霍乱、天花、伤寒、脑炎等传染病猖獗，卫生状况极为恶劣。老百姓无处就医，遇到危重病情，也只能过江到浦西看病。

在这样的背景下，本着对家乡的回报与对桑梓的帮扶，来自浦东同乡会的陈桂春会同虞洽卿、王一亭、杜月笙等人发起募捐，在警局路（后改为东宁路）229号创办了浦东沿江地区首座医院——浦东医院（即今日东方医院前身）。

医院建成后，经众人讨论，一致推举稳重和善、家道殷实的陈桂春作首任院长。而王一亭、杜月笙则分别担任了第二任和第三任院长。在筹备浦东医院开业期间，一度面临资金短缺，这时，王一亭与誉望日隆的挚友吴昌硕多次聚首浦东陈桂春住宅，联袂濡墨挥毫、义卖书画、募捐集资，将筹得的善款用于医院建设。

如今，在浦东陆家嘴金融贸易区的高楼大厦间，静静地矗立着一幢古香古色的两层砖楼建筑，这正是陈桂春住宅——“颍川小筑”。因陈姓的发祥地在颍川（今河南登封一带），陈桂春便用祖先的发祥地为之命名。如今，它还有着另一个名字——吴昌硕纪念馆。

时间来到2012年初夏，那是一个微风和煦的日子，一对年逾古稀的伉俪携手出现在这里。他们格外激动，好似期待着什么。起初，眼前的建筑让他们感到若即若离，唯独走进院中央的那口井时，记忆的洪流被打开了，“是有一口井！”发出感叹的，正是陈桂春的后人，他的曾外孙女，而陪伴在一旁的，是他的丈夫。他们离开故土，定居加拿大已有六十余载，此次回国省亲，正是出

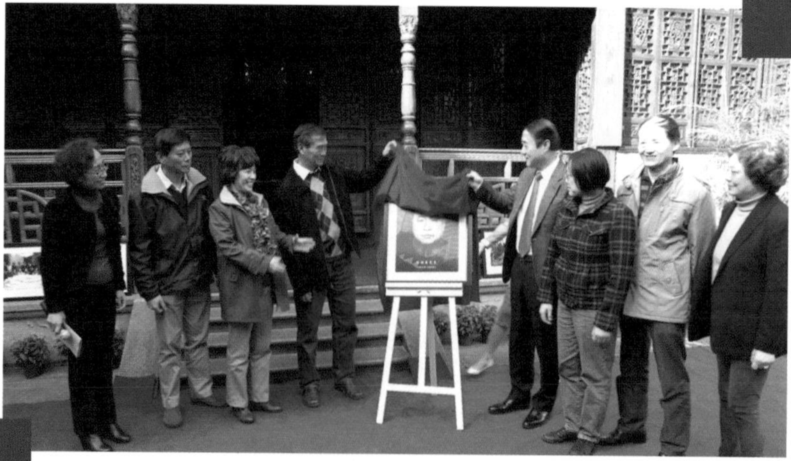

于东方医院的安排。

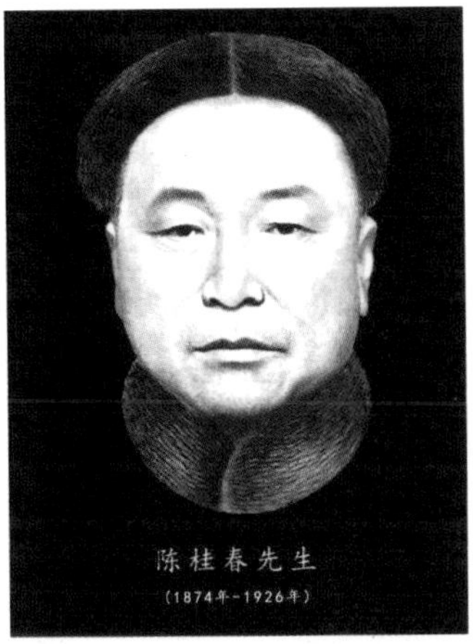

陈桂春先生

(1874年-1926年)

在那之前，为了寻找陈桂春的肖像，我通过各种渠道收集信息，后来在刘中民院长的一个朋友——金医生[①]那里找到了突破口。金医生与王一亭、吴昌硕等人的后代均保有联系，他们经常聚在一起，在一次聊天中得知陈桂春还有后代在世，就是他的曾外孙女。于是，我们拿到了陈桂春曾外孙女的联系方式。听闻我们在寻找陈桂春的照片，老人家连夜翻箱倒柜，如同挖掘珍宝般，在层层叠叠的老照片中找出了一张浦东同乡会成员的合影，他们认为其中后排的一位中年人就是陈桂春。

但照片年代久远，口说无凭，如何才能证实该肖像确是陈桂春呢？在老人的记忆里，家人曾说过她外祖父的长相跟外曾祖父十分相像，于是她拿出了外祖父的照片进行对比，果然十分相像，如此才基本可确认那合影中后排的中年人，正是陈桂春。当然，后来我也多次前往浦东图书馆查阅资料，比对当时的文献资料，包括民国初年的报纸，基本能证实这个人就是陈桂春。

陈桂春找到了，萦绕在心头的疑惑也逐渐释然。但由于找到的照片是一张合影，无法获取完整的单人肖像，我们就用现代技术把陈桂春先生的头像在电脑上抠取出来，并进行放大，然后放置在镜框里面，如此，才得到了今日我们所见到的陈桂春先生肖像。

经过前前后后几个星期的准备，一场带有认祖归宗、追忆先贤意义的纪念活动在颖川小筑举行。活动现场，七十多岁的陈桂春曾外孙女从加拿大远道而来，她身材瘦小，穿着一身典雅的中式服装，陪在一旁的老伴也有八十多岁。阔别六十余年重回故土，此行对他们而言机会难得，也可能就是人生中的最后一次，在场的人无不感叹连连。活动后，我们带着两位老人参观了东方医院，也游览了今日的浦东，对于眼前天翻地覆的变化，老人家一路赞叹。

“寻找陈桂春”，也是追溯东方医院传统文脉的过程。东方医院的创始人并不是医生，而是民族实业家和新型知识分子。他们生逢乱世，却责无旁贷地以

① 注：相隔近十年后无联系，姓名恐不准确，如有谬误深表歉意。

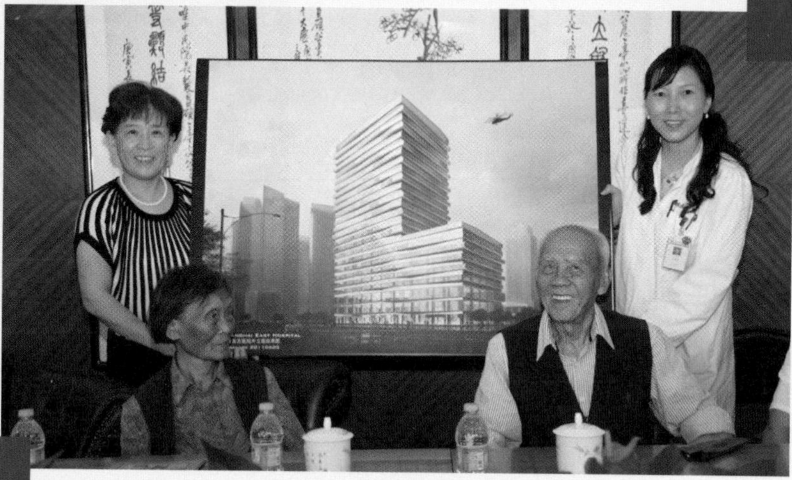

建医院救民众为己任，展现出博大的家国情怀。“慈善为怀，济世救民，大爱无疆”——正是东方医院的先贤们留给后世的精神遗产，也是今日东方医院不忘初心、走向未来的精神源泉。

如今，中国医疗水平大幅提升，东方医院正处于发展快车道。可以说，百年之前那些建院先贤们敬重生命、慈善为怀的良好祈愿，在今日已经更好地得到实现。2020年，东方医院将开启一个新的百年，我们一定要把这种源远流长的“东方之爱”传承下去，创造出更好的成绩，以此来告慰先贤。

许树晖

上海市东方医院消化内镜中心主任
徐美东

新内镜人的春夏秋冬

东方医院建院百年，从一个二甲医院历经多年发展，在沪上多家综合三甲医院之中找准突破口，2018年学科综合影响力首进全国百强，在浦东这片改革开放的热土上，东方医院有着得天独厚的发展优势。作为东方医院内镜中心的学科带头人，履新上任不到1年的新东方人，我看好这个医院的潜力和空间。

人到中年，在中山医院的平台上和兄弟姐妹们共同将中山内镜发展为世界级旗舰中心，算是“功成名就”。我面临两个选择，继续在“职业舒适区”还是尝试突破和改变？不甘安逸又渴望挑战的我最终还是选择了打破现状。微创是现代医学发展方向之一，如何能在消化内镜领域进行创新和探索，为医学发展做出自己力所能及的贡献，这就是我的理想，也正是为了这个理想我来到了东方医院，一个充满活力和希望的新平台。

回望来到东方医院这一年，我们科室实现从无到有：开设内镜专科门诊/内镜病房/内镜综合手术平台，完成内镜领域所有技术，组织多次学习班，从临床到学术，团队成功在业内发出了自己的声音。

这一年的春夏秋冬历历在目。

春天的一声惊雷

2019年2月27日，内镜病房开始筹备，交给我们的是装修一新、空荡荡的新大楼九楼。几乎是在一夜之间，新的护理团队成立，后勤、物资、设备各部门在2天内配置了整个病区需要的床位、设备，医护工作站。在运管部及医务部的协助下，2019年3月4日，病房开始收治病人，第一天就是18张床位全满，满员运作。记得那时是一个副主任医师带领一个医助全力以赴管理专职病房，内镜前台医生参与病房夜间值班，平均5天一个夜班，夜班的概念是要连值32小时。要问苦不苦？累不累？答案是肯定的。但科室每位工作人员用日以继夜的坚持，连轴转的状态出色完成工作。

这样的节奏运行两周后，刘中民院长亲自到内镜病房现场办公，果断拍板协调一位新的主治医生增加团队力量，立刻解决慕名而来的进修医生住宿等实际问题。

第一个月，我们内镜病房收治98人，完成治愈性四级手术81例，三级手术25例（部分病人同时完成上消、下消2处病变），总手术量106例，月床位周转率5.45。收治的患者来自新疆、山东、江苏、浙江、安徽、四川、江西、河南、上海、大连、呼和浩特、福建，还有中国台湾等，辐射面达全国范围；手术病种除涵盖了所有内镜四级手术外，也包括来自大型综合三甲如华山、中山、瑞金、龙华、曙光等各大医院转来的病例。病房从无到有，内镜中心零差错完成临床诊疗工作，在运营初期即达到了标准化的手术标准及住院病人管理水平，所有病人均获治愈性切除及治疗。专业团队在磨合中配合默契，科室1个月内完成了从零到一，从有到规范的建设。

东方医院的发展以“速度”“跨越式”知名，内镜中心病房的顺利运行也如同春天的一声惊雷，成为了东方医院发展奇迹中的一道缩影。

“惊心动魄”的夏天

我们内镜病房周转快，其中高难度手术居多，术前术后的管理就会遇上各种危急情况。

记忆深刻的是夏天收治的一位患有胃底间质瘤的中年男性患者，他是高敏体质，对包括青霉素等多种药物过敏，曾过敏性休克。这样的病人不仅手术难，术前术后的管理对于年轻的团队都是莫大的考验。患者经瑞金医院及中山医院多位医生推荐而来，我们不能让病人失望。

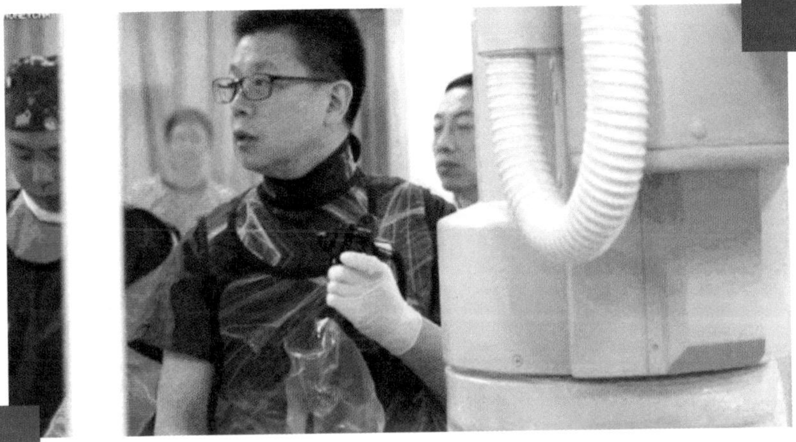

术前，我们与麻醉科进行严密评估，做好手术预案，进行了胃的内镜下全层切除术（EFTR），手术后病人回到病房，监护、吸氧、应用左氧氟沙星抗感染治疗等一系列手段，一切都有条不紊地进行着。

傍晚，病房医生正在晚查房，护士汇报说患者腹痛，胃全层切除术的病人术后轻微腹痛与术中冲洗刺激腹膜有关，考虑患者术中用过芬太尼，遂给与类似物杜冷丁一支肌注。可是，刚刚给药半分钟，患者说头晕，立即床旁观察，患者已经意识淡漠，问他有什么不适，患者不回答，呼叫不应，心电监护心率越来越慢，触诊颈动脉摸不到！是怎么回事？医生大脑飞速运转，当机立断，立即更换正在输注的左氧氟沙星为生理盐水，快速完善心电图示窦缓，一支地塞米松静推……还没给肾上腺素患者已经逐渐恢复意识。眼睁睁看着休克发生和逆转，在场的医护人员心中那短短的1分钟犹如一小时那么长！

这个病人如此高敏，到底左氧氟沙星还是杜冷丁过敏很难鉴别。胃全层切除术后必须禁食补液2天，仅高糖是不够的，克林维、氨基酸，包括止痛药，任何药物成分都是高风险。病房的医护人员请示我后将抢救车推到病人床前，每次开始新的药物滴注的前半小时，医生、护士都站在床边密切观察，随时处理，术后每天都是如此，病人终于安全度过了围手术期。

术后3个月复查时家属送上锦旗和表扬信，“谢谢你们，就是我们自己对他也没有这样上心过啊！”

秋　天

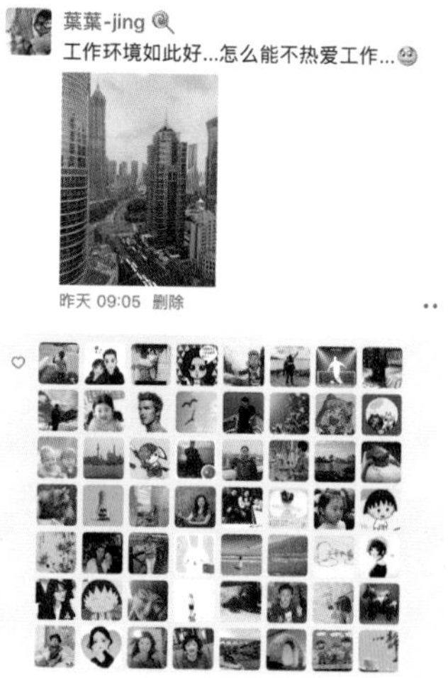
葉葉-jing
工作环境如此好...怎么能不热爱工作...
昨天 09:05 删除

不忘初心，敢于担当，这是一个共和国老兵的故事。

国庆节前夕，内镜中心为一位安徽籍抗美援朝老兵刘锡云成功取出胆管大量结石。老人一家送来感谢信和锦旗，锦旗上写着：“巧手摘取高龄石，大国工匠在东方”。信中说：“徐主任勇于担当，敢于冒着高风险！这是自信、底气和仁爱！”

这位老兵，18岁时参加过抗美援朝，今年5月，老人出现不明原因腹痛。16年前她因为胆结石进行了胆囊切除和胆管手术，这次疼痛是大小不等的结石几乎填满了整个胆总管。当地首次胆结石手术注入造影剂后突发39℃高热和休克，抢救成功后没取结石。这几个月经常有后背痛、发热，家人带着年迈的她走遍了安徽、江苏的几家三甲医院。都因为年纪大、病情复杂，各家医院不敢冒险，最后，一家人辗转到了我们内镜中心。在经历了术前评估、谨慎手术、术后严密观察等环节，老人家体内取出了大大小小十余块结石，排起来长度将近5cm。

为什么敢于冒险，除了技术上有自信，因为“祖国老兵，是我们最亲的人”，和平年代，不能让共和国的功臣因为疾病在晚年冷了心，这是一个我们作为医者应有的担当。

镜头四　冬天

前几天我们科的护士长发了一个朋友圈，收获一片点赞。

这天是我们的常规手术日，手术连台做到近深夜12点多，第二天一大早前台、医护、麻醉、护工、洗消各团队都各就各位，常规开始又一天的工作，这不是个例，是近1年来我们每周二、周三的常规状态。

有人问说你们内镜中心都做了什么工作呢，那么这样的一个个日夜就是我们的工作状态。

截至今年10月份，东方医院消化内镜中心的内镜诊疗量已高达43000例，完成三四级内镜手术2000余例，其中不乏许多国际国内领先的技术，无一例外地出色完成。

习总书记说：幸福都是奋斗出来的。

发展之路，任重道远。规范化治疗是第一步，发展创新才是永恒的动力。

我们内镜中心也将为了人民的健康继续努力奋斗，在浦东这片奇迹频出的热土上书写我们自己的故事。

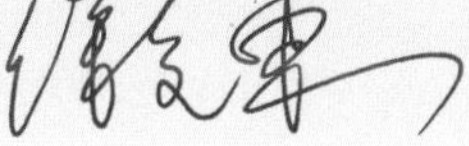

上海市东方医院心脏中心执行主任、心脏大血管外科主任
万　峰

东方之心，万心善行

——东方之子万峰与东方医院的不解之缘

2018年12月，我离开北京南下上海加盟同济大学附属东方医院，当时在国内心血管医学界引起不小震动，至今一直有人还在问我：为什么？图什么？

我想借此文章，向所有关心万峰及其团队的朋友们，再次讲述我与东方结缘的心路历程可以总结为三部曲：了解东方、加盟东方、奉献东方。

了解东方医院：东方之子的东方之缘

事实上，我在未加盟东方医院之前的5-6年间，每年都会应邀赴上海市东方医院开展一些特殊或重症冠脉搭桥会诊手术以及参加学术会议。起因最早大概能追溯到2013年东方心脏大会的心脏外科论坛在东方医院举行，当时，同为心脏外科著名专家的东方医院院长刘中民教授向我发出了邀请。

我们曾与美国印第安纳大学医院集团投资管理公司的华裔马琨先生，探讨在东方医院合作建立一个所，合资“东方国际心血管中心”事宜，但由于当时医院场地设备硬件条件所限、运营管理政策障碍和美国大学投资方面等多种原因，该项目最终并未能落地。不过，当年刘中民院长就诚挚邀请我说等东方医院陆家嘴本部的新大楼落成，将建立起中国领先的杂交手术室和国际一流医疗设施，届时希望我再来看看。

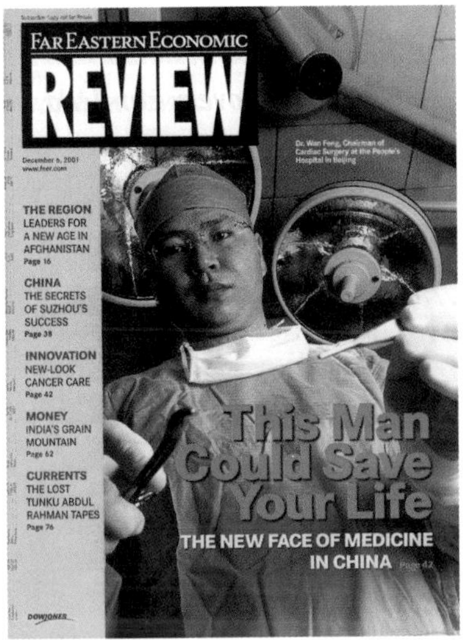

2018年7月，东方医院本部新大楼建成并开始运营，我11月份应邀来东方医院新大楼手术室完成一台微创非体外冠脉搭桥手术，术前参观了令人目眩的崭新杂交手术室。这是国内最先进的全数字化包括DSA、CT和MRI一体化的复合杂交手术室，我在国内没见过有比这个更好的。我多年来都梦寐以求能在北京的工作单位有一间这样的手术室一直无果。如果能拥有这样的令人震撼的杂交手术室，我们可以完成一些曾经设想和创新想做的新技术了，对外科医生来说这样的“大玩具”或就像指挥一个大型的交响音乐会一样来瘾，参观完后让我无比羡慕和激动！上午手术完成后，刘中民院长在黄浦江畔设宴午餐时正式发出了邀请我全职加盟东方医院的邀请，我心动了！

实际上，2017—2018二年来我在北京大学第三医院已逐步在做退居二线的准备工作，一是我培养的博士生凌云鹏和张喆二位已经成长做好了接班准备，二是我也希望有更多的时间去美国与孩子们聚聚含饴弄孙，所以我已陆续辞去了北医三院心脏外科主任和北京大学医学部心血管外科学系系主任等行政职务，也放弃了原在神州海德医生集团的一系列管理和社会职位。原想轻松自由地做做得心应手的开心手术、带带徒弟、搞搞人工心脏研发实验和参参学术会议也就准备往玩票退休的方向了。

但是，这次刘院长的邀请和杂交手术室使我真心动了！因为我属牛，湖南人骨子里不安分、闲不住的心又被点燃了，而内心深处一直还有一个神密的声音在呼唤“万峰CCTV东方之子，如还不能创办一家自己的医院，那就加盟一家东方医院吧！”东方之子到东方医院就这样名正言顺了！

我在北京工作近30年，5年阜外医院，留学欧美8年后回国，1999年我在北京大学人民医院做了10年心外科主任，在凤凰医疗集团北京健宫医院做了4年院长，2005年筹备创立中国医师协会心血管外科医师分会并当选第一任代理会长兼总干事和二任会长。2009年应韩启德校长推荐和陈仲强院长邀请回到北京大学第三医院做了10年心外科主任以及组建成立了北京大学医学部心血管外科学系并任系主任。

我感到很欣慰：自己给北京大学培养了足够的心血管外科人才，我很高兴看到弟子们茁壮成长，而我能开心地全身而退。人一辈子能够做好一件事就很幸运了，但现在我又有机会去上海滩加入一个伟大的团队，重新努力奋斗，要参与到东方心血管中心开创更美好事业中。

在与东方医院业务合作的这些年来，我也亲眼见证了东方医院从上海浦东一个二级医院，在十几年间发展成为一家有影响力的大学附属三甲医院的过程。刘中民院长不论是在专业能力上，还是在医院管理能力、决策魄力和对学科发展的支持上，都是我非常羡慕和敬佩的，而且还有同济大学副校长、东方医院副院长兼心脏医学部主任陈义汉院士带领的心血管内科团队，也是我非常敬重和期待合作的。我一直希望能与这样一个伟大的团队和优秀的平台合作，做点有创新和挑战性的事情，东方医院就有这样快速发展的需求和平台，我的团队有创新发展壮大的愿望，我看到东方心脏品牌发展的机会终于来了。

加盟东方医院：说干就干，而今迈步从头越

从接受刘中民院长的正式邀请到全职到位东方医院工作就一个月不到的时间，2018年12月14日中国医师协会心血管外科医师分会年会在东方医院召开，刘中民院长在年会宴会上突然宣布“万峰教授今天正式加盟上海市东方医院任心脏外科主任和副院长”轰动全场，我也当场欣然接受并加上一句“我是心脏外科主任括弧‘副院长’，主业是心脏外科主任，副院长是待遇和名誉”，大家都笑了。第二天上午人事部李虹霞主任亲自把胸牌、白大衣和办公室钥匙送到我手上就算正式入职了，这就是东方管理的力度、速度和模式“求贤若渴、逼你就范、心甘情愿”（坏笑），我快马加鞭回北京办理辞职手续，并通知家人准备立即移居上海滩，我夫人见到刘院长的第一句表态就是“我陪万峰在北京农村（四环以外）待了20年，到上海陆家嘴总算进城了”，咱东北媳妇就是这么爽快！就这样，黄浦江边多了个湖南籍的心脏外科医生。

来到东方医院工作后，我感觉来对了，应该早来。

首先，高速发展的东方医院有别于目前大多数公立医院，医院领导管理班

子的团结严谨高效的工作作风，看看院周会上书记院长可以当场点评和拍板决策的自信和高效运营执行力，看看正高餐厅和手术室VIP休息区设置所表现出点点滴滴对专家的关心和尊重，再看看医院对基础研究、医疗技术创新和新项目的开展的审批流程和决策的支持力度，东方医院领导上下和职能部门的专业高效精神，这种具有融合东西理念、同步国际化的灵活的管理机制和刘中民院长的战略胸怀及雷厉风行的管理风格让这一切变得非常合规和顺畅。

这一年来，借助东方医院的先进杂交手术室，我们心脏团队已经开展了多项过去在北京无法开展的新技术和新项目：先进的“一站式”微创冠心病杂交血运重建手术（HCR：MIDCAB+PCI）、东方医院的首例微创经心尖导管主动脉瓣植入术（TAVI）、全国首例由心脏外科团队完成的微创经心尖NeoCord人工腱索二尖瓣成形术、全国首例微创小切口冠脉搭桥加房颤左心耳夹闭术、全国首例微创小切口冠脉搭桥+左室室壁瘤缝合术，这些新技术的运用就是在心脏内外科联合团队与麻醉、影像及监护的多学科团队共同协同下完成的。这样的手术在全国范围内都称得上“前沿”和“时髦”的了。

目前，全国90%以上的三甲医院都没有杂交手术室，而能够掌握杂交技术和微创搭桥的医生也缺乏，最终心内外科能够愿意一起合作的就更难得了，所以，能在这样的“一站式”平台上完成心血管病人诊疗服务的医院是凤毛麟角的了，而我们东方医院就具备这样的优势和能力完成微创杂交的新技术，给心脏病人提供更好的和更安全的一站式治疗方案。

我过去带领的团队主要擅长临床手术，曾创新了多项国内首例心脏手术，东方医院所确立的微创心脏技术、心衰外科和人工心脏等研究和发展方向也正是未来发展方向。特别是由刘中民院长与陈义汉院士带领的东方医院国内顶尖的心脏科研与临床研究团队底蕴深厚和实力强大。这也是东方医院的优势，拥有最先进的设备、优秀的专家团队和多学科的合作，我们只管大胆创新和只需要考虑怎么安全开展新技术新项目就行，只要能开展和出成绩的，医院都大力支持，一路绿灯。

加入东方医院之后，我也非常清楚自己的使命：首先把业务量做起来，冲到上海市的前几名，同时带出一个高效团队，最终使得东方医院心内外科形成完美合作，成为不仅在上海长三角区域，同时在国内知名和在国际上具有一定影响力的心血管中心。使命感是压力也是动力，而今迈步从头越，我夫人半夜起来又发现我还在电脑前工作的久违背影了。

奉献东方医院：爱在东方，传承与发展

初到东方医院时，我就给自己定下了奋斗的目标，也将是东方医院未来“十四五”规划中心脏外科学科发展的战略任务和目标：

首先，建立一个“国内一流、国际知名”的心脏外科中心，5年内东方医院心血管外科手术总量突破1000例；其次，要在两大心脏外科新技术和新项目领域成为国内心脏外科的领头羊：一是要在微创冠脉、微创瓣膜治、微创心衰治疗领域国内领先；二是要建立心衰外科治疗、人工心脏和干细胞等转化医学临床和科研学术的领先平台；再次，作为中国医师协会心血管外科医师分会会长单位和中国心血管外科专科医生培训标准的起草者及推动者，将东方医院建成一个国家级心血管外科专科培训基地和会诊中心，建立心血管外科人才培训体系，让后继有人；最后，则是要打造国际交流合作和慈善公益平台，把西方先进的专家和技术引进来，再把优秀的年轻医生送出去培训。一年来，我们与法国和美国的心脏专家和机构在人工心脏研发领域开展了广泛的合作，与美国Jarvik人工心脏公司签约建立了中国首家“JarvikVAD”多中心临床研究项目，我也推进了东方医院参与“一带一路”国家医疗健康培训合作项目，使我们医院与缅甸曼德勒城市医院合作签约成立了“同济大学—曼德勒东方国际心脏中心”项目，希望通过技术服务和培训进修这样的国际合作帮助提高当地的医疗水平，作为中国对外医疗援助的一张新名片。

我到了这个新老交替的年纪——做爷爷的年纪，最最关心的就是未来人才梯队建设和接班人的问题，老话说“不孝有三、无后为大“！我深感，未来医学领域的发展和竞争最主要的就是创新观念的竞争和人才的竞争，我决心，将在刘中民院长为首的医院领导班子的领导下，在各职能部门和临床科室同仁的支持和协同下，我们心血管外科将努力抓住科研和学术为战略制高点，积极开展以人才培训和创新技术为核心，全力打造长三角流域一带一路心脏专科医联体为市场平台。

这一年多来，我们已经获批成立上海市人工心脏与心衰医学工程技术中心、心脏外科技术仿生模拟培训学校、万心善行先心病公益慈善项目和长三角心肺专科联盟等项目，虽然东方医院是大学公立医院，但做大、做强、做久我依然相信市场的力量，通过东方医院“东方心脏集团”的学术和公益平台，建立东

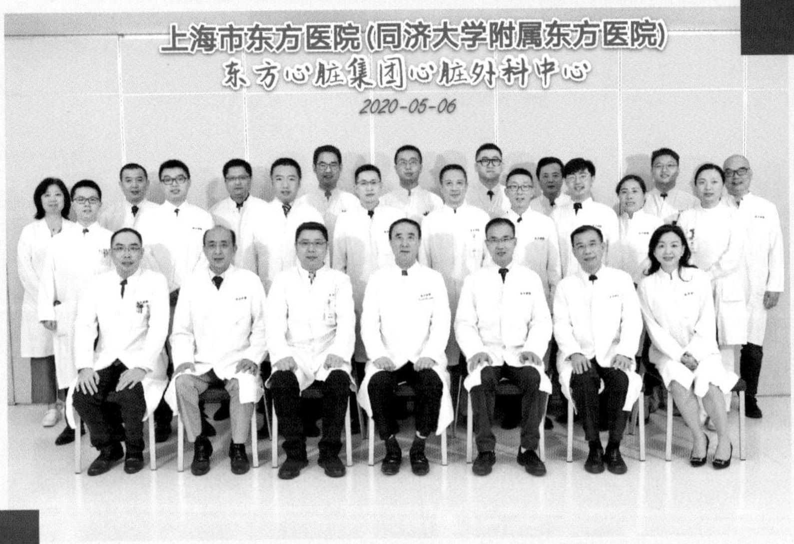

方医院的心脏品牌连锁和医联体，探索与大型投资机构或医疗集团合作，输出新产品、新技术、新服务，这些学术、技术、公益和市场化的运营和管理手段不仅可以创造更多更好的服务机会，也可以打造心脏专科品牌和医疗服务模式，让病人得到更高效便捷的服务，让医生自身价值和社会价值提高会是水到渠成的。我明白了，一个医生或一个人最大的价值不在于你有多少财富，而在于你能真正救治、帮助和影响了多少人。

所以，我来东方医院“建一个团队、创一个品牌、开创一番事业”的情怀，在目前这样的的政策环境下是真的可以形成医教研、产学管相结合的体系，这样的模式依然值得探索也是可以成功的。现在，我可以回答友人的问题：来东方医院为什么？图什么？回答就是：为一份理想和情怀！图一份开心和安心！

一百个梦想不如一个行动！

好了，我要去继续上台手术了。

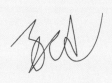

上海市东方医院心脏大血管外科
冯晓东

我与东方“命中注定”

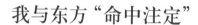

八年过去了，但和刘院长见面的那个夜晚依然清晰可见，“你如果下决心来，除了科主任的位置，其他都交给你！”刘院长以山东人的豪爽、直率脱口而出。我说：“刘院长，我来东方就两点：第一、协助您把科里的临床业务工作做好；第二帮您带带新人”。就这样一拍即合，2011年4月1号这一天，刘院长在翁渝国教授陪同下带着我和科里的同事见面，就算正式报到了。办入职手续走在东方医院四楼行政办公区，那个大鼎写着“紫气东来”，和我微信的昵称一样，我在想我的职业生涯已经和东方融在一起了！

其实和东方缘起2003年，“非典”那年由于太太在上海工作，女儿要来上海读初中，她带着简历拜访过刘院长，后来由于两地教学内容差异太大，女儿转学考试不理想，就暂时搁下。

2007年女儿来上海上高中，上海远大心胸医院试营业正好给我一个落脚和展示自我的平台！很快我脱颖而出，成为大外科常务副主任，成人中心主任，还获得了“2006—2008年度上海市卫生系统先进工作者”。

在来东方的半年以前其实刘院长就给我发过两次邀约，种种原因没能见面，但作为上海远大心胸医院心脏外科的主任对东方已经特别关注，除了东方的飞速发展、技术的不断突破，更引起我关注的是东方的慈善救助，因为远大心胸医院慈善救助工作做的非常优秀，我的工作中其中就有一项是核算为什么东方医院心脏外科先性病患儿出院费用那么低？他们是如何把成本降到最低，让患者负担最轻！后来我了解到2000年起上海市东方医院也是陆续建立了一系列慈善基金项目，总额超过2000余万，刘院长带队赴云南、新疆、江苏、贵州、四川、江西等大半个中国的老少边穷地区开展慈善救助手术，带教医生、建设学科。虽然跟刘院长不熟，但早就耳闻他是一个胸怀雄才大略之人，作为同济大学附属医院，地处浦东陆家嘴有着爱心传承文化的东方医院是我把所学知识、技术转化成爱心的最好平台！

有人说你生命中遇到的每个人在当时你并不知道他在你人生中起什么作用，多年后当所有的事都成为往事，你才会明白原来人生早有布局。我在远大的同时周继人院长助理在几经转折被刘院长的人格魅力和远大抱负吸引来到东方，而我就是他引荐给刘院长。当年我来上海也是万峰教授推荐，而如今万峰教授加盟东方，又是我积极促成。当然这需要大家都有一个共同的理念、目标。

在刚来东方那一段时间与大家不熟悉，新换了环境，心里还是有点担心，但同事们对我的热情和支持一下打消了我的顾虑。很快成功开展右腋下微创小切口手术及很多复杂心天性心脏病的矫治手术，完全型心内膜垫缺损矫治、重症法洛四联症、主动脉弓离断、功能单心室一期非体外Glenn手术、二期Fontan手术、儿童主动脉瓣、二尖瓣成型等，我的手术技术得到大家的认可。由于我来之前心外科做低体重先心病并比较少，麻醉和监护经验不多，遇到这样的病人大家压力比较大，我给刘院长打了引进专业人才的报告，但高学历又有临床经验人并不好找，刘院长是个有智慧、敢于打破条条框框领导者，他特事特办同意引进本科学历但擅长小儿监护马敬和专科学历有丰富复杂先心病麻醉经验的霍书宁，大大的扩展了我开展先心病的体重限制。

一晃八年过去来，在刘院长的带领下我们救助了2000余例的贫困家庭的先心病患儿和患者，遍访老少边穷地区筛查先心病、回访术后患儿，云南楚雄、玉溪、大理、云龙、漾濞、禄劝；贵州遵义、湄潭仁怀、习水、桐梓、道真、务川；江苏宿迁、沭阳、宜兴；新疆喀什、莎车；西藏江孜……在这期间留下太多感人的故事，那些名字都留在了心外科团队同事们的记忆里李涛涛、小央金、黄学顺、刘文翠、钟雨晨、左旋、李恩典……

贵州遵义6岁李涛涛，重症法鲁氏四联症患儿，妈妈精神失常，爸爸一人打工负担三个儿女上学，在成都大医院被告知病情太重无法手术，父亲几乎崩溃，后来他告诉我们他当时就想去杀人。2012年6月7号刘院长亲自为他做了（一期）BT分流术，缺氧得到改善。2012年春节过后我为他做了法洛氏四联症解剖根治术，他青紫的小手和嘴唇终于和正常孩子一样了红润温暖了。在这期间东方好多医护来捐钱捐物。特别是院办林莉不仅经常寄钱寄书书信往来，成为涛涛最知心的阿姨。他爸爸说："东方医院的医生不仅救了我的儿子，你们也救了我……"。我们特别是刘院长每次去遵义一定要去看望涛涛。今年5月8日遵义红会举办大型直播活动：爱心相伴"救"在身边——红会十年听见真情，邀请我、林莉和陈波作为嘉宾出席讲述涛涛的感人故事。在到遵义的第一天，我发了一条我到遵义的状态，我救治过的好多家长第二天都带着孩子来到大会现场来看我们，要和我冯爷爷合影。我在台上动情的说："当你曾经打开他们的心脏，为他们赋予新的生命，你们之间就建立了一种无法割舍的情感！"

云南禄劝23岁的黄学顺，父亲早逝母亲改嫁从记事就和伯父生活在一起，十岁多的时候他右腹发生斜疝，稍一用力疝囊就会脱出，疼痛、嵌顿，根本不能做活，同时他又患有先天性心脏病房间隔缺损，云南没有一家医院敢给他做疝气手术，伯父家生活拮据并没有能力负担他到大城市就医，我赴禄劝义诊筛查得知情况向刘院长作了汇报，决定免除他全部医疗费，而且创新性地提出两个病同期手术，免除患者两次手术的痛苦和风险，且均采用微创技术，由汤睿主任先腹腔镜为他修复腹疝，我再为他做右腋下小切口房缺修补。作为新闻题材，浦东电视台做了现场报道。术后我对黄学顺说："病好了就不要回云南了，在这里给你找份工作。"他拒绝了我，他说他要回去照顾大伯，"他养了我！"

江苏邳州李恩典17岁，出生后就发现先天性心脏病，家里没有收入来源，只能勉强渡日更别说给他看病做手术了。等到弟弟出生后妈妈受不了这样的生活压力抛下父子三人离家出走，渺无音讯。随着典典的长大以为可以帮父亲做点事维持家里的生活，可是稍有活动就气喘吁吁，老李老实本分，为人热情，笃信天主教，虽然家里穷，但是乡里谁家有事他都不不计报酬扑下身子帮忙。乡里乡亲都觉得老李是个好人，带着两个孩子太不容易，如果不给典典治病以后的日子更难过！

好人有好报。乡里有个热心的邻居，她孩子在东方医院工作，说东方医院心脏外科能治孩子的病，可治病的费用哪里来？在众亲们的帮助下，大家东拼西凑凑了三万多块，就这样老李带着典典，一路跌跌撞撞来到上海市东方医院

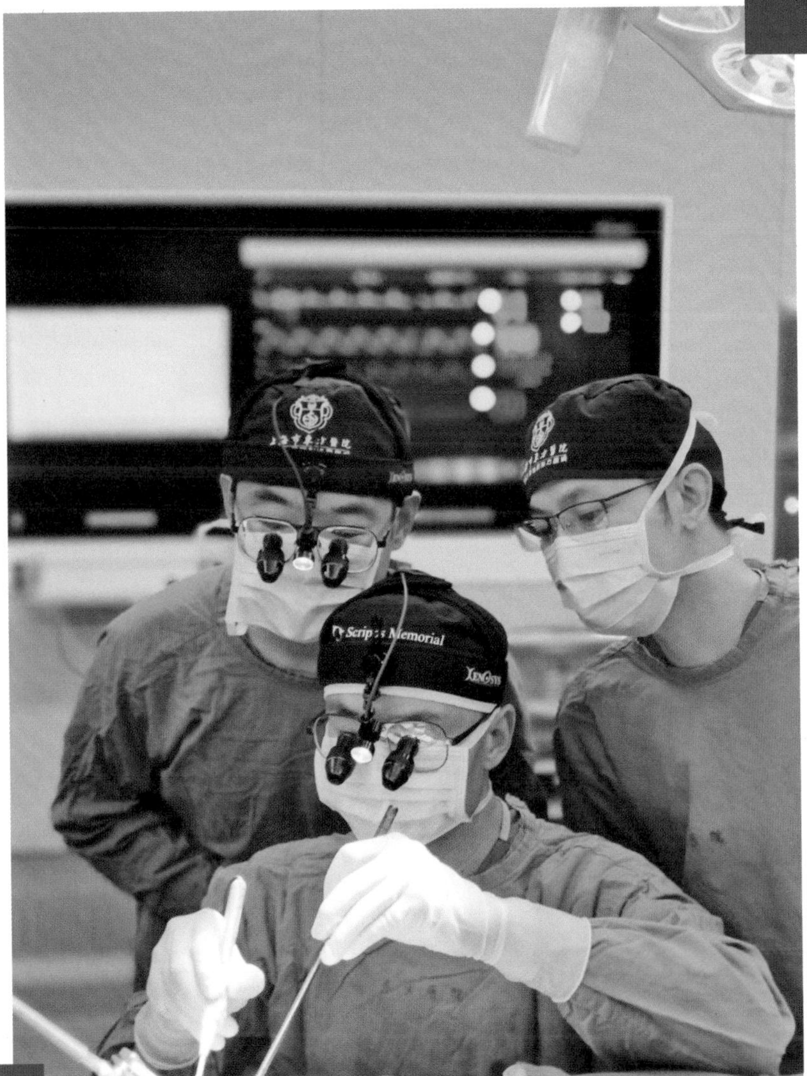

找到我，心超提示先天性心脏病部分型心内膜垫缺损、右上肺静脉异位引流、三尖瓣重度关闭不全、肺动脉高压。这个病可不简单，不仅费用大，风险也高！三万块怎么够呢！

我马上联系社工部吴晓慧主任，吴主任表示一定要让这样贫困家庭享受到慈善基金的帮助，得以重获健康。并安排社工部陈波老师一对一全程跟踪照顾父子俩的生活，可是慈善基金额度有限，按预算仍缺两万多的缺口，再说万一手术有何不测，费用还会增加，如何是好？我立即把情况向刘中民院长做了汇报，刘院长说："就是医院担一点风险也要给孩子一个机会，给这个家庭一条出路"，并责成我制定周密的治疗方案，确保孩子手术风险降到最低。

经过缜密的术前检查、准备和反复的病情讨论制订了完整手术方案和术后处理流程。于10月10日我亲自主刀为典典手术，手术复杂，工程大，首先要将异位引流的左上肺静脉通过心房内隧道转流到左房；再修复原发孔房间隔缺损，最后再用成型环修复三尖瓣，这三个活没一个简单的，每一项技术都对外科医生来说是种考验。庆幸的是手术非常顺利，经术中食道超声检查结果也很满意。经过全体医护的精心照顾和护理，典典顺利康复准备出院。

但高兴的事过去了，发愁的事来了！总的治疗费用还欠费3.9万。这怎么办？面对这样一个家庭，我和社工部陈波先是安慰老李不要发愁，又和老李做了多次沟通交流，决定欠款挂账先办出院，等回老家报销后筹够钱再来还医院的欠费。这也是权宜之计，也是医院对老李善良知恩的肯定。尽管老李流着泪甚至要下跪表示一定会还钱，可这样的欠费逃跑情况在医院里是屡屡发生的，也不可能专门安排一个保安看着他吧，走了还会回来还钱吗？

2017年3月7日，当老李和典典出现在我们面前时，让所有的人感动不已，他们来还钱是他内心的善！是他们做人的底线！典典的求医路也充分体现了老李平时善良助人的回报！助人就是助己。"爱出者爱返，福往者福来"也绝非是一句空话！就如老李所说的欠钱也不能欠给孩子治病的好人，哪怕砸锅卖铁也要来还钱的。患难之中见真情，真情之中见大爱！

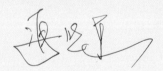

上海市东方医院心血管内科主任
张　奇

做一名医生，是我的骄傲

看着互相搀扶着从诊室出去的那对老夫妻的背影，我觉得一切辛苦都是值得的。老爷子90岁，从心梗后抢救回来出院快半年了，定期到我门诊配药，老太太小他8岁，每次都陪着他，担心他耳朵不好，给他做翻译。每次来，老太都要感谢一番，说我看似救了一个人，实则救了他们两个，因为他们谁也离不开对方。心里着实会被感动，诸如此类的状况并不少见，看到一个病人康复、一个家庭恢复完整，总是会被感动到，告诉自己一切的辛苦付出都是值得的。我想这也是所有医生的想法。

从2000年开始硕士研究生进入临床工作算起，近20年的时间，看到了无数的喜怒哀乐、悲欢离合；也亲历了行业的发展和困惑，目睹了各种纷争、纠缠。然而，无论所处的环境怎样变化，救治病人后看到病人康复后的欣慰与成就感，是让我坚持从医之路的最大动力。

一路走来，学会了经常用患者的角度来考虑问题和纷争。当用与患者相同的视角去看待问题时，就会理解他们的想法，后续的谈话和交流也更容易达成共识。耳闻目睹了众多的医患纷争，但始终相信绝大多数患者是怀着真诚的心态来求医。对患者而言，他们都希望能够花最少的钱，找到最好的医生，最快的解决疾痛，而且不冒风险。然而医疗本质上就是一种有风险的行为，再好的医疗也无法改变生老病死的自然规律，医生在很多情况下能做的仅仅是缓解疾病发展或是安慰，这就会产生很多矛盾。这种固有的矛盾和潜在冲突很难被消除，作为医疗提供方的医生，只有把自己放在患者的角度上，把掌握的专业知识用患者能理解的语言去进行沟通，在医疗行为实施前与患者达成换位思考和互相的理解，很大程度上可以避免医患之间的纷争。

我的专家门诊上有一位60多岁的女患者，患有房性心动过速、高血压、糖尿病，她跟着我随访了近三年，每次都和她丈夫一起来门诊配药，除了反应病情，也会聊起她生活中的一些事情，比如在国外的女儿、外甥女什么时候会回来、他们打算什么时候去看看等等，每次走的时候，都会叫我要保重自己身体，待我如朋友。然而我对她及她家庭的认识，始于她对科室医疗上的一个投诉。三年前她住院接受消融治疗，基于种种原因，术后很快复发。花了钱、冒了风险，而病也没治好，就引起了纷争。在纠纷办的数次接触，让我和他们有了相互的了解，经历了一些波折，但最后达成了和解。条件就是我要对她疾病的后续负责，我当然应允，因为作为医生的我本来就应该做的。目前她的症状控制良好，情况和各项指标的控制日趋稳定。历经近三年的接触，彼此之间也就像朋友一样了。

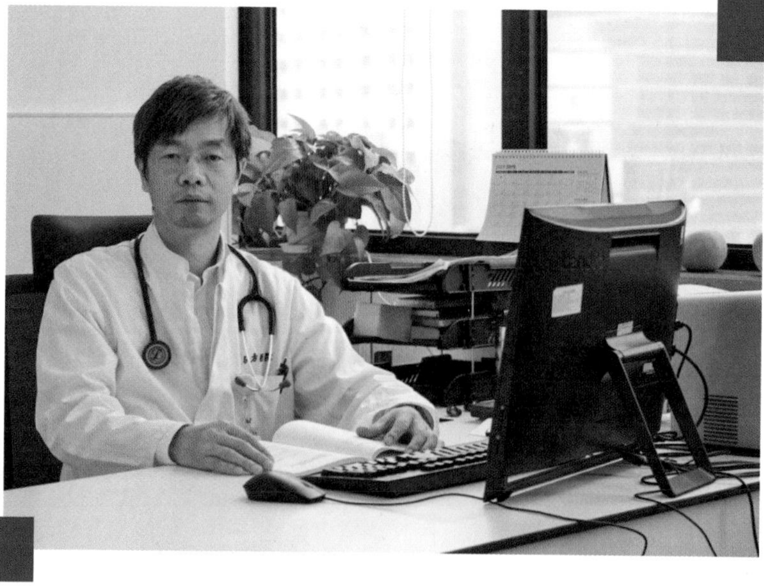

或许是自己在专业上颇为成功，经常会被人问起，“为什么会选择医生作为职业”？还真是很难回忆起当初为什么为报考医学院校。但我很是庆幸自己成为了医生，因为在养家糊口的同时，可以帮到别人。这也是我现在对年轻同事们经常说的一句话，如果你想成为一个对别人有用的人，那么医生就是一份很好的职业。但与此同时，医生这份职业很辛苦，也经常会遇到挫折。特别是在自己无法成功救治患者的时候，内心总会产生不安、迷茫、甚至怀疑。当你经历的越多，碰到的情况也会更复杂，失败的概率也会更高。或多或少，总会有让你难以释怀的事情。

18年底的时候，我为一位极其高危、复杂、奄奄一息的患者做了介入手术。手术分期实行，共做了三次，每次风险都很高。至今，我仍旧认为：若他还有其他治疗选择，我绝对不会去给他做介入。三次手术，应用了数项高端、高风险技术，即刻结果都很成功。我甚为欣慰，甚至拿这个病例在学术会议上作了汇报。然而今年初，他再次入院，复查结果非常不尽人意，最终不治。看到他复查结果的那一刻，我感受到了现实的残酷与医者的局限。曾经以为自己已经做的很好了，已经救了他了，但其实不过是延缓了一下病情而已。尽管家属已经很感激，但我至今仍未释怀。也正是这类病例，让我更为谦卑，促动着我奋力前行。

从医20年，时间不长不短，纵观自己，在成长过程中懂得了感恩，学会了宽容。在医学事业中，师长、同行、每一个患者，都是我感恩的对象。面对批评的时候和不解的时候，要学会让自己先冷静，然后再去思考这些批评，包括换位思考，之后你就会发现有很多问题是自己所忽略的，从中也会让自己得到提示。另外，做一个医生，要能宠辱不惊，这会让自己的心态更趋于平和，也能让自己在医生这份职业上继续稳步前行。

“众生皆苦，但人间值得”。成为一名医生，日子不算轻松，但能帮到别人、会有属于自己的光和暖，这让我内心引以为傲！

上海市东方医院胃肠肛肠外科
肖　鑫

傅传刚：国际肛肠外科领域的“中国硬汉”

翻看傅传刚2019年上半年的出行安排，满满当当，令人惊叹——

2月6日，葡萄牙，Braga医学院2019冬季结直肠会议；

3月8日，日本大阪医科大学访学；

4月12日，台湾大学医学院交流；

5月17日，北京，第十二届中国医师协会外科医师年会；

6月3日，克利夫兰，2019美国结直肠外科医师协会年会；

6月7日，莫斯科，第十二届俄罗斯结直肠外科年会。

年近花甲之年的傅传刚，每周手术量保持两位数以上，周末几乎无休、国内国外各地跑。累不累？他吃得消么？如此“折腾”又是为了什么？

山东汉、赤子情、名军医

1960年9月，傅传刚出生在山东省烟台市芝罘区一个普通家庭。19岁那年，他考入全国重点大学第二军医大学（现海军军医大学），成为当地十里八乡的“励志偶像”。

繁华的上海滩、严格的军校生活、浩瀚的医学知识给少不更事的傅传刚打开了一个全新的世界，同时也给他提供了一个找到差距，迎头赶上的窗口。

当同学们外出逛街游玩时，他背上军用挎包，塞上两个馒头，一头扎进图书馆，直至管理员闭馆；当体能训练结束后，他又折回操场绑上沙袋继续跑上10圈；当熄灯哨响起时，他偷偷来到拐角处的楼梯口，对着收音机的英文节目苦练口语……

凭着这股坚韧与吃苦精神，傅传刚成功实现“逆袭”：第一个担任学生骨干的非战士考生，第一批入党的青年学员。他最终以优秀的成绩毕业并留在了长海医院。

1987年，傅传刚成功考取我国知名医学专家仲剑平教授的研究生，成为我军首批硕博连读的高材生。1992年，全国掀起一股出国热潮，当时国内医学博士寥若晨星，也因此大多数人会选择出国深造或留在前途广、效益好的科室。但傅传刚并没有。当年7月，博士毕业生傅传刚留在肛肠外科的消息在医院炸开了锅。

“凭他的能力和素质，好的科室那么多，随便挑。”

“又高又帅的他，怎么去了又脏又臭的肛肠外科？”

在一片质疑声中，傅传刚坚持了下来。他说，他完全可以选择肝胆外科、血管外科等科室，但为了祖国的医疗卫生事业，他宁愿选择不起眼的冷门学科，通过自己的努力，让更多的患者接受优质的诊治。当时，国内大肠癌预防和治疗手段相对落后，患者术后生活质量比较差。傅传刚暗下决心，一定要让中国大肠癌患者和外国患者一样有尊严、高质量地享受好日子。

1995年9月，为了学习先进的肛肠技术，傅传刚东渡日本，师从世界著名大肠癌专家、东京大学附属医院第一外科武藤澈一郎教授。求学期间，为了节约开支，他每天坚持骑车2小时往返于住处与医院，这种“苦行僧”般的生活令许多进修生感到敬佩。短短19个月内，傅传刚先后在美国、英国、德国、法国、日本的一流杂志上连发5篇高质量的学术论文，并获得日本首届国际结直肠胃肠道肿瘤学术大会的“青年研究者奖”，引起了国际同行的高度关注。武藤澈一郎教授强烈要求傅传刚留在东京，并答应给予月薪30万日元（折合人民币3.3万元）的待遇。出人意料的是，傅传刚不顾家人和很多朋友的反对，婉言谢绝了。在他的心中，技术无国界，医生有祖国，中国才是他施展才华的根基与舞台。

1997年5月，他带着满满三大箱手术资料和器具回到了上海，并夜以继日地投入到中国人大肠癌发病规律特点研究中。在他的倡导下，低位直肠癌保肛手术成为了科室重点攻关方向。很快，这种痛苦小、疗效好、价格廉的手术为众多患者送去了福音，成百上千的老百姓慕名前来，傅传刚成了有口皆碑的“名军医”。

1998年9月，傅传刚晋升为副教授。两年后，年仅39岁的他担任长海医院肛肠外科主任，成为该院最年轻的科室主任之一。

在同事朋友眼中，傅传刚就像个老顽童，越是时新、有挑战的事物，他越是感兴趣。如今当了主任，成了名医，他总是感慨自己赶上了好时代、好政策，要用实际举动践行着上学时许下“听党话、当好兵、学好医、报党恩”的诺言。

2014年，国防和军队建设步入新一轮的调整改革阶段。作为这次改革的重点，军队医院将进行精简，长海医院首当其冲。根据相关政策规定，军人达到服役最高年限必须退役。傅传刚再一次面临抉择，一方面他正好符合退役条件，另一方面，经过十几年的耕耘，长海医院肛肠外科已是国家重点学科、全军肛肠中心，拥有一支日渐强大的明星团队和丰厚广阔的学术平台，科室床位数、门诊量、手术量的规模居全国前列。让正处于事业巅峰期的傅传刚，突然放手转身，换作谁都难以接受适应。

傅传刚失眠了。

“东方需要你，胃肠肛肠外科需要你。”同济大学附属东方医院院长刘中民教授闻讯后，向傅传刚伸出橄榄枝，并多次游说第二军医大学和长海医院的领导，表示要把傅传刚作为高端人才引进医院，同时享受副院长、同济大学特聘教授待遇。

初心不忘，方得始终。在傅传刚看来，作为一名革命军人，服从命令是天职；作为一名党员领导，率先垂范是品格。换的是服装，不变的是使命，只要那颗为患者服务的心永不褪色，在哪干都能发光发亮。

2015年3月，经多方协调努力，傅传刚转业后正式加入同济大学附属东方医院，继续在他挚爱的胃肠肛肠外科领域播撒汗水、续写春秋。

弘大爱、敢担当、扬正气

盛夏七月，同济大学附属东方医院胃肠肛肠外科门诊人头攒动，排起了五六米的长龙。

4年前，该科还是一个名不见经传的小科室，床位不足20张，一天病人10

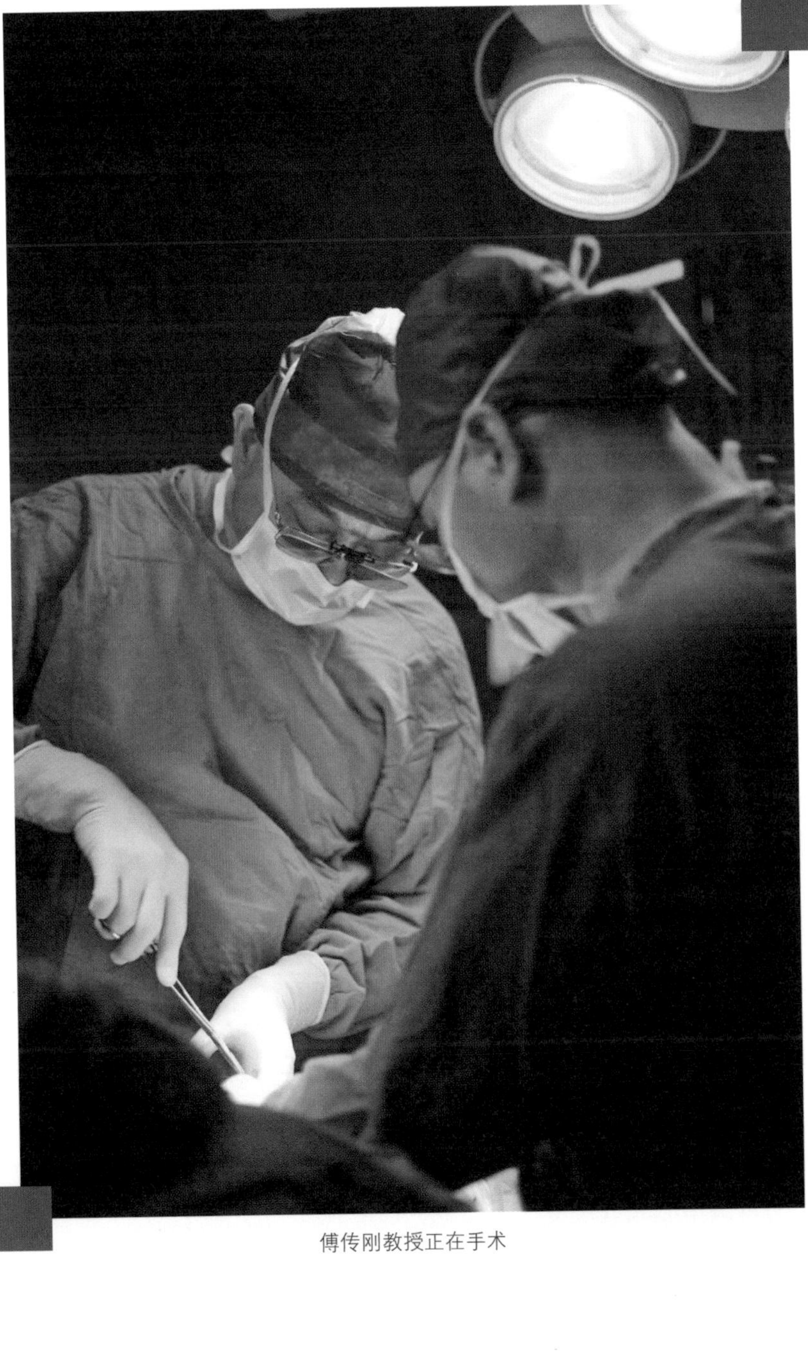

傅传刚教授正在手术

来个，年大肠癌手术量100多例。走马上任该科主任的傅传刚虽然早有心理准备，但接手一个“无重要课题、无重量奖项、无重大经费”的“三无”科室，确实有些压力。

然而，现实迫使着傅传刚加倍奋斗——在我国，大肠癌发病率排名第三，并以每年4.2%的速度递增，60%至70%的患者被发现时已是中晚期，死亡率居高不下，术后5年存活率远远低于国外；60%大肠癌位于直肠的患者，其中一半的人要做永久性人工肛门，与“尿袋”过一辈子，给生活和家庭蒙上一层阴影。

如何避免肠癌变“常癌”，如何既能挽救直肠癌患者生命又能让他们术后像正常人一样生活？傅传刚吃饭在想，睡觉也在想。唯有继续战斗，加快奔跑速度，才能不断缩小与欧美、日本的差距。带着这样的信念，年过五旬的傅传刚重整行装再出发。

“这个地方血管多，小心点。”

2019年6月28日，上海新国际博览中心N5展厅，世界移动通信大会“5G医疗高峰论坛”现场，2000多名与会者惊叹于眼前无出血、高清晰的手术画面。

距离大会现场7公里外，东方医院新大楼7楼13号手术室，在手术室一个不起眼的角落里，多了一部摄像机，正对准手术台通过5G网络将手术实况传回N5展厅。

“嗞——”电刀在黄中带黑的直肠癌病灶上灼烧后，一团白雾再次腾起。

来自西班牙巴塞罗那医院胃肠外科主任安东尼奥·德·拉西博士热烈鼓掌，连声称道“Nice”“Wonderful”。

腹部打洞、剥开脂肪、避开血管、翻弄肠子、切割病灶、吻合肠管……全球首台基于NOSES（经自然腔道取标本）术的低位直肠癌5G手术远程直播顺利完成，其主刀人不是别人，正是傅传刚。

这是该科首创3D腹腔镜结直肠癌手术的经典案例。目前该技术处于世界领先水平，它具有“白色无血、极致微创、精细精准、低位保肛、没有切口”等特点和优势，能使85%的直肠癌患者实现保肛，让越来越多的患者保留生命的尊严。他们先后应邀在美国、日本、俄罗斯、印度等国进行现场交流和演示。“得益于同济大学、东方医院两级党委给予政策、人才、资金、设备、场地等倾斜与支持，才能让东方医院胃肠肛肠外科自信地走向世界”，傅传刚说。

被业界称傅传刚为“奇迹”“传奇”。其实，这份奇迹与传奇源自傅传刚的大爱、刚正、担当、奉献。

同济大学医学院在读博士生王恺京说："跟着傅主任，让我懂得良心和技术一样重要"。"在傅传刚铁一般的意志、作风的引领下，胃肠肛肠外科被他打造得像铁一般硬"，刘中民院长竖起了大拇指。短短4年时间，傅传刚和他的团队交出了一份令人称赞的成绩单：首次登上2018版《中国名医百强榜》腹腔镜结直肠外科前十、斩获上海市区域名医医疗技术创新一等奖、荣获医院运营管理奖，年门诊量近8万人、手术量已突破1000例、床位数达102张，各类课题、基金等经费达百万。

2019年2月1日，东方医院大礼堂，喜气洋洋，热闹非凡。在该院总结表彰大会上，傅传刚被授予"东方工匠"荣誉称号。

"创新、卓越、完美是标准，更是进无止境的追求。我们甘愿做复杂疑难大肠癌患者生命的守护者"，傅传刚说。犹如一支急行军，傅传刚带领着胃肠肛肠外科迈着坚实的步伐，在挑战更大的局部晚期直肠癌根治性治疗上攻坚克难，朝着国际知名、国内一流的结直肠肛门外科奋勇前进。

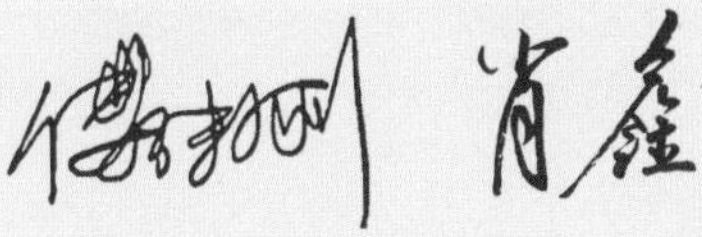

上海市东方医院胆石病专科、微创外科主任
胡　海

以人民健康、幸福的名义

坦白讲，来到东方医院时，我心中的第一反应，是“临危受命”。

我与刘中民院长是博士同学，他也是我的老班长。2004年，刚刚成为正院长的刘中民迫切地想要把东方医院带到上海前列，恰巧微创科室人手紧缺，我的老班长便邀请在外漂泊十多年的我“回家”。使命感，是我最真实的感受。

要么不干，干，就要干第一名。在当时的述职报告中，我放了三句大话：“给我三到五年的时间，我将为东方医院创造一段历史；给我一个空间，我将为东方医院打下一片江山；给我一队人马，我将创造一个伟大的团队。”

2009年，东方医院的胆石病专科全上海位列第一。

责任，永远是当医生放在第一位的。刚来东方医院时，有一位病人胆管断裂，我坚持为他医治了8年。在这个过程中，我和他已经成为了朋友。的确，他的病是很难治，但接收病人时，医生都在逃避，病人还能有什么依靠？勇于担当，才是医生的基本素养，才能够打通医患之间的心墙，让大家相互靠拢。

责任，意味着必须创新。在过去，每逢胆病，老话总在说“切胆”。我就不服气，凭什么我们不能保胆？凭什么开刀就一定要留刀疤？设身处地为患者着想，创新的动力便源源不断。从三孔到两孔再到一孔、从5毫米到3毫米再到隐瘢痕，我们不断缩小着手术创伤，归根到底是不断提高手术的安全度，减少患者的不适感。有感于工业4.0时代的创新模式，我提出了胆囊手术4.0时代的构想：

No pain，没有疼痛，尽可能减轻麻醉、手术等医疗行为造成的疼痛。

No scar，没有手术疤痕，更进一步推动微创手术的进步。

No gas，不打气体，避免灌注气体可能造成的副作用。

No removal，不用切除（胆囊）。

No hospital，不用住院，实现当日手术。

创新，说到底是要接受实践检验的。2017年1月5日，我接诊了一名患有先天性心脏病的重度肺动脉高压患者的女士。她患有胆囊结石，却一直没有治疗。究其原因，是因为在腹腔镜胆囊切除手术中，需要在腹腔内灌注二氧化碳，建立手术空间，但二氧化碳的注入会增加腹腔压力，抬高膈肌，压迫患者心肺，引发呼吸窘迫和心脏功能障碍，一旦出现心力衰竭，将会严重威胁到患者的生命，更别提这位女士还是一位重度肺动脉高压患者。

没有一家医院敢做这样的手术。

三方会诊时，大家都持保守意见，认为应该尽量避免手术，但我仔细分析病例后发现，我们最新研发的单孔免气腹手术装置恰好能够完美解决患者身上的这一组矛盾。我们要做的是用我们发明的装置来建立手术空间，既避免二氧

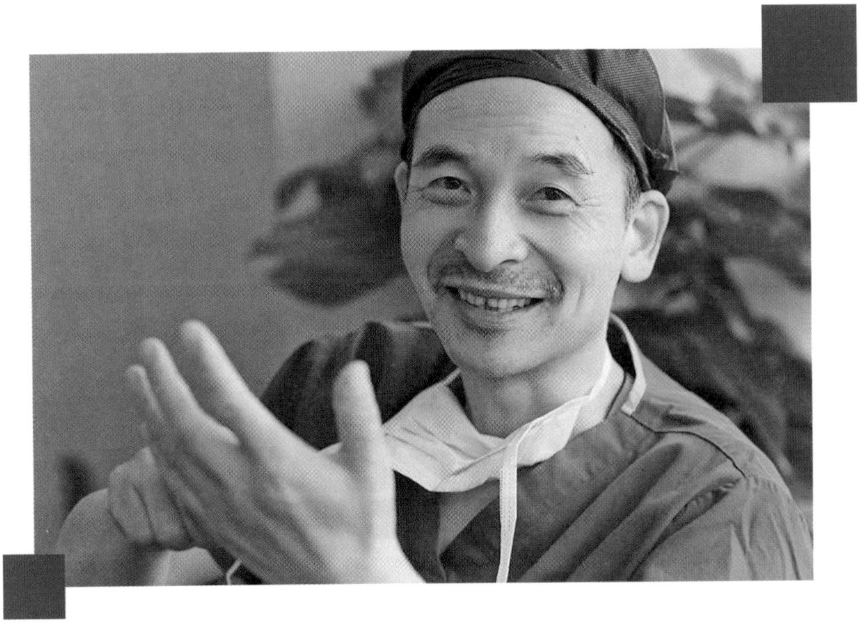

化碳气腹造成的血液动力学、血气变化及气栓等风险，又能达到单孔手术的超微创效果。

小心求证后，手术方案便制定完毕。从进入手术室，到手术成功完成，我们仅仅耗费了15分钟。创新，收获了成功，但我心中的快乐，切切实实来自于能够为患者减轻痛苦的事实。

疑难杂症，在胆石病科简直是家常便饭。我时常跟我们团队的医生们开玩笑："咱们科的医生，胆子都是被吓大的。"其实，这句话的底气，来自于我们七万多例手术日积月累的经验，来自于我们创新中的技术支撑，来自于我们实事求是的分析。

我遇到最棘手的一个病例，是一位102岁的老人。这位老人是我们接诊的年纪最大的患者，患有血吸虫肝病、肝多发囊肿、胆囊结石、胆囊炎、胆囊胆泥淤积等疾病，并且身体各器官状态比较差。我们首先采取了保守治疗的方式，通过抗炎、止痛、护肝等方式缓解症状，但不久后老人腹痛症状再次加重，我们便决定进行ERCP手术。

ERCP，就是用内镜的方法取出胆总管下端的结石。这种方法不用开刀，也不用缝针，而且恢复速度快，比较适合老人的身体情况。但在手术的过程中，意外发生了：老人觉得内镜插入不太舒服，自己把管子拔掉了。

当时，我们所有人都吓了一跳，毕竟这种事情不常发生。老人的不配合让ERCP最终宣告失败，这也就意味着只能通过开刀取出结石。说实话，我当时是很为难的，因为他可是102岁的老人啊！开刀对老人的身体将会造成很大的损伤，尤其是老人的脏器还或多或少有些问题，谁也不能对手术结果打包票。但老人的病情已经不容许拖延，他每周都会在半夜疼上三五天，苦恼的不仅仅是自己，更是全家人，更何况这个病的的确确已经到了退无可退的地步了。

咬咬牙，我还是决定上了。参加这次会诊的共有7个科室，一共设计了4种手术方案，并考虑到患者的生理、心理情况，最终决定"先在全麻下行ERCP术，后再次全麻下行腹腔镜胆囊切除术"。

9月28日，ERCP手术十分顺利，患者也并未出现术后胰腺炎的情况。

9月29日，确认ERCP手术没有问题且老人脏器没有出现并发症后，腹腔镜胆囊切除术即将开始。成败在此一举，打起十二万分的精神，我走进了手术室。我知道，在这一刻，我不仅和病魔斗，我也在和时间斗，与自己斗。和时间斗，是因为老人无法承受过长的全麻时间，早一秒结束，老人便能早一点安全；和自己斗，是因为这的确需要勇气和魄力，没有人能够预测手术过程中会出现什么意外，也没有人能有百分之百的把握。

但无论如何，我坚信我们团队的能力，也坚信我们“学以去疾、德以扬善、同舟共济、求实创新”的宗旨。

“患者血管壁弹性不足，全麻后血压波动非常大，一会儿冲到一百九十几，一会儿降到正常值！”

“患者肝硬化比较严重，右边肝脏已经萎缩，胆囊移位，暴露困难！”

“患者肝已经出现纤维化，一旦用力稍大，术中出血，将无法止血！”

太难了。更难的是，由于老人脏器功能不好，为了降低手术风险，我们腹压只打到了6—8mm汞柱，肚子才刚刚膨起来，手术空间不大。但我告诉自己，一定要冷静，我们一个小小的失误，就是对患者极大的不负责任，更别提老人的身体实在是受不起折腾了。

现在回想起当时的场景，我仍然心有余悸。我总觉得在那一刻，时间都已经静止了，整个世界只有我和胆囊。走出手术室，扑面而来的新鲜空气令我陶醉。我只记得这一次罕见地开了四个孔，以手术安全、快速为主要考量，手术成功了。同事告诉我，这一次只用了半个小时。

术后，老人被安排进了ICU进行严密监测，一直到情况稳定后才转入普通病房。几天后，老人顺利出院，我心中悬着的大石头才彻底落下。

在我心中，人生就是一个奋斗故事，否则和混吃等死没有什么区别。这么多年，我每天坚持锻炼，早上6点起来做广播体操，7点不到来到医院，手上的老茧，是一次次开刀磨出来的。这么些年，我们颠覆了传统的分类，创造了一片蓝海，微创科室共拥有七八十项专利，其中三项发明专利两项已彻底转化一项已经上市，我非常骄傲。

从2004年来到东方医院，今年已经是第十六个年头了。我与东方医院是一同发展的，东方医院本身就是一艘即将起航的快船，只不过我正好赶上了破冰启航的时候。《孙子兵法》说，“道、天、地、将、法”都成了，你一定能成功。一个二甲医院变成三甲医院，“道”，就是同舟共济、上下同欲；“天和地”，就是陆家嘴这片土地赶上了改革开放的机遇；“将”，就是我们的团队；而“法”，是讲究管理。近年来，时有医患纠纷发生，但所幸东方医院始终给医生们创造了一个良好的环境，为我们提供了一个有力的肩膀。作为医生，我们只要专注自身，实事求是就行了。心无旁骛，才是最重要的。

细细算算，我今年也60岁了，但我觉得现在和自己20岁时的心态仍是一样的。创新，创业，这是一件多么开心，又能造福多少人的事情，我脑海中依旧有很多新的想法要去实现。我们的胆石病专科是全中国，甚至全世界第一，但居安更要思危。

这都是为了人民群众的健康与幸福。

胡海

上海市东方医院糖尿病与肥胖减重专科主任

朱江帆

这里是梦开始的地方

东方减重，转眼八年。八年时间，东方减重外科从无到有，从弱到强。在东方百年发展历程中，东方减重事业留下了淡淡一笔，也寄托了我这个外科医生对东方减重事业的无尽情怀。

还记得2012年春节刚过，我的门诊来了一位个子不高，胖胖的女孩。为了梦寐以求的美和瘦，她尝试了节食、运动、中药、吸脂等各种办法，然而终归失败。不得已只能选择手术治疗，来实现自己的梦想。为了第一次减重手术，我们做了大量准备工作。从理论到操作细节，看了大量文献，请教了众多专家。从而使第一次顺利完成。半年后，这位第一个接受我们减重手术的病人，从黑黑的胖女人，蜕变成皮肤细嫩的大美女。更让人吃惊的是，手术后她很少光顾的“大姨妈”居然正常了。

万事开头难。有了开头，接下来更难。首先是要让广大胖友知道肥胖也是病，减重手术是治疗肥胖病的有效方法。于是我们组织了各种大型义诊、咨询活动。组织胖友聚会、春游。开动脑子，玩起了微信、抖音、头条。耐心地解答患者的咨询，消除顾虑。于是我们胖友群越来越大，手术越做越多。为了让东方减重能异军突起，快速发展，院领导高瞻远瞩，让我挑头组建了减重专科，专门从事减重与代谢外科工作。这既是一份荣耀，也是巨大的压力。摆在我面前的任务，是如何从零开始，弯道超车，走到国内同行前面。

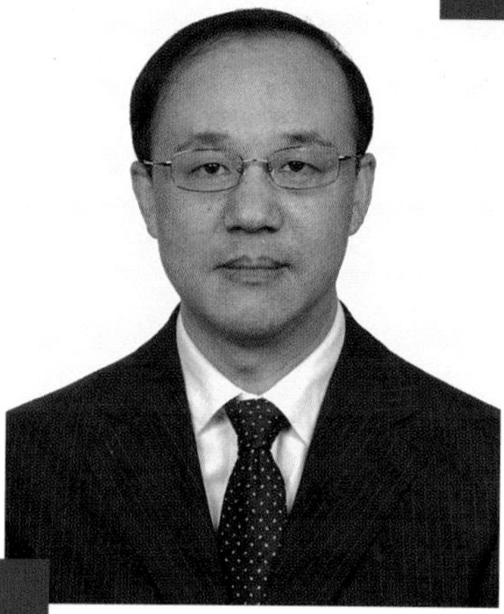

于是我盯上了令无数肥胖女士伤脑筋的疾病：肥胖伴有多囊卵巢综合征的治疗。多囊卵巢，是地道的妇产科疾病。我作为一个普通外科医生，开始时对那个一窍不通。后来看了很多书，请教了不少妇产科专家，才搞清楚了肥胖患者雄性激素过高，导致了女性患者男性化，以至于多毛、皮肤粗糙、不来月经。减重手术后性激素异常很快得到纠正。随着雄性激素下降，女性内分泌发生一系列变化。于是久违的“大姨妈”来了，皮肤重新由粗糙变细腻，恢复女性特征。有个女孩减重手术后，过去一年不来一次的“年经”，变成了按月准时光临的月经。然而，更让人吃惊的是，八个月后她月经停了，用早孕试纸测试，竟然怀孕了！经过十月怀胎，她如期生下了自己的宝宝。她做梦都没想到，做了减重手术，居然有这么大的意外收获！

肥胖是非常复杂的疾病，通常伴有各种疾病或代谢异常。3年前我的门诊来了一位患有特殊疾病的肥胖患者，40多岁伴有肯尼迪病的张先生。肯尼迪病是一种非常罕见的遗传性疾病。据资料统计，每10万人中可能会有一个，中国大约有2万左右KD病人。这种病主要表现为缓慢进展的肌肉无力和萎缩。张先生几年前被诊断为肯尼迪病，影响到下肢肌力。稍事活动就会感到下肢疲软、乏力。他同时还伴有糖尿病、高血压和睡眠呼吸暂停。

肯尼迪病很罕见，需要做手术的资料更少。迄今还没有伴有肯尼迪病的肥胖患者做减重手术的报道。肯尼迪病对手术的影响主要在于可能存在的咽喉部肌肉萎缩带来的麻醉风险。由于这种病十分罕见，对于保证麻醉和手术安全，大家都没有很多经验。然而做减重手术对治疗张先生的糖尿病、高血压、及睡眠呼吸暂停又非常重要，体重下降后下肢负担减轻，也会使他活动更加方便，生活质量有所提高。针对张先生的情况，大家翻阅了大量文献，客观评估了他的病情，详细讨论了手术、麻醉可能存在的风险和应对措施，充分考虑了各种预案。在做好充分准备的前提下，张先生手术顺利完成。术后他的血压、血糖均恢复正常，睡眠呼吸暂停得到显著改善，生活质量得到提高。作为世界第一例肯尼迪病的减重手术，很快就在国际著名减重外科学术刊物《肥胖外科杂志》发表。

减重手术不仅能减轻体重，还能治好糖尿病、高血压、多囊卵巢等代谢性疾病。如此神奇的效果，究竟是什么原因？这个问题引起全世界从事肥胖及减重研究学者的兴趣。于是各种研究成果应运而生，有人认为是吃得少了，有人认为是脑子管控出了问题，有人觉得小肠细菌乱了套，等等。众说纷纭，谁也没有从中找出根本原因是什么，从而形成“瞎子摸象”，各执一词的局面。大家都没有关注到一个事实，那就是所有减重手术都和胃有关。正是因为胃被旷置，或者被缩窄，食物不再经过胃或进入的量或速率减少，从而食物对胃的刺激缺失或减少。可能由此导致胃释放某些激素的改变。于是我们提出这样的假说，减重手术后代谢性疾病的改善，是由于食物对胃的刺激改变引起的。这就是我们所说的“胃中心”假说。根据这一假说，如果我们找到了食物刺激胃释放的这类激素，就有可能产生有效的药物，从而结束手术治疗肥胖的历史。

八年减重路，是不断探索、不断奋进之路。由于高度专业化，我们对技术细节精益求精，不断改进，能够在半个小时左右完成几乎无血的胃袖状切除手术。在各种学术会议介绍了我们的经验，并且在全国多家医院进行了手术演示。我们手术量也不断增加，从开始的一年几例，发展到每年160多例，到现在已经完成800余例各种减重手术。来我们这做减重手术的朋友，遍布全国及海外各地。全国胖友奔东方医院，无非就是奔着东方减重精湛的技术、热情完善的服务，以及便捷、快速与医生的沟通。

百年院庆之际，思考东方减重一路走来的过程，令我感慨。减重外科事业深深地吸引了我，为之奋斗，乐此不疲。

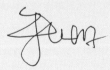

上海市东方医院神经外科主任
钟春龙

“你去写，才能中！”

每年3月份的国家自然科学基金项目申报，已经成为全国科研工作者的兵家必争之地。高速发展的上海市东方医院近年来在国自然申报这场学术盛宴中也屡创佳绩！

就我个人而言，2017年我很幸运地第5次中标了国家自然科学基金项目！作为一个当年2月27日才调入东方医院的“新东方人”，我在原单位上海交通大学医学院附属仁济医院工作期间，曾经创造过“10年内写了6份国自然标书，中标了4项，另外2次也进了二审差点中标”的记录；这次我能在新单位代表东方医院神经外科再次中标，比以往任何一次中标都更加高兴、更加激动！

国家自然科学基金是目前我国学术界公认的评选流程最公平公正的科研项目。只要你写得有新意、能打动评委，不需要任何关系就有机会中标。我的老师江基尧教授，他是现任中华医学会创伤学分会的全国主委，他总喜欢在每年的科室国自然申报动员会上强调：国自然申报其实没什么窍门，要是有的话，总结一句话就是“你去写，才能中！”

我非常认同江主任的观点，你去写，才能中！这句话看似平淡无奇，但却饱含哲理。据国家自然科学基金委统计，每年的国自然中标率大约在20%左右。这就意味着你去写了，交上去了，理论上就有20%的机会中标；而你不写或者由于临床工作繁忙只开了个头、却总是无法成文、最终未能提交的话，再好的

idea，也只是看上去很美，却永远不可能中标，也永远没机会变现，这样的话国自然这场盛宴再好也与你无关。

其实写国自然标书的过程是很煎熬的，我相信每一个成功的中标者都熬过无数个不眠之夜，无数次查新、检索，无数次写了改、改了写。“你去写，才能中！”，这朴素的6个字告诉我们写国自然最重要的是要迎难而上！在战略层面上，每一个申报者都必须主动出击，碰到瓶颈冲过去就有机会把事情做成。当然在战术层面上，写国自然标书也有其固定的套路。我们在精心设计课题的同时，也一定要知己知彼，投评委之所好。爱因斯坦说过，任何机遇总是偏爱有准备的头脑。我觉得好的国自然标书必须满足3个基本特点：1. 紧扣热点，发现问题，体现你有创新；2. 提前布局，充分准备，体现你有基础；3. 精心设计、尽善尽美，体现你有实力。一份好的标书首先要能打动自己，然后才有可能打动评委。

接下来我要向大家汇报一下我在2017年写国自然标书期间亲身经历的感人故事。我从仁济调入东方的时间正值过年前后，由于需要办理各种调动手续、同时忙着在东方本部引进新设备、开展新手术，3月上旬还到东方南院新开了一个神经外科病区，真可谓忙得焦头烂额。临床工作的顺利开展固然可喜，但我的国自然标书却迟迟没时间动笔，而同济大学当年国自然标书的最后交稿封网时间是3月13日，眼看就要来不及写了！

我在这里要特别感谢我们医院科教部的徐增光部长！他从3月3日开始几乎每隔2天就有一个短信，鼓励我再忙也不要放弃，临近13日递交的最后一天，徐部长还派了一个实习生专门和我对接，帮我检查标书是否存在格式错误并协助我及时完成网上填报。

我在这里还要特别感谢转化医学平台的俞作仁主任！我2017年新申报的国自然项目是在我前期负责的4项国自然课题系列研究基础上的延续和深化。在课题设计环节，我考虑到同济大学和东方医院具有国内最好的干细胞平台，特意在标书中整合了利用经过特殊修饰的神经干细胞移植来启动内源性神经保护的内容，大大增加了研究的创新性和课题中标的可能性。然而这部分内容的实验部分我不熟悉，灵感来源于一次院周会时我和邻座的俞主任初次见面时的聊天和请教，思想碰撞出了火花；而且我在3月12日交稿截止日期的前一天，还打电话请俞主任帮忙，告诉他我实在是完成初稿都来不及了，请他帮我把我最不熟悉的有关干细胞实验的步骤和技术路线写好了发我。在这么多人的帮助下，

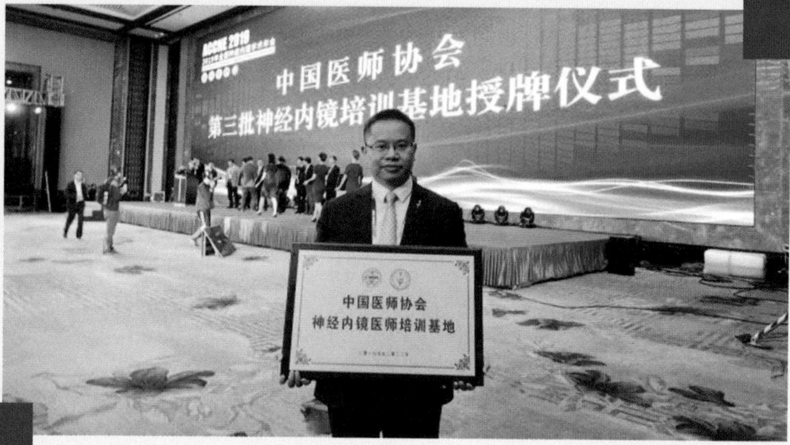

我自己熬了一个多礼拜的通宵，才得以争分夺秒，在截稿当天夜里23:58分完成初稿，直接上传递交！最后竟然中了！完成了初看不可能完成的任务！

我加盟东方医院以来，一直有一种如沐春风的感觉。每年的国自然申报季，看到徐部长领导下的科研管理团队如此高效、如此尽责地为第一线的科研人员忙前忙后、无私奉献，真心让人感动！其实不仅科研管理条线的老师们尽职尽责，东方医院的其它条线，包括医管、宣传、后勤……，大家都很拼，既敬业又专业，值得敬佩！我也一直很感恩东方医院各个科室之间、各个同事之间如此和谐，就像俞主任这样，一面之交就可以重任相托、倾囊相助！东方医院这个大平台在近20年飞速发展的基础上，目前已经展现出加速腾飞的势头，医院的发展给我们每个学科、每个个人的发展提供了巨大的机会。

我们东方医院神经外科在医院各级领导、各位同事们的的支持下，除了拿到多项国自然项目，我们还获批了浦东新区重点学科和中国医师协会神经内镜医师国家级培训基地。我爱人也说，你调到东方以后经常手术到三更半夜，很累，但看得出你很快乐！在东方医院良好的文化氛围感召下，其实不仅我，我们科室年轻的医护团队也一样忙并快乐着！

明年上海市东方医院将迎来百年院庆，预祝东方的明天更美好！

钟春龙

上海市东方医院呼吸内科主任
李　强

百年东方，人才为上

我是抱着“大干一场”的决心来到东方医院的。

要想科室发展得好，就需要给予科室广阔的空间，不仅能够在科研创新上给予大力支持，更重要的是要有开展研究的物理空间和设备。2018年，当东方医院新大楼正式建成前夕，我想，是时候接受这颗冉冉升起的“新星”的邀请，为东方医院贡献我自己的力量。

那几个月，我真的是在工地上度过的。为了一根水管，为了一条下水道，我来来回回地与装修队沟通，反反复复修改着最初的设计。当时，许多人不理解，觉得“不就是一根管子吗，装哪里不是装”，但等到正式投入使用后，他们才意识到，一根管子真的可以决定一次抢救的结果，唯有安装在最顺手的位置，才能够抓住稍纵即逝的时间，及时挽回患者的生命。

2年过去了，我毫不掩饰我对东方医院的热爱。老牌的公立医院，很少能够看到“整个医院围着临床转”的景象，但在东方医院，我看到了；许多大医院，科主任是没有话语权的，但在东方医院，医院不但重视我们的意见，还会及时地将我们的意见落到实处。

最重要的，还是东方医院对于人才的尊重。一个人才，首先要有一个强健的体魄，其次要有良好的学习能力，最后要有较强的认知能力。这样的人才十分难得，关键是要能够“把住龙头”，引进优秀的学科带头人，让他们发挥好自己的“磁铁效应”，吸引更多优秀人才来到东方医院。坦白来说，优秀的学科带头人的引进是困难的，但东方医院做到了，因为东方医院就是一家善于倾听医生、尊重医生的医院。

近年来，借力浦东开发开放，东方医院在刘中民院长的带领下迅速崛起。浦东给予了东方医院广阔的天地，而东方医院又为我们搭起了美丽的舞台，作为医生，我们更应该珍惜当下，在医院需要我们的时候果断地站出来，扛起自己肩上的责任，配得上医院对我们的培养。今年3月，我与八人小分队奔赴武汉参与疫情救治。有一天早晨，几位医生跟我说：“李主任，我们昨晚上做梦，梦里都是你在跟我们讲‘配不配，配不配’，我们都惊醒了！”笑笑后，我们又投入了紧锣密鼓的工作之中。

现在，我们正站在东方医院百年的重要节点上，在吸引了如此之多的人才前来后，我们更应该思考东方医院的下一个百年该如何度过。与老牌强院相比，我们仍然属于“后浪”，正因如此，在东方医院内形成良好的传承氛围，是极为重要的。九十年代初，我曾观摩过一所美国的医院，令我印象最深刻的是，他们医院的科室每年都会拍一张大合照贴在墙上，最老的照片有一百多年的历史

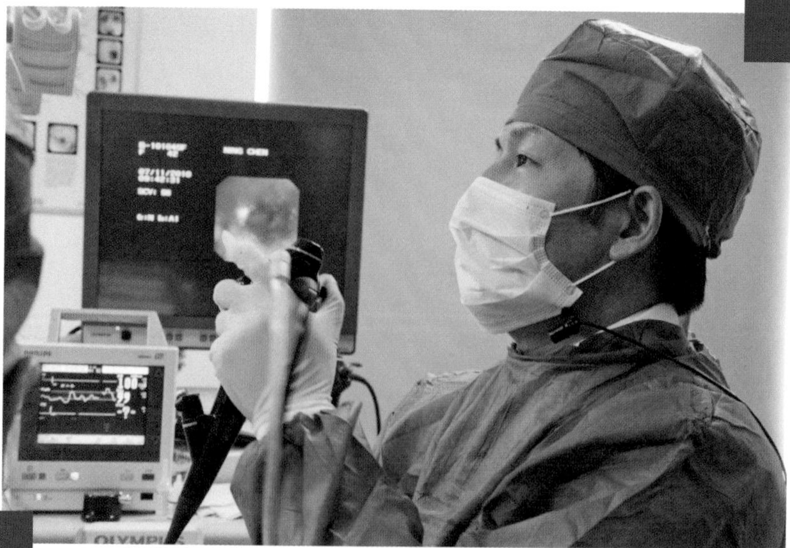

了。我想，这就是一所医院，一个科室的精气神。好的传承，往往直接体现在团体记忆的存留。

传承，首先在于我们的言行举止。我们每一位医生的一言一行，对于医学院的学生们来说，都是教学。其次，在乎公心。东方医院是一所“移民医院”，的确会出现不同医生操作的习惯不同的问题。但无论如何，救治病人永远是第一位的，方法可以有很多种，但只要是为病人好，有何不可多元？逞一时威风，最终损害的不仅是自己的口碑，还是医院的形象，更有可能会危及病人的健康，这是绝对不允许发生的。我们每个人要多一点公心，少一点私心。最后，便是知识的传承。老医生要全心全意帮助年轻的医生，既要给予智力的支持，也要树好优良的品行。自视甚高是没有意义的，只有秉持着一颗尊重的心、开放的心、包容的心，才有可能做出功绩。前不久，我们成功救治了一位复杂病患，但在一些操作的细节上，仍有可以改进的地方。我们召开了研讨会，并列举了一些失败的案例，不带任何偏见地进行分析，总结成功与失败的经验。

传承，核心仍然是人，要有好的苗子，才能将好的创新延续下去。实事求是地说，东方医院在上海较难掐到尖子生，但对于一些非医疗重镇，我们的优势便是明显的。这些孩子好学，肯吃苦，往往能堪大用。

百年的风雨兼程，对于东方医院而言实则是新的起点，我坚信下一个百年，东方医院将谱写更加华美的乐章。

上海市东方医院干细胞基地办公室主任
汤红明

一路前行

人的这一生，总会寻着梦想的方向一路前行。因为有了梦想，生活不再乏味，遇到挫折时，梦想是一座灯塔，能照亮前行的路，从而让心灵不再孤单，让生命焕发光彩。

再启航：从四省通衢的车城十堰到魔都上海

折腾，大多数人可能理解为贬义，是盲目行动，是没事找事。但于我而言，不去折腾和尝试，知足常乐，其结果可能是一直安于现状，过着安逸平淡的生活，很难超越自我，做一个最好的自己。

我自湖北医药学院本科毕业后留校并保送武汉大学攻读免疫学研究生，硕士毕业后回母校免疫学教研室任教。2年后，学院科技处全院招聘计划成果科科长，报名人员扎堆。我当时的想法："我可以吗？""如果参加竞聘，选不上多丢人啊？"但骨子里的"不安分"使我"蠢蠢欲动"。经过笔试、面试、组织考察层层考核，最后竟然选聘上了，由此让我踏入了管理岗位。4年后，我以学院科技处副处长之职兼任《湖北医药学院学报》编辑部主任，经改组编委会、争取支持政策、约专稿办专栏、坚守审稿定稿制度等措施，使学报质量得到大幅提升。

再后来，受老上级增光主任邀请，连续2年审修东方医院国自然标书，他评定我审阅标书的功力尚存，觉得“可以闯闯上海滩了”。经刘中民院长多次抛出橄榄枝、增光主任“三顾茅庐”、人力资源部虹霞主任对东方美好发展前景的描绘，在亲朋好友“上海蛮好的，就是房价太贵”的感叹声中，我毅然决然地于2013年1月从四省通衢的车城十堰调到魔都上海。

实心干：全力以赴推进东方干细胞事业发展

电影《士兵突击》中许三多的故事阐释了很多道理，比如要埋头苦干，要有执行力，不抛弃不放弃，有时也需要点“缺心眼”“一根筋”等。

习近平总书记强调：“干部干部，干是当头的，既要想干愿干积极干，又要能干会干善于干。”

来东方2年后，因工作需要，2015年6月我调入医院刚建立不久的上海张江国家自主创新示范区干细胞转化医学产业基地，担任基地办公室常务副主任，之后是基地办公室主任、生物样本库管理中心常务副主任、再生医学研究所办公室主任、干细胞临床研究国家备案机构办公室主任、《医学参考报干细胞与再生医学频道》编辑部主任……协助刘中民院长开辟东方医院从传统医疗向干细胞前沿新技术领域转型发展之路。

工作转移后，时常听到刘中民院长的一句话“干细胞，就是要干啊”。这也吹响了我工作的“集结号”，就像干细胞基地的微信公众号名称一样“干就有未来”。其后，基地生物样本库管理中心、再生医学研究所、干细胞制备与质检平台、GMP实验室、大动物实验室等相继成立。院领导举全院之力超前布局干细胞发展，而我则与团队一起，不折不扣地协助医院攻克了一个个看似不可能实现的艰难任务：国家干细胞临床研究机构备案、上海张江国家自主创新示范区干细胞转化医学产业基地二期项目、上海市科委重大项目、上海市教委Ⅳ类高峰项目“干细胞与转化”、上海市卫健委协同创新集群项目、上海市军民融合委项目、上海市干细胞工程研究中心和国家干细胞转化资源库平台项目、各类专业高级人才的引进和团队组建以及干细胞功能平台建设……

在此过程中，通过不断学习、迭代学习、跨界学习，我积累了丰富的干细胞领域相关专业知识，也非常荣幸多次被邀请到兄弟医院和研究机构介绍东方在干细胞领域的实践与探索。每当听到“你们东方干细胞做的太好了，我们要

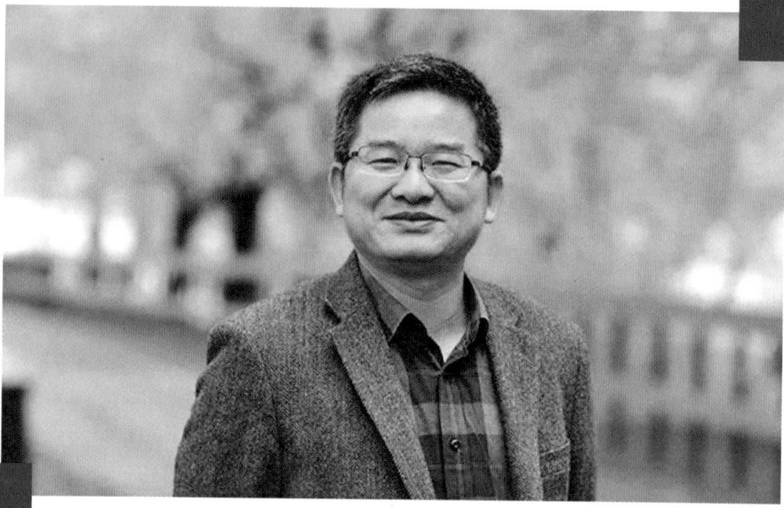

向你们学习”，瞬间自信心溢于言表，感觉干劲更足了。

结硕果：换道超车助力东方医教研全面发展

正如宋代词人辛弃疾在《西江月 · 夜行黄沙道中》描述的“稻花香里说丰年，听取蛙声一片”一样，满满的辛勤盛载着满满的收获，满满的快乐心情……

记得一次市领导问及东方干细胞发展成就时，刘中民院长的回答是“全国看上海，上海看同济，同济看东方”。干细胞的发展为东方医院换道超车注入了强劲动力，也带动了医院医教研全面发展。在东方迎来百年诞辰之际，2019年3月30日，艾力彼中国医院竞争力排行榜发布，东方医院脱颖而出，成功挺进2018届顶级医院100强，这对东方具有划时代意义。2019年12月4日发布的上海38家三甲医院最新科研竞争力排行，东方位居第十。真是佳绩连连捷报传，硕果累累勇争先。

干细胞基地自2012年始建后，每年都有大事：2013年牵头成立上海干细胞产业联盟；2014年获批上海张江国家自主创新示范区一期建设项目；2015年获上海市首批50家“四新”基地；2016年成为首批30家完成干细胞临床研究国家备案的机构；2017年牵头成立中国整形美容协会干细胞研究与应用分会和建立同济大学干细胞临床研究中心，2016与2017年共承担国家重点研发计划“干细胞及转化研究”重点专项5项；2018年获批上海高校Ⅳ类高峰学科建设项目、张江干细胞二期建设项目、上海市卫健委再生医学与干细胞研究协同创新集群项目以及创办《医学参考报干细胞与再生医学频道》；2019年发布国内首个聚焦干细胞制备与质检的行业标准，牵头建设海南省干细胞工程中心、上海市干细胞临床诊疗工程研究中心、国家干细胞转化资源库。

时至今日，东方医院已建成集干细胞存储、干细胞制备与质检、干细胞基础研究、临床前研究、临床研究、临床转化与应用全产业链条为一体的干细胞研究高地，在人才建设、科学研究、平台建设、技术标准体系制订等全方位取得令人瞩目的成绩。如今，干细胞基地已然超出了东方医院学科建设的界定，在社会各界力量的加持与关注下，逐步纳入到建设具有全球影响力的上海科创中心的时空大背景中。

永感恩：不忘初心行稳致远再助东方创辉煌

回头想想，一个人，一个家庭，迁居上海，事关孩子、妻子、票子、房子……哪里都不是容易的事情。

可既然换了航道，就得按照东方的风格来：“我认可你，不用多说，我给你平台，你就得努力干”。这也是医院和刘中民院长一直以来所推崇的敬才、求才、爱才、育才、用才、惜才用人理念。

转战上海后，体会深刻：国际大都市，平台高，眼界大，交流广，机会多，凡事按规则办，付出有收获，更有成就感、获得感、幸福感。这也体现了“海纳百川、追求卓越、开明睿智、大气谦和”的上海城市精神。

至于平台有多大，结果什么样，还是那句话：“咱们一起干出来”。与其说东方独特的选人与用人方式铸就了20年的涅槃新生和独特的东方发展模式，不如说在东方共谋大事之人，都离不开三观一致基础上的惺惺相惜与志同道合，那就是：永怀感恩之心，积极追求上进，忠诚、专业、敬业；用心做好每一件事，树立“终版”工作理念；愿干事，能干事，干成事。

8年相伴，8年战斗，有苦有乐，感恩东方。

回首过往，不忘初心；立足当下，行稳致远；展望未来，牢记梦想。
面对东方干细胞的发展，要想未来可期，唯有干字当头，继续一路前行！

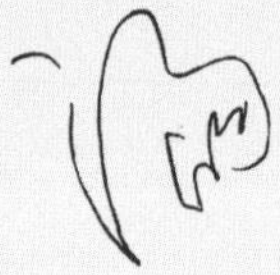

曾任上海市东方医院心内科护士长
张梅影

挥别"过江看病"的年代

我心里最难受的，就是看到有人因为"112"而去世。

"112"，是当年的急救电话。

1964年8月，我从护校毕业，分配到现在东方医院的前身——浦东中心医院担任护士，这家位于陆家嘴的医院便成为了我工作了半辈子的地方。旧时的浦东中心医院只有2辆救护车，全天候24小时待命，却只负责运送，连最基本的心肺复苏都不会做，许多病人送到浦东中心医院时，已经回天乏术。即使送进急诊室，医院的医用仪器也只有除颤仪和洗胃机。抢救，基本等同于"看天意"。

浦东开发开放后，为紧随浦东的发展趋势，由苏步青先生题名，浦东中心医院更名为东方医院。与名称一同更新的，还有医院的医疗救助能力。心肺复苏成为了急救人员的必修课，曾经只有一张担架的救护车如今已是全副武装，而东方医院甚至已经有了自己的直升机坪。"112"彻底成为了过去式，"120"正式上线，因急救人员不会心肺复苏而导致病人去世的情况已经不可能了，绝对不可能了。

最大的愿望，就是多两部电梯

在过去，浦东是卫生事业的荒地，上海市最好的医疗资源全部集中在浦西，来浦东中心医院看病的，几乎只有浦东人。

每天上班，我都会从公平路上船，一路上黄浦江的浪头迎面打来，到泰同栈下船时，衣服都是湿漉漉的。在夜晚，前来看病的人时常会遇到医院没有药、不能治的情况。浦东治不了，浦西又去不了，夜幕下的黄浦江便成为了浦东看病人心中挥之不去的痛。这种艰难直到隧道和大桥建成通车后，才得以解决。

“脏乱差的乡下”，是老上海心中的浦东。且不说农田里的虱子和排泄物，就连浦东中心医院的抢救室都有一股难以忍受的怪味。请人打开排污管一看，满满的血水堆积堵塞。最让我忍受不了的，就是医院的电梯。由于救助能力有限，在观察室值班的第一个月，我做了45张逝者识别卡。每位逝者都需要被送往太平间，可全医院一共只有2部电梯，常常会出现“生逝共梯”的窘境。当时流行一个名为“时间隧道”的游戏，我默默写下了自己的心愿：希望未来的医院能够多装几部电梯，能够有分门别类的专用电梯。

对于电梯的渴望，也源于对抢救成功率提升的期盼。电梯快一秒钟，病人就能少耽搁一秒时间，一旦遇到急救，生还的可能性也就更大了一些。1997年，医院还没有导管室，心内科的手术一般都在二楼放射科进行。一天下午，一位在放射科进行微创二尖办球囊扩张术的病人突发心包填塞，情况十分危急。我意识到这位病人一定需要被转送到四楼的手术室急救，于是，我光着脚直奔五楼，把电梯开到两楼待命。果不其然，几分钟后，患者被送往了四楼手术室。万幸，抢救及时，患者最终转危为安。

说实话，看着因为浦东开发开放而逐渐高楼林立的陆家嘴，我心中总是在想，东方医院的设施什么时候才能够好起来？后来，浦东新区工作委员会党委书记、管理委员会主任赵启正也意识到了这个问题，与刘中民院长携手，东方医院逐渐更新换代，建设了包括导管室、泌尿外科在内的一系列先进科室，还加装了专用电梯。看着亮堂的医院，我心里别提有多高兴了。

从“滥竽医生”到专家门诊

设备设施是一所医院的硬件，医护能力则是它的软件。但在过去，浦东中心医院就是一家硬件也没有，软件也没有的医院。

腹膜后血肿是一种腹腰部损伤常见的并发症，若不能及时进行手术，患者将会面临生命危险。然而对于当时的浦东中心医院而言，手术室一共只有6间，且没有绿色通道。雪上加霜的是，腹膜后血肿的临床表现多为腹痛腹胀，技术条件与医护条件的双重落后往往阻碍了医生对于患者病情的正确把握，治疗的黄金时间也因此错过。

手术水平同样堪忧。如果你来到当年的浦东中心医院，医生会告诉你，他们只会做“四大金刚手术”：阑尾、疝气、静脉曲张和胃穿孔。有些医生也会承接胸外科手术，但只做胸腔引流、脓胸和气胸手术，开胸手术是不敢想象的。每每发生交通事故，轻伤者尚可治愈，一旦发生脑外伤或血块淤积，存活率都是很低的。因此，许多老百姓戏称我们的医生为“滥竽医生”，即滥竽充数的医生。

1990年，浦东正式开发开放，尽管政策和基础设施不断向好，但外商来到浦东后最担心的，仍是能不能在20分钟内到达上海最好的医院。当时，浦东一共有38所卫生机构，每千人只有3.24张床位，也没有一所市级综合性医院。1993年，东方医院冲击二甲，可纵有黄浦江的阻隔，“过江看病”仍然是老浦东心照不宣的就医方式。1997年，刘中民以副院长的身份加入的东方医院，但彼时的东方医院依然只有刘中民一人为正高职，优秀人才十分短缺。

怎么办？天时地利人和，成就了现在的东方医院。浦东开发开放是谓“天时”，陆家嘴逐渐成为重要的窗口地带是谓“地利”，而大量海内外人才涌入浦东造就了“人和”局面。抓住时机，东方医院通过引进人才，实现了腾飞。赵旭东、胡海、冯波……一位位专家，撑起了东方医院的天空。

专家门诊出现了，医院的小广告便再无用武之地了。上世纪90年代中叶，为了提高医院的知名度，我每天都要写几百张标有东方医院电话的广告，见到一个行人，就发一张广告。如今，东方医院已经在全上海闻名，还有日本企业老总专程从杭州赶来看病。在人才所形成的合力下，2011年1月30日，东方医院正式成为浦东新区唯一一家本土的三甲医院。

国际化的医院，国际化的语言

30年，浦东摘掉了“落后”的帽子，一步一步走向世界。乘着开发开放的东风，浦东的卫生条件日新月异，东方医院也开启了国际化的征程。

伴随着发展，治疗的重点病种发生了变化。农田转向城市，卫生的改善让

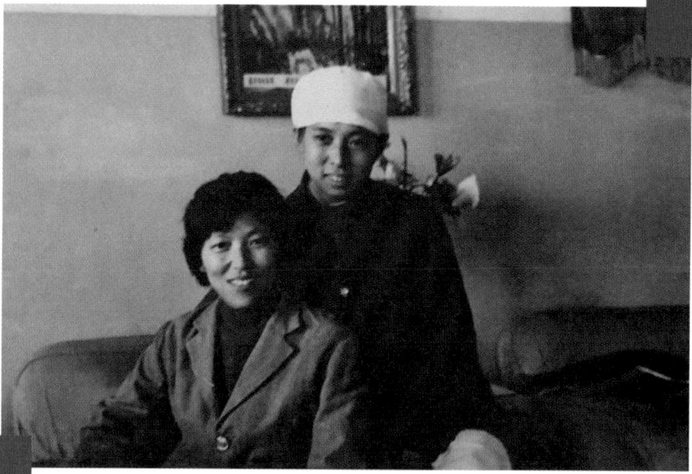

张梅影与当时的护理部主任于浦东中心医院外科办公室合影。

曾经的钩虫病、痢疾等常发疾病式微，一些从前很少遇到的心理疾病逐步引起我们的重视，东方医院也在2000年率先建立了医务社会工作部，关注患者的心理健康，帮助患者中的弱势群体，并为患者提供人性化的服务。

来看病的人也发生了变化。在东方医院，时常能够遇上一些说着不同语言的外国友人。为了提升国际化的服务能力，医院开设了语言班，我总是积极报名。在具体的医护实践中，我还会邀请来自不同国家的人当我的“小老师”，每当帮他们量完血压，我总会询问他们如何用他们国家的语言说“你好”“谢谢”“再见”，久而久之，我的口语越来越熟练，英语、德语、法语、俄语、日语甚至阿拉伯语，我或多或少都会说上几句。

语言是很重要的，因为治病救人的关键是信任。在异国他乡，即使是听到最简单的家乡话，也会唤醒患者对医护人员的信任，从而提升治疗的效率。有一次，一位德国人来东方医院看病，护士同事们都有点手足无措，而病人也有些急躁。我走上前，用德语说了句“你好”，他立刻冷静了下来。简单沟通后，我根据医嘱为他安排了静脉注射，并指引他上厕所、吃午饭。语言，恰恰是展示一所医院国际化实力的体现。

2010年，我退休了。退休前，我在东方医院的周边转了转，变化实在是太大了。1993年，陆家嘴铺上了公路，第一次看见这么宽敞的路，我吓得一动也不敢动；现在，这一切已经习以为常。曾经包围着浦东中心医院的篱笆和矮平房，变成了围墙和高楼大厦，“过江看病”的年代，再也不会回来了。

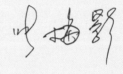

上海市东方医院党委工作部、行政管理部主任
李 静

我所认识的赵启正

祝贺东方医院改扩建工程设计方案国际征集发布会召开

（一九九五年十二月十六日）

上海市东方医院：

欣悉东方医院改扩建工程设计方案国际征集发布会召开，我谨表示热烈的祝贺，并向参加会议的各位来宾表示热烈的欢迎！

浦东的开发开放是经济和社会的全面进步，到2000年，浦东要初步建成具有世界一流水平的“外向型、多功能、现代化”新区的框架。因此在大力发展经济的同时，我们要建设一流的社会事业设施，增强和发挥城市的社会功能。东方医院的改扩建是新区社会事业建设的一项重大项目，今天我们举行改扩建工程设计方案国际征集发布会，邀请了各国有关专家参与征集，既说明我们对这一项目的重视，同时也希望通过征集，充分发挥各位专家的聪明才智，设计出国际一流的方案，使未来的东方医院成为新区又一座标志性建筑，为浦东增光添彩！

最后，预祝东方医院改扩建工程设计方案国际征集发布会取得圆满成功！

此致

敬礼

赵启正

2019年年底，赵老陪夫人来医院看病，听说江华主任正在写东方医院百年院庆的散文。他想应该是我在牵头弄这事儿，所以微信发给了我上面的文档。

我2010年2月5日进入东方工作，迄今为止经历了三次院庆，每次都与赵老有关。2010年11月底，东方医院在上海国际会议中心举办建院90周年庆典，我跟着会务跑腿、打杂，隐约记得赵老在庆典台上致辞。离得太远，领导长啥样咱也看不清，只听麦克传来一句“如果我今后心脏不好了，要做人工心脏，就来找刘中民院长”……顿时全场掌声雷动。我心想：这老头儿挺敢说。

2015年是东方95周年院庆。不大不小的5年庆该怎么搞，我们也有点找不到定位。提前拍摄的院庆纪录片，剪出来的素材不如5年前的好。无奈之下，我萌生了请赵老担任纪录片主持人的想法。没想到赵老一口答应，我简直欣喜若狂。脚本写好了，串联拍摄地分别定在陈桂春老宅、陆家嘴中心绿地、浦东图书馆、本部特诊部、南院门诊大厅、5楼特诊部门诊、8楼茶歇区等7个地方，最快也得录制一天。现在想想那时太不懂事。为了节省开支，我们通过科里同事请了个友情班子，只配了两台机器：一台跟轨道，一台抓特写。为了后期剪辑出来的远全中近特所有镜头都丰富有层次，录制时只能请赵老一遍遍重复解说词，一遍遍补拍同样的串词段落。在陆家嘴中心绿地，70多岁的老人，穿着白衬衣笔直地站在上海9月初的艳阳下，口干舌燥、满头大汗，不停地“再来一遍”……我当时愧疚得如同犯罪，那情景真是终生难忘。

之所以敢提这个“无礼”要求，是因为我知道赵老对东方医院感情很深。记忆的闸门把我拉回到2012年底某一天，我突然接到南院办公室电话，说赵老带着司机正在南院看新大楼。老人突然前来，没给医院打招呼，刘院长正在外出开会赶回南院的路上，让我马上打车去南院陪同。

当时南院刚刚开业，正式运营的部门不多，空调系统也都没配好，医务人员白大衣里裹着面包服还是冻得慌。我到南院时，刘院长正陪着赵老从门诊到检验，一个个部门地转。看得出，赵老很感兴趣，听得很仔细，不时问几句，满脸微笑。那是我第一次近距离接触原国务院新闻办公室主任、浦东新区首任管委会主任赵启正。赵老身材魁梧，国字脸庞戴幅眼镜，笑容很有感染力，有气场、没架子，让人很愿意接近。他说因为在北京开会，没能参加东方南院开业庆典，现在刚回上海，正好有空过来看看……

说话间到了中午，他竟然留下来与我们一起吃盒饭。那时南院食堂还没正式开火，大师傅也不多，软塑料盒饭送到办公桌上的时候，都快凉了。我想刘院长一定也觉得超级没面子，但是没办法，南院开业初期就这条件。吃饭时，他很和蔼地问我学什么专业，在哪个部门，他认为东方医院地处浦东，定位国际化发展，“宣传部”这个名称的意识形态味道太足，建议改为“医院文化部”更适合对外传播……那次他还交给我一个任务，让我以“医院文化”为主题出一本书，可惜这任务至今没完成……

从那以后，我慢慢对赵老熟悉起来。赵老是名人，很多地方都可以见到他的照片与介绍。在孩子的《乡土地理》课本上，在某地的旅游文化景点展示栏、在区委党校的视频培训课堂、在浦东图书馆一楼大屏幕上，我总是不经意间看到赵老的“身影”。每到这时，我就拍张照片微信发给赵老，告诉他这是在哪里拍的……他多半会回复：“是吗？我还不知道这事……”他知道我是学传播学的，时不时发我几条国际政治传播的演讲微信，多半是他在某国际会议或某高校演讲的视频或文字整理。他一再微信问我《医院文化》的书成型没有，一再鼓励，你一定要写，你适合写这本书。我每次都很认真地向他保证，好，您放心，我一定写……落笔至此，我心虚汗颜不止。

95周年院庆记录片拍摄之前，我去他上海的办公室核对脚本。他正在电脑前回复学生的邮件，看到我进来，笑呵呵地转过身与我聊天，问我哪年来的上海，家住哪里、为何到东方医院工作……他听说我家住浦东、娃在浦东读书、连先生也在浦东某金融单位上班，禁不住哈哈大笑着说“你是吃定浦东了”！他兴致勃勃地从电脑中搜索出90年代初期，浦东世纪公园设计的草案图、陈桂春老宅修旧如旧的申请函、浦东新区设立“社发局”的批复……我突然特别强烈地感到，如果没有眼前这位“浦东赵”在25年前一点一滴的规划、部署、落实、建设，我的生命中应该不会有“浦东”的历程。当我周末去世纪公园看落叶、当我在越来越高大上的东方医院拼命工作、当我为孩子的学校反复比较、筛选……我应该，记起这位老人。

2020年，是浦东开发开放30周年，也是东方医院建院100周年。院长刘中民让我早早地把赵老列入东方医院百年庆典的致辞名单，说他改天亲自去邀请赵老。

李静

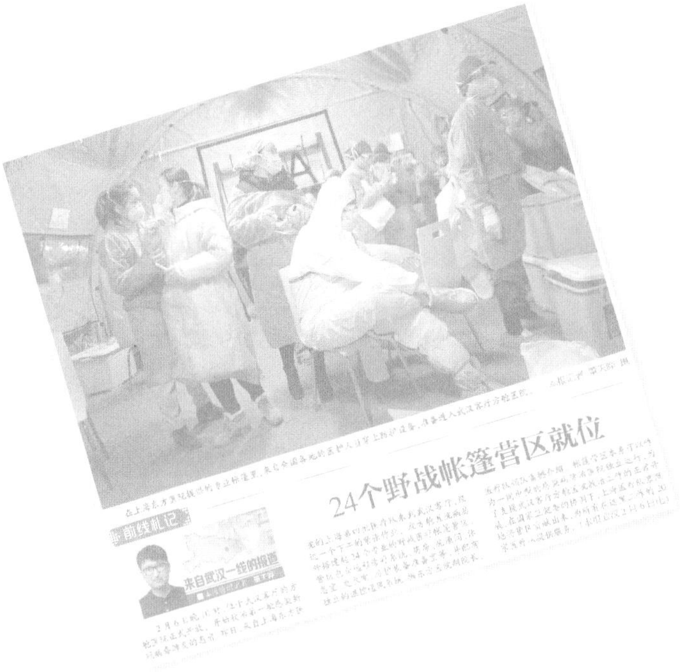

24个野战帐篷营区就位

2 逆行光影 “疫”动人心

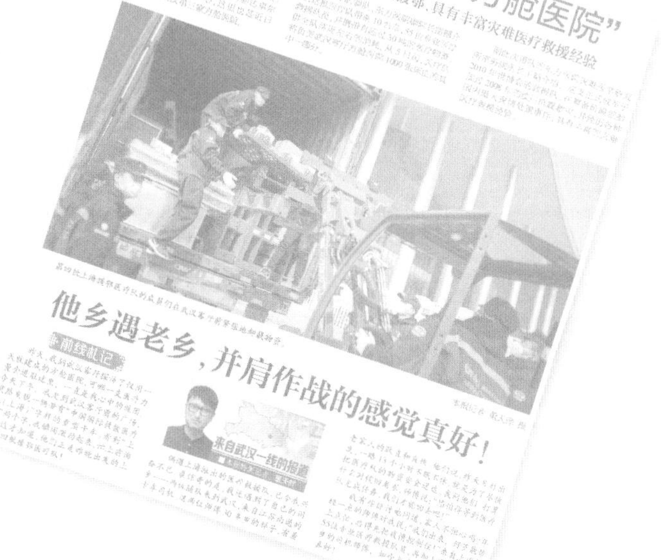

上海医疗队进驻武汉“方舱医院”

来自东方医院的55位专业医疗救援队员援鄂，具有丰富灾难医疗救援经验

他乡遇老乡，并肩作战的感觉真好！

1920-2020

100

上海市東方醫院

同济大学附属东方医院

上海市东方医院中国国际应急医疗队
孙贵新　雷撼　高彩萍　徐红福　姜波　刘中民

没有硝烟的武汉保卫战

时间就是生命。

2019年12月，湖北省武汉市出现不明原因肺炎病例；2020年1月7日，我国研究人员首次从患者标本中检测出一种新型冠状病毒；1月20日，国家卫生健康委员会发布2020年1号公告，将新型冠状病毒肺炎纳入乙类传染病，并按照甲类传染病进行防疫、控制。

1个月，短短1个月的时间，疫情在我国的蔓延被有效阻止。然而，已成为重灾区的武汉，却仍然面临着病人量多、床位有限、住院困难等难题。

2020年2月3日，转机出现了。按照“集中患者、集中专家、集中资源、集中救治”的原则，湖北省、武汉市防控疫情指挥部决定对患者进行分类救治，并在武汉市启用方舱医院，由国家紧急医学救援队集中收治新型冠状病毒轻症患者，从而实现科学施策、分类救治，有效控制传染源、切断传播途径，提高治愈率、降低病死率的目标。

我们就是这一天，接到了国家卫建委的指令。

战前动员，确定人员，安排工作……东方医院国家紧急医学救援队暨中国国际应急医疗队（上海）迅速出击，担负起重大突发事件紧急医疗救援、重大社会活动医疗保障等工作。根据病情特点，我们建立起了以内科医生、监护室医生为主力的队伍驰援武汉，同行55名队员中包括32名医疗人员和23名后勤保障人员。

当晚，队员们一夜无眠。

2月4日早晨，8辆救援车、2辆物资车携带约30吨医疗救援物资出征，32名医护人员也于当天晚上8时抵达武汉东西湖区，参与武汉客厅方舱医院的建设。武汉的天气异常寒冷，而被褥又都被作为战略物资用于方舱医院的床位建设，再加上传染病房不能开暖气，队员们被冻得瑟瑟发抖，即使穿着保暖衣，贴着暖宝宝，也依然能够感觉到刺骨的冷。

抵达武汉客厅时已经是5号的清晨了，在这个总建筑面积180万平方米的超大型城市文化综合体中，方舱医院正有条不紊地建设中。与以往传统意义的方舱医院相比，此次方舱医院无前例可循，属于边建设边改进。当我们发现方舱医院病床间距不到1米后，我们立刻提出了4点建议：第一，床位太密；第二，厅间没有分区；第三，床位没有隔断；第四，清洁区等设置不合理。

方舱医院指挥部迅速采纳了我们的建议。将展厅分为ABC三个大厅，每个大厅再分为两区，中间作为过道及医疗护理操作中心，方舱医院逐渐明朗了起来。我们又在每个区域内设置了一米八至两米的隔板，每三十到四十张床就有个隔断，防止交叉感染。考虑到方舱医院不能开空调，温度较低，指挥部又为每张床位添加了电热毯、军大衣、厚被子等取暖用品。最终，武汉客厅方舱医院共放置1461张床位。

2月7日16时，武汉客厅正式开舱。我们严格按照标准为每一位入舱患者分诊收治，随时监测，一旦发生脑梗塞、血气胸、肺部感染加重等紧急情况，便会迅速抢救并转至定点医院进行进一步检查及救治。患者出舱的标准也十分严格，需在体温正常达3天以上、呼吸道症状明显好转、肺部影像学显示炎症明显吸收或变为正常、连续2次呼吸道病原核酸检测阴性（采样时间间隔至少1天）后，由专家组评估并同意开具出院医嘱后，才能离开。离开后，患者也必须继续隔离两周。

困难，从未消失。最初几天，我们的物资捉襟见肘，经常是“用了上顿没下顿”。2月7日当晚，大批病人涌入方舱医院。忙碌一晚后，医护人员在交接班时突然发现，方舱医院鞋套备货不足，无法按时交接班。东方医院领队雷撼副院长得知消息后，立刻调配200双鞋套以解燃眉之急。正是在各地想尽办法的支援下，在上级部门、领导的大力支持下，物资紧缺的局面才得以缓解。

2月15日中午，武汉市气温断崖式下降，伴随着呼啸的北风，雪花如棉絮纷纷扬扬飘落下来，不一会儿就白茫茫一片。此次降雪，城区积雪厚度2—5厘米，农村部分地区达8—10厘米，伴有结冰现象。外面的雪花还在飘飘洒洒，可我们的帐篷渐渐矮了下来，开始变形。要知道，我们使用的帐篷是世界上最先进的一种帐篷，顶上都有专门的雨槽，再急的雨也不会有任何影响。但武汉这次雪下得大、急，而且温度低，冻得快，落到顶上就粘住了，根本滑不下去，而我们准备的雪铲又只有一把。

“同志们，铲雪！”一声令下，雷撼副院长赶紧带领十位行政保障后勤队员们拿起梯子、拖把、输液架甚至凳子向帐篷顶端捅去，试图将雪震落。25顶帐篷，每顶48平方米左右的使用面积……大家各尽所能，齐心协力，一顶接着一顶，最终排除了险情。

现在，湖北已经成功渡过险情，而我们也已经平安回到了上海。回想起当时的日子，虽然辛苦，但却充满着使命感、成就感。那时候，每天最开心的事莫过于看到患者们出院。从最初的十几人一天，到后来的几十人一天，出院病人数渐渐超过了住院病人数，直到方舱休舱。那一刻，泪水浸湿了我们的眼眶。

这一月来，上海各个医院的援鄂医疗九批队员相互守望相助，守护着每一个生命。我们无愧于当初许下的医学生誓言，也不负祖国人们的殷殷期盼。真心盼望冰雪消融、春暖花开；愿山河无恙，人间皆安。

上海市东方医院副院长
雷　撼

灾难，赋予我别样的人生经历

我来到东方医院16年，在东方百年的长河中，只是一位平凡而普通的东方人，但让我感到自豪的是一次次的历练，带给我不一样的感悟和精彩，拓展了我的眼界，开阔了我的胸怀，赋予我别样的人生经历。

从北京到武汉，两次抗疫经历

2009年我借调到卫生部，新的工作环境、工作氛围，让我诚惶诚恐，精神高度紧张。国家部委有着更高的工作标准和要求，出不得半点纰漏。面对繁杂的工作任务，我只有认真勤恳，虚心求教，处里的每个同志都是我的老师，几乎天天加班，周末也很难得休息。期间我先后参与了《抗震救灾志——医疗救治篇》的编写，全国第一批第二批临床路径的制定、修订、编发，医疗质量万里行活动方案撰写及督导等。这个难得的工作经历，让我获益匪浅，培养了大局意识和清晰的工作思路，在管理、组织、沟通等方面均得到了显著提高，也得到了领导和同志们的一致肯定。这次武汉的新冠肺炎疫情，让我想起了2009年底和2010年初全国爆发的甲型H1N1流感疫情，各地均连续出现病例，但疫情的发展和趋势仍无法精准预判，部里连续好多天不分昼夜开会，讨论研究是否要停工停课、要不要春节提前放假或是不放假，如何加快疫苗的研究和生产，强化各地的疫情防控和患者救治工作，等等。那段时间，我也非常忙碌，陪同领导参加会议做记录，组织全国专家研讨，收集各地数据做分析，汇总资料写报告，几乎天天吃住在办公室。好在后面疫情逐步缓解，当时讨论的很多措施没有真正实施。

十年过去，2020年初武汉爆发了建国以来最严重的新冠疫情。1月23日东方医院南院启用了紧急搭建的帐篷发热门诊，救援队也集结动员演练，开始了备战，春节假期没休一天，为接下来的“武汉抗疫”打下了坚实的基础。2月4日，作为领队，我带领国家紧急医学救援队奔赴武汉一线参加抗疫。出发前几个小时上级指令刘中民院长必须留守，我临时由副转正，压力骤升，全队53人10辆救援车近30吨物资，此去有很多风险很多未知，领导同事家人“完成任务、平安归来”的声声嘱托，让我深切感受到“使命光荣，责任重大”的含义！到达武汉次日才确切知道，我们的任务是进驻武汉客厅方舱医院。现场考察，一个巨大的展览厅，摆满了密密麻麻的双层床，让人震撼而迷惑。我们决定展开帐篷医院，作为救援队的清洁区、办公及后勤保障基地。恰巧国家卫健委领导视察，给予了我们充分支持，并让武汉客厅管理方清空了广场。下午全队齐心协力，仅3个多小时就完成一个拥有20多顶帐篷的移动医院搭建，救援队的专业高效值得称道，第一天开了个好头。帐篷移动医院配置齐全功能完备，并准备了随时设立发热门诊、留观隔离及住院病房，成为标准的战地医院的预案。中央指导组和方舱医院指挥部对此给予了充分肯定和赞许，并要求将帐篷移动医院纳入方舱医院体系。整个“抗疫”期间，我们先后提供了16顶帐篷作为方舱医院的指挥中心、办公室等，除收治患者外的所有工作都在这里进行，帐篷移动医院为方舱医院的运行立下了汗马功劳。

来到武汉，目标是既要完成好任务，又要全队平安回归，保平安不干活，不如不来。我们核心组确定了工作重点：方舱医院医疗管理和救治，帐篷移动医院维护保障，队伍安全防护和管理，党建及宣传，明确职责，分工协作。开舱初期，各种压力接踵而至，病毒传染性强、防护物资紧缺、患者众多、硬件配套差、软件没跟上、人员变动大，等等。全队上下团结一心、奋勇争先，队员全面参与了方舱医院的医疗、护理、药剂、放射等各项工作，尤其是吴文娟主任牵头的感控团队发挥了很大作用，建立起一系列行之有效的感控制度和SOP（标准作业程序），为方舱医院的平安规范作出了重大贡献；在医疗管理上我医护人员克服各种困难全力以赴，用心用情尽职尽责完成每个医疗环节，还积极开展患者管理与心理救援工作，组织患者举办广场舞、读书会、红歌合唱等活动，开展临床研究，全力推动干细胞、广谱抗病毒雾化剂治疗新冠肺炎患者等科研攻关和科普工作；行政后勤的同志24小时值班，维护保障帐篷医院，专车接送队员上下班，自做餐食改善大家伙食；党支部还开展多种党建活动，强化对队员的关心，在工作、生活、心理、思想上给予保障和照顾，注重舆论正面宣传。武汉44天，我们实现了医护零感染、患者零召回、病人零死亡的“三个零”目标，可以说是顺利完成了任务，不辱使命！

从改制到新建医院，两种不同的医院管理模式

在东方，我完成了从一名医生到医院管理者的转变，也主导了改制旧医院建设新医院两种迥然不同的重大工程，算是一种比较奇特的经历和锻炼吧。医院2004年开始在江苏宿迁开办分院，2008年底我被派到那里担任执行院长，顺利完成了分院的改制。从开始接手到最后改制成功，大半年时间，其中所经历的各种艰难、艰辛历历在目，难以忘怀，这也是我经历的人生最大困难和磨炼。宿迁分院开业初期运转形势良好，但随着时间的延长，一些深层次的体制机制问题和矛盾就凸显出来，严重影响运转和经营，最终医院作出整体改制的决策。2008年正处于全球金融危机时期，全世界都面临着冲击，单位员工辞职超过10人以上的需要向政府报备，以避免出现不稳定事件。关键时刻临危受命，我首先面临的大问题就是，不能影响医院的正常运行，保证员工有一定的经济收入，不能出任何的差错和事故。另外，为了完成医院整体改制的目标和要求，我还要和政府进行汇报沟通，取得谅解和支持，把政府对医改的要求进一步落实；还要跟各种投资人、供应商等进行谈判协商，谈条件、摆道理，力争让员工得到妥善的安置，国有资产不贬值。当时宿迁医院的员工人心浮动，很多人无心上班，我带领业务部门和医疗骨干严格督查，严把质量严控安全，想方设法避免医疗差错和事故；同时为舒缓员工情绪，我几乎和医院所有的员工一一谈话，互相沟通、充分交流、获取信任。非常庆幸的是，绝大部分员工都非常通情达理，理解医院发展面临的困境，给我们很大的配合。但这其中的困难和波折，让我煎熬，也感到害怕：医院改制阶段，出现医疗事故怎么办？万一有家属或

医闹，坐在门口举着横幅，造成医院声誉损失怎么办？员工不满意，集体罢工上访，给当地政府甚至上海造成非常不好的影响怎么办？有一次几十名员工来到办公室，坐不下我把大家引到会议室。他们围着我说：“我们要吃饭，我们要发奖金，我们跟定你了，你走到哪里，我们跟到哪里，你吃什么，我们吃什么。”整整一个下午，我苦口婆心地跟员工解释、说明沟通，终于化解了这次矛盾和危机。为了医院利益不受影响，不引起医院动荡，我先后跟好几家投资方进行秘密谈判，不分白天黑夜，有几次是谈好条件，连夜带着投资方驱车返回上海，争取一早给总院领导班子进行汇报，以尽快启动正式谈判签订协议，避免久拖不决。现在回想起来，中间经过的波折实在是一言难尽啊。经过大半年的努力，宿迁分院终于由公立医院改制成功，整个过程非常平稳，没有引起大的波动，同时国有资产得到得到了保全，职工的利益也得到了保障，真正做到了院方、职工、投资方和政府方几方面的满意。这得益于政府的关心指导，得益于院领导的大力支持，上海专家的帮助安慰，也得益于所有员工的理解、支持和配合。

建设新医院也不是易事，我参与了两家新医院的建设运营。2010年卫生部锻炼回来，我被任命为当时的浦东医院（东方医院南院）的副院长，负责筹建并直到开业，从硬件建设、组织结构、人员招聘、科室搭建到开业准备，全程参与，在医院领导的直接指挥和同志们的共同努力下，南院顺利开业运行。这也为后来的工作打下了坚实的基础。在2013年9月，医院和吉安市签订了合作协议，托管建设并运行一个新医院——上海市东方医院吉安医院，由我担任执行院长，2015年2月春节刚过，我和陈和胜、钱正几位同事就常住吉安，全身心投入吉安医院的建设。从医院的土建、基建设计、规划，到设备的讨论、招标、采购，从组织机构的规划、筹建，到人员的招聘、培训，包括录用的人员到上海培训，租住的宾馆价格、员工进修的补贴，每一件事都不是小事，都要亲力亲为；还要克服沪赣两地的工作流程、思维方式、生活习惯等等的差异，团结一致共同拼搏。终于2015年12月26日，医院开张营业。但开张后也经历了很多的波折和困难，一个全新的医院，所有的科室、人员、设备、流程都是全新的，从人员值班排班，到科室间相互协作，到重危病人抢救，到手术器械设备到位，设施完备；从医保收费目录的建立，到价格判定，到这个开业后员工薪酬绩效待遇的发放，从各种规章制度的制定，到医疗规范的落实，所有的工作事无巨

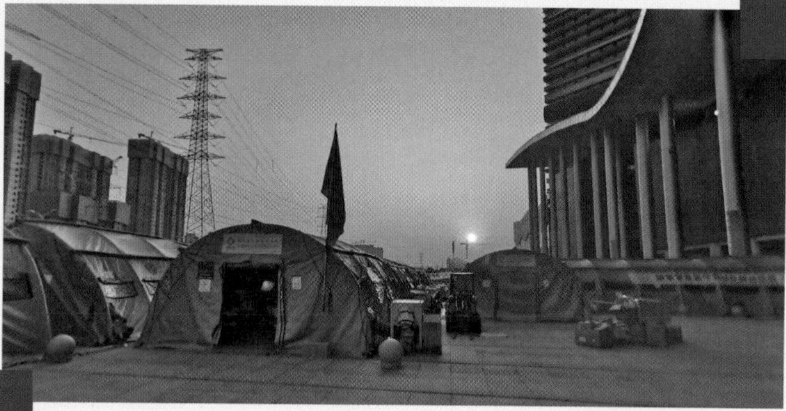

细千丝万缕。开业以后，医院名声比较小，当地人总把我们当作民营医院，我们每个月都组织大家下到县乡，广泛进行宣传，开展义诊进行手术查房，与当地医疗机构开展合作建立医联体，所有的上海专家和当地员工都卯足了劲，广为传播东方医院的技术声誉，做好服务、做好医疗，确保质量、确保安全。从2015年底开业到2018年春节前我离开，两年时间，医院业务量从门诊只有几百个人、住院病人几十个，住院只有内科、外科、急诊科，到门诊量翻了10倍，住院病人达到300多，医疗收入达到1.5亿元，基本达到收支平衡，医院步入一个比较快的发展通道。筹建开业前和开业后的两年时间，是我经受的压力、困难最多的两年，很多事情问题困难需要进行协调沟通，很多压力都要面对和承担，这导致我当时身体出现了一些状况，高血压、心律失常、频发室早、胃溃疡，头痛失眠，等等，好在在领导和同志们的相互支持配合下，终于闯过了这一关，吉安医院运行越来越有序，我感到非常欣慰、自豪和骄傲。

来东方16年，累积五年在外地工作，足迹遍布祖国的大江南北，经历了在国家卫生最高部门锻炼到基层小诊所义诊，大灾大难冲锋在前，不忘初心医者担当。所有的经历即是磨炼也是光荣，就像这次武汉援鄂抗疫，能带队亲临一线，为祖国效力，做为一名党员、医者、东方人感到光荣与自豪。是东方给予了我人生丰富的历练，别样的体验，厚重的内涵，深切的感悟，塑造了平凡的我。

上海市东方医院呼吸内科
华 晶

他们为什么不愿从方舱医院出院?

提起“出院”二字，在武汉，大部分进入方舱医院的病人都会有莫名的激动和兴奋。但尽管如此，也会碰到少数与众不同的病人。

出院前的纠结

一天，我就碰到了三例患者。

早班接完班，一位组员跟我汇报:“组长，有一位老大娘不愿意出院。”还有这种情况？原来这位大娘的老伴也得病了，前些天没撑过去，去了另一个世界，她的儿女都不在武汉，出去还不如在这儿，有人陪有饭吃。听完我心里酸了，我连劝说她出院的勇气也没了，我能给她更好的选择吗？也许街道会给她温暖，也许等到春暖花开，儿女会回到身旁。

“组长，632说他腰痛得不行，晚上都没法睡觉，不想出院，要做个CT，继续观察……”好吧，我来到632跟前，只见这位患者身材魁梧，精神饱满，一点也看不出腰痛患者该有的痛苦貌。我这双阅病人无数的近视眼虽然散光很厉害，但很少看走眼。为了确定他是否有难言之隐，我继续问了病史，发现他的症状随意性很强，然后又做了查体，相关体征是阴性的。原来他和隔壁床位的小伙子是父子俩，但儿子不在出院名单上……我问，是不是因为儿子？父亲不再遮

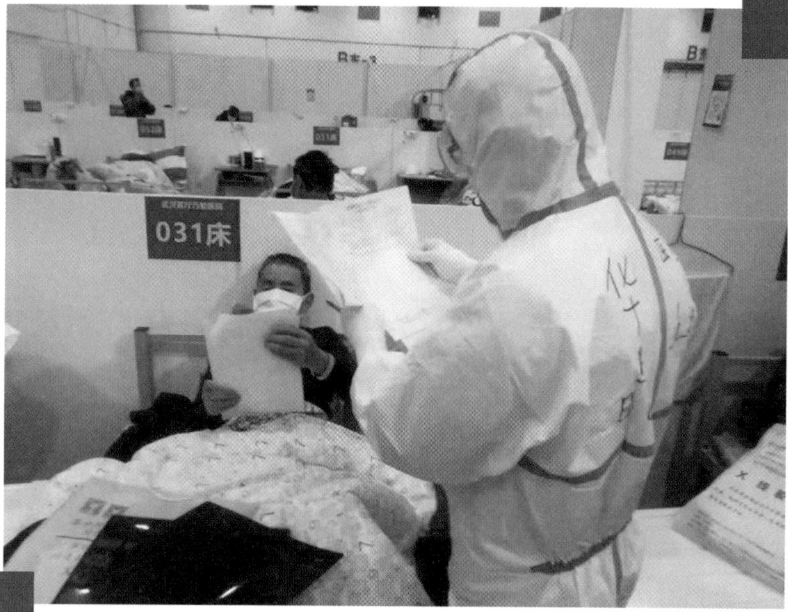

掩，点头说是。两人同时发病，同时入院，又是父子，而且小伙子的核酸检测也是两次（隔日）阴性，确实有可能同时恢复的。我立即去查询了小伙子的CT，可惜的是，阅片时发现小伙子的炎症没有完全吸收，局部还有实变，还需要一个较长的吸收过程。

见父亲还不放心，我对他说："走！我带你再去见见孩子，他都20多了，已经完全独立了，这次就算一个考验，让他试试吧，我们这还有17岁的小姑娘呢！放心吧，我看了，没问题的。"到了孩子面前，我清楚再解释一遍病情是无济于事的，只能靠个人魅力了。"小兄弟，你放心！我的判断是不会错的，现在已经在好转，再过一个礼拜，一定能出院！放心让你爸回去，这有我们呢，有事你就来找我，我姓华。"果然，小伙子笑了。后来看到这位父亲和护士们致谢并拍照留影，说明他确实是释怀了。

"还有个977，怎么也不肯出院！"我来到977面前，是一位40多岁的女性——这可是最想要出院的一个人群呀，显然有故事。我直接切入正题，果然，她的丈夫也在方舱。下午一时查询到她丈夫的CT片子后发现，需要继续观察以确保病情明显好转，还需要一周才能出院。经过告知和耐心劝说，这位女患者才恋恋不舍地整理行李，准备出院。

三则故事背后透露的都是人间情，父子之情、夫妻之情。一场突如其来的新冠肺炎疫情，隔绝了多少人与人之间的距离，好在情与爱是割不断的，不在这里，就在那里，不在此时，换为来日。

出院时的感慨

隔日再次进舱，查房时发现上次那位大娘已经不见踪影，她的床位换成了其他患者。但632的儿子631还在，他不属于我直接管辖的范围，但我每次进舱都尽量去找他一下。这么做的原因，是我曾经给他父亲许下承诺，当然也为了有助于让这个大男孩稳住心态。

刚见第二面，他就焦急地和我说前一天的经历：“前一天下午休息时，突然觉得胸闷、出冷汗，额头上汗嗒嗒地往下滴。”我想，刚刚跟他父亲保证肯定不会有事，第二天就来这出，我这压力也着实大。我赶紧仔细询问了一下发病的经过、当时检查的结果以及后续的情况，发现没有大碍，可能还是心理恐慌造成的。几句安慰之后，小伙终于露出了笑容。后面两天，再来看他的时候，果真没有类似情况再发，而且和我的交谈也更加轻松、有趣。小伙子出院时，每一句话都充满感激。

对我来说，每天有无数个他或她，总是在各种曲折中向前走，而每多一个出院的患者，我们心中那份沉甸甸的责任才能减轻一点。哪有什么百分百的承诺，无非是用我的风险与承担，去替代他或她的焦虑与忧愁。

祝福的话：百年东方，薪火相传，风雨兼程，继往开来！

华昌

上海市东方医院中心监护室护士长
高彩萍

但愿我的守护带你重回健康

我，是同济大学附属东方医院重症监护室的护士长、也是中国国际应急医疗队（上海）的核心队员。

每天，我在重症监护室里，面临生离死别的情景。重症监护室实行的是24小时无陪护制度，每位住进重症监护室的患者所有的治疗、护理以及生活照料全是由护士完成。监护室患者的免疫、消化系统都十分脆弱，更需要专业护士全方面的护理，降低感染风险，促进肠道恢复，确保充足的休息等等。在重症监护室工作的护士，都有这样一个愿望，要把自己管的病人管理得干净清爽。每天早上晨间护理第一件事就是为患者进行全身温水擦浴。说出来你们不信，前段时间急诊送来个捡垃圾的老爷爷，吐得全身到处都是，味道很难形容，掀开被子，全身又发出难闻的汗臭味，用毛巾一擦，皮屑直掉。强忍着臭味，我和几位护士一起，一遍遍用热水帮老人清理干净，换上干净的病号服，他连声说："谢谢，谢谢，太舒服了。"

很多人会说护士很像保姆，吃喝拉撒都要管，这说得没错。在监护室更是"咳嗽，再咳一下，用点力气"，护士经常在吸痰的时候，鼓励清醒、气道开放的病人增加咳嗽的次数，气道湿化后患者一阵呛咳，痰立刻从人工气道往外喷，来不及就会喷到护士的衣服和身上，"刚才很好，来，再咳一次"，尽管谁都知道衣服脏了，要立马换衣服，可我们的护士眉头都不皱一下，继续鼓励病人咳嗽，清理干净。只要病人状况好转，咳嗽次数增多，吸痰有效，护士们就会很高兴，也只有这样的天使，他们的爱如此纯洁。

记得有次值班有个减重科准备手术的患者，考虑呼衰，忽然意识模糊，氧饱和下降，立即转来监护室。过床、量血压、打针、抽血、留置导尿，都需要争分夺秒，也都不是一件容易的事情，因为体重太重，加上全身严重水肿，有四百多斤重，抬脚都十分困难，需要动员在场所有的医护人员一起帮她翻身摆体位，常常是满头大汗。患者的二氧化碳分压很高，需要无创面罩接呼吸机持续应用，随时需要气管插管。我们时刻保持警惕，观察患者的病情变化，指导患者正确呼吸，纠正二氧化碳潴留，调整患者坐姿，确保呼吸通畅。患者来到一个陌生的环境，没有家属的陪伴，很焦虑，呼吸机压力大，有很强的不适感，当患者自以为有所好转就会自行摘下，心电监护会立马报警，提示氧饱和明显下降，需要护士立马冲上去为她带上，无创面罩上附着的湿化水一不小心就会喷到我的脸上，也顾不得这么多。在一夜的细心照顾下，患者的二氧化碳分压有了明显的下降，悬着的心终于放下一点。

灾难医疗救援，是我的另一个战场。2014年8月2日，昆山发生特大铝粉尘爆炸，第一时间我们接到命令集结前往进行救援，连夜顺利转运3名全身三度烧伤面积大于95%的患者。之后成功将一位脑出血患者从浙江象山航空转运至上海；连续十年的国际马拉松赛事保障……

今年新春前后，新型冠状病毒肺炎在湖北武汉爆发，之后蔓延全国。为了更快地控制疫情，在武汉迅速建立起了16家方舱医院共开放床位12365张，收治确诊新冠肺炎的轻症病例，这是我国第一次将方舱医院用于重大传染病的救治，并无相关护理经验可以借鉴。2020年2月3日，我院国家紧急医学救援队以整建制形式奔赴武汉抗疫，我作为护理组长带领15名护理人员随队来到武汉东西湖方舱医院开展护理工作。

开舱的头两天，面对着防护物资紧缺、身体长时间在防护服的重重包围下十几个小时不吃不喝等巨大压力之外，我们每天还要收治数以百计的病人。这时我们沉着冷静，深知患者安全是第一位的。从第一天开始便实行"责任制护理"，除了严格按照《东西湖方舱医院护理工作手册》开展护理工作，严密观察患者病情变化之外，我们进行了制度流程优化，组织队员进行抢救仪器及应急预案培训及考核，将SBAR交接班运用于方舱医院、开展患者心理状况调研、

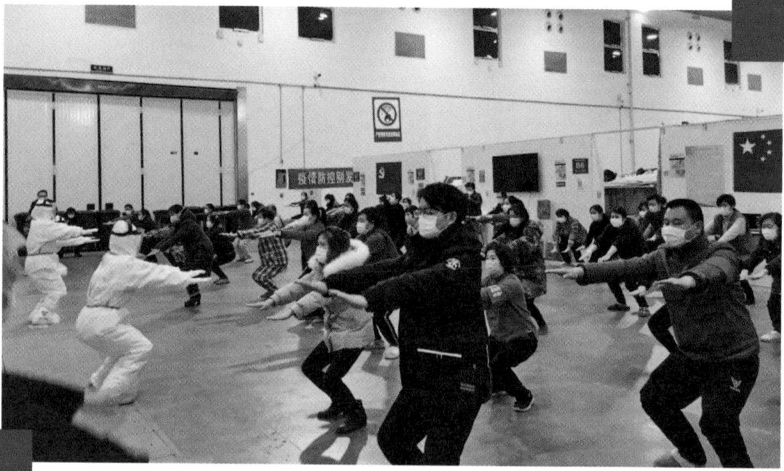

将PDCA运用于方舱以降低患者信息匹配错误率等等具体特色的工作，我们的“东方护理经验”得到了方舱医院护理部的表扬及推广，也得到了社会各界的肯定。

除了常规的护理工作，考虑到大多数轻症患者的心理需求，我们开展了形式多样的健康教育及心理护理活动，包括：读书会、呼吸操、大合唱、新冠肺炎知识竞赛、由队员自制的普通话及武汉话版健康宣教小知识广播等等。为了加强患者的自我管理，让他们有事可做，我们牵头组织建立了患者微信群、患者志愿者团队、患者党支部，在微信群里患者与医护有了更多的沟通、志愿者们乐于帮助身边有困难的病友、党员同志们起到先锋带头作用帮助生活不能自理的病友，患者之间建立了更多的情感联系，初入方舱的焦虑情绪得到了缓解。有一位曾被诊断轻度抑郁的女患者，出院前开心地拉着我的手说：“以后要来上海找你们玩”；有一位出院后的老爷爷，在隔离点发来了感谢上海医护团队的短视频……

来到武汉的第8天，我收到来自9岁儿子的来信，信上写道：2020年来了，原本我以为一个欢乐的寒假即将到来，但这个时候新冠肺炎来了。妈妈为了国家，去了病毒最严重的地方：武汉。我当时很害怕，怕妈妈被病毒感染。事到如今我才明白，妈妈守护武汉就像在守护我们一样。

是的，身为母亲，我有我要守护的家人；但身为中华儿女，身为一名护士，我更有义务去守护我的病患，无论你现在身处何处、身患何种疾病，但愿我的守护能减轻你一丝痛苦，带你重回健康。

献给东方的一句话：同心同力同希望，共喜共庆共未来！

高彩萍

上海市东方医院感染科
屈莉红

疫情下的最美

疫情打响，义无反顾，愿为你筑起港湾

2020年1月17日傍晚五点，我接到院领导指示，由于上海已经开始发现新冠肺炎疑似病例，医院临时决定本部发热门诊必须在次日开诊。此时距离第二天开诊几乎只剩12小时，而此时的发热门诊区域可以说还是一片空白，因为老楼改建门诊已经停用大半年，有些局部区域尚未装修完毕，更别提基本的医疗设备了。时间如此急迫！作为感染科负责人的我深知疫情防控的重要性，刻不容缓地召开了科室所有医护人员紧急会议。虽然指示来得太突然，完全出乎大家意料，但是大家没有丝毫慌乱，没有丝毫怨言，积极响应医院要求，群力群策，明确分工，连夜奋战，全员加班。“众人拾柴火焰高”，1月18日本部发热门诊如期顺利开诊，当日接诊百余名患者，承担了陆家嘴区域绝大多数发热患者的分流筛查工作。之后的日子，在“回家团圆”和“坚守岗位”中，所有人义无反顾地选择在一线坚守。

随着疫情防御工作的深入，南院临时搭建的简易帐篷式门诊明显无法满足保暖和隔离的作用。1月23日，院领导下令将南院刚投入使用不久的独立教学培训中心楼临时开辟为发热诊疗中心，该中心必须在24日起向患者开放。指令一下达，院领导亲自挂帅，部署整栋楼的重新规划、诊室开辟和设备安装工作。

在这24小时里，我几乎没有离开南院半步，和医院领导一起协调和组织来自各部门的同事，大家全力投入到新楼的重新改造中，后勤部同事加班搬空原有物资设备，同时清洁消毒；设备科、信息科同事彻夜安装看诊设备，接入网络系统。大家同心协力，认真履职，无条件工作到24日的凌晨。一昼夜的辛劳换来了第二天新的门诊准时开放，几乎不可能完成的任务在众志成城面前一次次顺利被颠覆。

从17日到24日的这一周时间里，为了迎击疫情，医院领导、各行政部门、各兄弟科室及感染科的所有医务人员，我们多次连夜奋战，几乎看到了凌晨所有时段的夜空！彼时抬头，不禁觉得，璀璨星河是那么美，却不如你们，我最美的抗疫同行者！

疫情之下，无畏逆行，愿护你心中曙光

岂曰无衣，与子同袍。武汉作为中国抗疫战斗最艰苦的阵地，在与病毒顽强作战的兄弟姐妹们急需得到最有力的支援。

1月24日除夕夜，上海首批医疗队驰援武汉，东方医院3名医护人员随队出发。我科年近六十的徐月良医生主动请缨，申请加入上海首批援鄂医疗队。徐月良医生从报名到收到出征命令不到12小时，他没来得及在家吃年夜饭，带着领导的嘱托、亲人的牵挂，简单收拾行囊后奔赴机场与医疗支援队汇合。他们在万家灯火、阖家团圆的除夕之夜赶赴武汉金银潭医院最前线。面对疫情，逆行而上，匆匆的身影是那么高大而坚毅！

1月28日年初四，上海第二批援鄂医疗队启程，东方医院2名巾帼护理人员随队出发，临行前剪掉三千青丝，只为在武汉有更多的时间救助更多的人。同样驻守在医院发热门诊的护士们，每天12小时以上的高强度工作，一坚守就是一个多月，其实她们大部分都是年幼孩子的母亲，她们也一样期待能陪伴着孩子和家人。但面对武汉新冠肺炎的浩劫，她们义无反顾地选择了舍小家、为大家。

自抗击疫情以来，作为感染科新兵的沈应秋医生，也经历了多次考验。先是参与本部发热门诊的重新开放，之后每天需要诊疗大量涌入的发热患者，期间得知家中身患重病的外婆性命垂危，她强忍牵挂，坚守岗位。作为一名刚刚走上工作岗位的女医生，生理及心理上都承受住了考验。上海公共卫生临床中

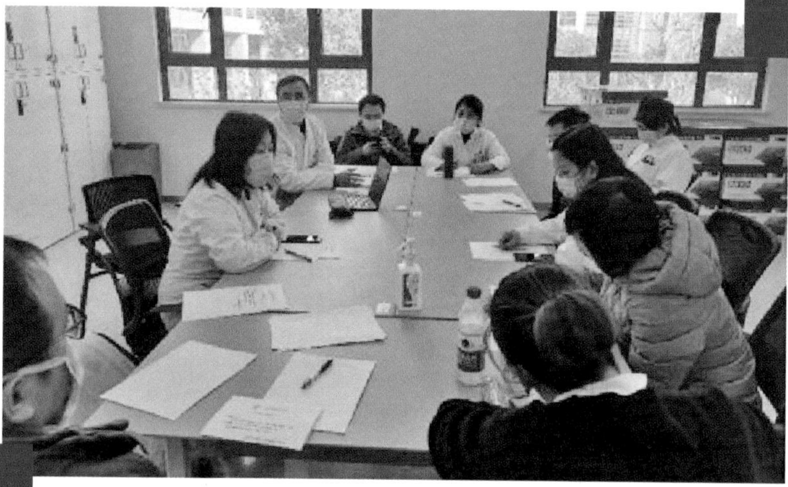

心作为上海抗疫的最前线，当组织召唤各家医院派遣志愿医生支援的时候，沈应秋医生主动申请加入到上海最前线的抗疫队列中，践行自己作为医生的初心与使命，诠释作为医生的责任与担当。

2月3日，接国家卫健委通知，根据新冠肺炎疫情防治需要，要求上海在24小时内集结两支国家紧急医学救援队，于4日启程赴武汉开展救治工作，作为中国国际应急医疗队（上海）总队长的刘中民院长亲自部署，所有应急医疗队队员从接到命令到集结只用了不到两个小时的时间，组建了一支由感染科、急诊内科、呼吸科、后勤保障及放射影像检验药房等各个相关科室组成的共计55名队员的队伍。出动11部车，包括车载医院及充足的设备设施、药品和后续保障。为了这场战役，全队都做好了充分的准备。张峰镝医生是我们感染科新引进的博士，同时作为国际应急医疗队的一员，他没有任何迟疑随队驰援武汉。在武汉一线的方舱医院，他们面对海量的确诊病人，全力以赴投，抗击疫情，和全国各地支援武汉的医护人员一起用汗水在方舱医院铸成一道钢铁长城。

此时的我每日继续坚持主持我院发热门诊的日常工作，每天繁杂琐碎的事务外加多日的劳累导致感冒声音嘶哑，最严重时几乎发不出声音，只能用短信和手势与同事沟通。虽然如此，我也不敢有一刻松懈。疫情之下，我始终铭记刘院长的话：我们都是战士，招之即来、来之能战、战之必胜，这就是东方人！每次工作至深夜回家，沿途正是上海最璀璨的夜色，那万家灯火阑珊很美，却不如你们，我最美的抗疫逆行者。

抗疫艰辛，亦有温暖，愿让你心中无忧

疫情之下的我们是艰辛的，同时我们也倍感温暖，因为我们不是一个科室在孤军奋战，在过去的四十多个抗击疫情的日日夜夜里，整个东方医院便是我们强有力的后盾。医院领导为发热门诊开通了多条绿色通道，各相关部门的高效配合、兄弟科室的倾力相助以及众多来自社会各界的关爱就是我们温暖和力量的源泉。人们谁都明白新冠病毒的危险性，我们医务工作者更加清楚其中的危险，但上至医院领导，下至科室普通医生，都在主动请缨支援武汉及医院的发热门诊。南北两个院区发热门诊、急诊科和ICU 24小时全力接诊，保证每一个病人都能及时得到全面诊疗，保证不漏诊一例疑似病例。社会各界企业和爱心人士不断地给医院捐赠医用防护物资，给我们科室送来慰问品。而发热门诊的工作也得到了广大就诊患者的大力支持，大家有条不紊，严格遵循门诊的就诊流程，保证了高效就诊。经历了一天辛苦的工作，有些患者还会给医护人员送来鼓励与感谢，医护和患者彼此理解，彼此善待，这份双向的爱，给了疫情之下的我们最大的安慰和力量。

我坚信只要大家万众一心、同舟共济，必定能赢得疫情防控阻击战的最终胜利！没有一个冬天不可逾越，春天来临时，一定繁花似锦，美丽依旧！却不如你们，我最美的抗疫支持者。

尾记：一个团队，因为有爱，所以温暖；因为温暖，更有力量。因为这份力量，诠释出了最美的你们。我坚信，众志成城，抗疫必胜，最美的你们，待到山花烂漫时，即墨再相逢。

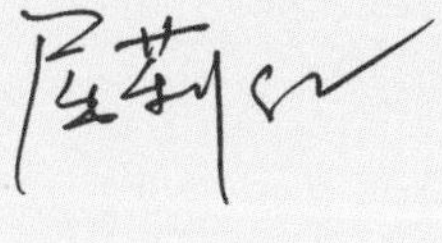

上海市东方医院心内科
李 昕

我的武汉抗疫战歌

2020年2月4日，我随东方医院援鄂医疗队前往疫情一线——封锁中的武汉。在武汉抗击新冠肺炎疫情的每一天，我都被一些东西感动着，就像是长江中的一只贝壳那样，每时每刻都在经受着思想与情感的潮起潮落……

苟利国家生死以，岂因祸福避趋之

世间唯有生死的考验最为严峻。我永远忘不了在武汉度过的那个元宵之夜。阳历2月9日凌晨两点，那是我们进方舱医院值的第一个夜班，尽管大家手挽着手，比着V字，心里还是会有些忐忑不安——因为新冠病毒谁也没有遇到过，接下来会发生什么，谁也难以预料。但是，看着如潮水般涌进的病人，我们也只能迅速抖擞精神，忘记那些紧张和害怕。

凌晨2点35分，当大多数患者已然进入梦乡，A区24床的患者突然呼吸困难，喘不上气。我的神经立刻绷紧，迅速为患者测量了血氧饱和度——87%，这个数值拉响了病人的生命警报。我的第一反应是，能不能马上转诊到定点医院？我立马跑进医生办公室，那里的墙上贴着很多联系电话，我找到了转诊电话后赶紧拨过去，却是忙音。我更急了，只要是墙上的数字，都尝试了一遍。终于！有一通电话打通了，但对方回复说晚上无法转诊病人，让自行处理。

时间不等人。我火速跑回病人床边，此时病人已经无法躺平，情况越来越严重。我问他是否有高血压、糖尿病等其他疾病，他都否认了。当时，方舱医院里没什么有效的药物，那一刻真有点泄气，觉得自己像个没有子弹的战士。正当我感到无计可施时，武汉当地的一位护士长“救”了我：她从舱外滚着一只100多斤的氧气瓶进来，前后折腾了快一个小时，才让患者最终吸上了氧。

一开始，我想让患者尽力保持清醒，可病床上的人已经难受得不想说话。直到吸氧后，病人的情况才有了好转，过了半小时，我再次为他测量了血氧饱和度，当看到数字已上升到94%时，我终于松了一口气。然而，一波未平一波又起，另一床的一位患者又出了问题。那是个年轻的小伙子，血氧饱和度显示98%，也没有呼吸困难，可体温却飙升至39.9℃。当时很多药物还无法被及时拿到，我也只能为患者进行反复不断的物理降温，万幸的是，最终这个小伙子的体温慢慢降了下来。

这便是我在武汉经历的第一个夜班“历险记”，可谓惊险连连。那天夜班结束后，我们回到宾馆，发现已是中午十二点半，这才意识到在过去10个多小时里，我们都没有吃喝、也没有上厕所。打开手机的那刻，满屏都是家人和朋友的消息提示，原来千里之外的他们也在计算着我的工作时间，见我这么久没有回复，他们的心也都在悬着。

“要进去打仗了，万一有什么，女儿您帮我照顾，她做您女儿，我放心。”进舱前我曾给女儿的班主任发了这样一条短信。同时，也将自己两张银行卡的密码告诉了父亲，“钱留给孩子上学用”。在没有硝烟的抗疫战场上，在生和死的考验面前，我和战友用实际行动作出了回答：生命诚可贵，亲情价更高，若为“抗疫”故，两者皆可抛。

“医者，看的是病，救的是心，开的是药，给的是情。”

在武汉客厅方舱医院和患者朝夕相处的日子里，我们之间也建立了深厚的情谊。918床—1033床，这是由我负责的124名病人。在工作时，他们不断会有人来询问——“今天能不能查？”“结果什么时候出？”“昨天开了，为什么没有做？”……这些询问势必会打断医护的正常工作，影响效率。但在我看来，为病患答疑也是工作的一部分。

在此次抗击疫情中，我深深体会到安抚在医护工作中的重要程度。突如其来的疫情给武汉人民带来了深重灾难，不少患者人在方舱，却还要牵挂着患重症正在其它医院抢救的亲人，以及舱外无人照管的老人、孩子。这时，作为一名援鄂医生，我们在给患者治疗的同时，也一定要花大力气帮助他们解决这些“份外”的问题。

记得央视记者在采访时曾这样问我：“你有没有遇到过蛮不讲理的患者，让自己觉得十分委屈的？”我说，的确遇到过。正在这时，我还没有答完记者的问题，附近的两个患者就吵了起来，而我和同事唯一能做的就是紧急去劝解、答疑、解难。每当出现这种场合，我都要求自己用一种同情、包容、理解的态度去应对。

作为医生，我们需要时刻悉心体察每一位患者的状态。那段时间，病床上有一位阿姨神情沮丧，一直躺在床上哭泣。我上前一打听，原来是她的丈夫被隔离在酒店，在外地读书的儿子独自在家不会做饭，而家里还有年近九旬的父母。与此同时，这位阿姨和她的母亲都患有糖尿病，但如今他们的胰岛素都用完了，可谓雪上加霜。听闻此，我只好一边安慰她安心治疗，一边联系社区安顿好她儿子的生活，同时又通过指挥部，费尽周折为她找来了胰岛素。当我把胰岛素拿到她床前时，那一刻她放声大哭，并一个劲儿地感谢我。

“医者，看的是病，救的是心，开的是药，给的是情。”这是出现在中央电视台2013年度《感动中国》栏目的一段颁奖词，受奖人正是我的奶奶胡佩兰。奶奶平凡的一生彰显着伟大。她是一名妇产科医生，老人家行医70年，退休后仍然二十年如一日，坐着轮椅为患者诊治，坚持每周6天到社区医院为患者服务。无论是在平时，还是在援鄂前线，我都把这段写给奶奶的颁奖词作为座右铭，要求自己像奶奶那样去战斗。

3月18日，历经44个胆战心惊的日日夜夜，一曲悲喜交加的“抗疫战歌”终于落下了尾声。当我们离开武汉时，看到封城中的武汉人民在高楼隔窗遥望，在阳台连连挥手，他们用“万人空巷”的仪式为我们隆重送别。当空中飘过阵阵呐喊的声音：“谢谢你们，白衣天使！”“你们为武汉拼过命！”时，我和战友们的眼睛湿润了。我们都是很平凡的人，但是公元二零二零年的二三月间，我们用一腔热血在武汉奏响了一曲抗击新冠肺炎疫情的战歌！

无论汶川地震现场，还是武汉抗疫前线，哪里有险情，哪里就有东方人在战斗！我从走出校门就一直在东方，对东方，我有着很深的感情，我爱东方！

李昕

上海市东方医院南院检验科
于思远

作为一名“90后”，我愿与祖国共渡难关

2020年3月13日，是我支援武汉的第39天。

作为同济大学附属东方医院中国国际应急医疗队（上海）暨国家紧急医学救援队的一员，我义无反顾地奔向国家需要我的地方；作为一名检验人，我时刻牢记“救死扶伤，不辞艰辛，执着追求”的医务人员的初心；作为家里的独生子，我担负着家庭的希望，愿把党员母亲的伟大精神继承传扬下去；作为一名“90后”，我愿用我的青春、我的热情、我的汗水和我的微薄之力与我的祖国共渡难关，为武汉“春天”的到来挥洒热血。

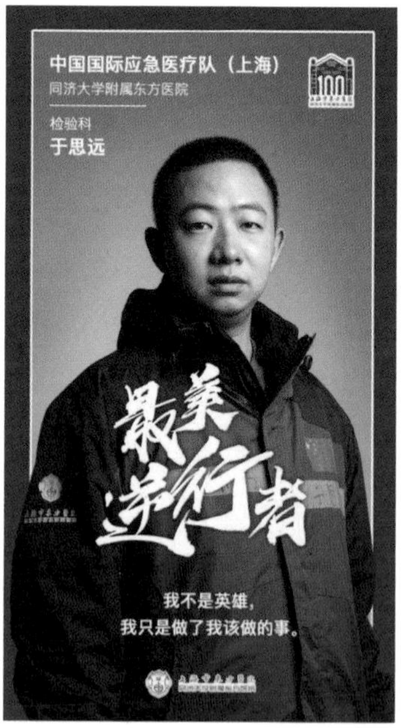

最狼狈的证件照，也是最美的证件照

三十归乡，初一返沪

我叫于思远，来自东方医院南院检验科，是一名1993年出生的检验技师。

大年三十刚刚到东北老家的我，在大年初一听闻新冠肺炎疫情爆发，全国

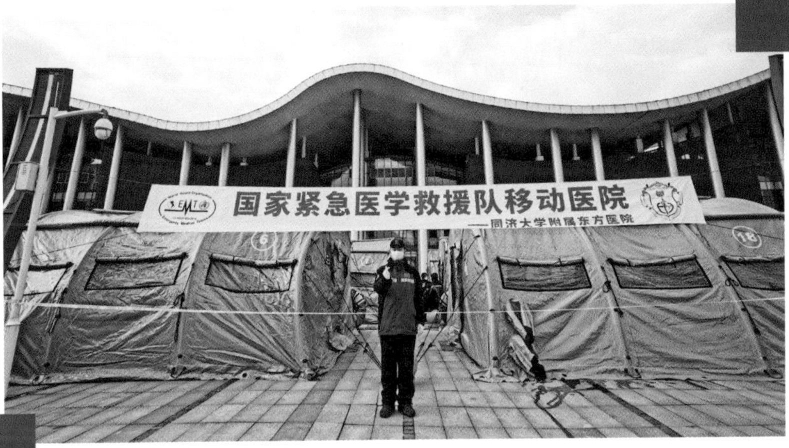

我队仅用几小时搭建好移动医院

各地急需医务人员时，当即改签机票返回上海支援。2020年2月3日，我的主任吴文娟教授接到紧急驰援武汉的通知，还在发热门诊支援的我马上连夜准备仪器、试剂和行李出发，在2月4日下午抵达武汉，立刻投入到组建武汉市东西湖方舱医院的任务中。

方舱医院检验科建立迫在眉睫

2月7日是个意义非凡的日子，这一天武汉市东西湖方舱医院开舱收治患者。面对短短一天内转来的400余名新冠肺炎病人，方舱医院检验科的建立与运行迫在眉睫。

经与来自全国各地的检验师讨论后，我们做出一个大胆的决定——借用金银潭医院检验科实验室场地，开展方舱医院病人的检测工作。金银潭医院是湖北省、武汉市突发公共卫生事件医疗救治定点医院，在这次疫情中，金银潭医院收治了许多轻重症新冠患者。对于很少接触新冠确诊患者标本的我们，进入金银潭医院检验科实验室需要有极大的勇气和信心。

当天下午，作为方舱医院检验科先锋部队成员的我，与陕西省人民医院的王银坤，一同进入金银潭检验科实验室。在这个陌生、未知又充满挑战的实验室，我们穿上全套防护用具，内心情绪有些忐忑，但来不及多想我们进入其中。在金银潭医院检验科项杰主任的协助下，我们顺利完成了仪器的摆放、安装和校准工作，同时熟悉了新仪器的操作和新实验室的工作环境。走出实验室时，我一边小心翼翼地脱防护服，一边在脑海里不断回想每一个步骤和每一个细节。晚上，我将它们编写成《武汉市东西湖方舱医院检验科操作流程》发给大家，随后我又制定了《武汉市东西湖方舱医院检验科标本转运流程》和人员排班模式。在大家的共同努力下，我们不断完善应急检验科体系，希望给病人和医生提供更加快速、精准的实验室数据，让病人早日战胜病魔。

齐心合力坚守岗位，1500余名患者全部出舱

2020年3月8日，武汉市东西湖方舱医院先后收治的1500余名患者全部完成出舱，东西湖方舱医院正式休舱。这背后饱含了无数医务人员的汗水与付出，回想起来，我仍然觉得热血沸腾。

依稀记得，一开始由于防护物资吃紧，检验人员无法集中进入实验室完成培训，大家讨论后决定采用“一带一，旧带新”的模式进行培训，同时开展检测。我作为第一棒进入实验室为后续的老师铺路，物资不足就用集体的智慧解决难题。

2月15日武汉下起了冰雹和大雪，恶劣的天气环境丝毫没有影响我们“战斗”的决心，雨雪中我们将压变形的移动医院帐篷用身体撑起，寒风中检验组的“战友们”依旧准时在方舱门外的标本交界处等待标本。

2月28日，武汉下雨温度骤降，这一天我是转运标本的排班。由于隔离衣外面没法穿外套，我在寒冷的方舱门口等待各厅标本送出，身上不停颤抖，已经过了转运时间，但是我始终没有见到B厅的护士，我深知B厅内几百名患者一定有检测需求，检测结果对医患都非常重要。虽然寒风刺骨，我还是坚持在外面站立等待，终于在一个多小时后见到了提着满满转运箱标本的护士，我将标本信息一一核对，马上送去实验室检测。

不幸的是，当天下午我由于淋雨着凉发生了小感冒，新疆队的两位老师立即赶过来帮我顶下午的班，让我安心休息。经过同事和各位医护战友的排查治疗，我很快就康复了（经过新冠相关检查确认只是普通感冒）。虽是虚惊一场，

但大家对我的关怀让我感动至今。

历经一个多月的艰苦奋斗，我们终于迎来了阶段性的胜利。休舱那天风和日丽，看着方舱医院门口飘扬的五星红旗，我在想，多年以后当我回忆往昔时，想起我曾为她努力拼搏过，我此生无悔！

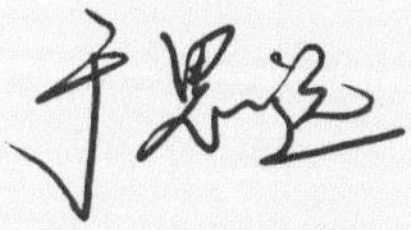

上海市东方医院的重症医学护士
徐　筠

爱，让我们更勇敢！

3月6日，是我驰援武汉的第42天。这些天我在武汉经历了许多事，现在想来感触良多。

匆匆，除夕夜

2020年1月24日，农历除夕夜，也是母亲的生日。那天，医院里轮到我值白班，若是往常，到晚上八点，我就可以下班回家。“八点下班也不算晚，晚上回来正好可以吃个年夜饭”，母亲在电话里叮嘱。

下午，医院里忽然传出驰援武汉的紧急征集令，那时，我就在医院值班，第一时间向护士长报了名。护士长说：“你家里两个孩子都还那么小，正需要照顾，你这次就别去了吧。”她对我的情况有些担忧，但我还是坚持了自己的选择。这既是出于职业使命感，也是因为我是湖北的媳妇儿（我的公婆和丈夫都是湖北人），此次出征义不容辞，没有理由拒绝。

七点一刻，科室领导打来电话，通知我赶快去浦东疾控中心开个行前会。我跟丈夫同步了消息，告诉他去开个行前会，一会就回来。除夕夜的晚上，天在下雨，路上车辆无几，好不容易才叫到出租车，到了之后，我发现大家都拎着行李箱，才意识到这件事“不太对”。

“不是开行前会吗？怎么提着箱子要走的样子。”后来我问了组织会议的人，他们说八点半就要坐大巴车到虹桥机场，然后直接去驰援武汉了。我从医院出来时，被催得很急，压根没料到要当天出发，身上什么都没带，只背了一个包。而且，那天还是我来“大姨妈”第二天，身上也没有带“姨妈巾”。我就赶快给老公打电话，告诉他这边的情况，叮嘱他说，“你可以什么都不给我带，但姨妈巾一定给我装一点。”

老公得知消息后，一路开车赶到浦东疾控中心，但在那五分钟前，我已经坐上前往虹桥机场的大巴，他只好又赶快驱车赶往虹桥。临登机之前，正好每家医院都在做行前报到，在这个空档，他才终于找到了我，给我带了些日常生活用品。那天，老公在朋友圈写到：“今年的除夕，你在飞机上度过，我在车上度过。”就这样，我匆匆踏上了驰援武汉的行程。

“800度近视”的护目镜

凌晨两点到达武汉。下飞机的那一刻，我的第一感觉是有点懵，但也意识到这件事情真的提上了日程。凌晨四点，在倦意中睡下。次日早上，透过酒店的窗，一种“空荡荡”的感觉扑面而来，路上没有行人车辆，一切已然处于高度戒备的状态。

眼前的景象让我想起2013年，那是我第一次去武汉。武汉的街景、古迹、食物等让我流连忘返，当时在黄鹤楼脚下、户部巷门口拍的照片，至今还留存在朋友圈。如今，这番凄惨的景象，让我仿佛进入另一个世界，那是一种亲眼所见的“被扫荡”的感觉。是的，这座城市被新冠病毒侵袭了，而让她恢复生机，正是我们此行的目的。

我们第一批上海援鄂医疗队全部对口支援武汉市金银潭医院，这里也是此次疫情的重灾区。我在团队中是重症组队员，工作在院区北三楼，日常负责的都是一些比较严重的病患。这些病患经常需要做床边血滤，还有很多需要操作仪器设备的工作。昨天，我就为一个病患做血透，上半场是另一个护士，下半场是我，其实我的班次是下午两点到晚上八点，上六个小时班，但到了八点，医生反映说“病患状态还不错，可不可以把血透再拖上两三个小时？”这时，如果我下班，就没有人接我的班了，所以我必须把它做完，给病患做好管子后，才能下班。

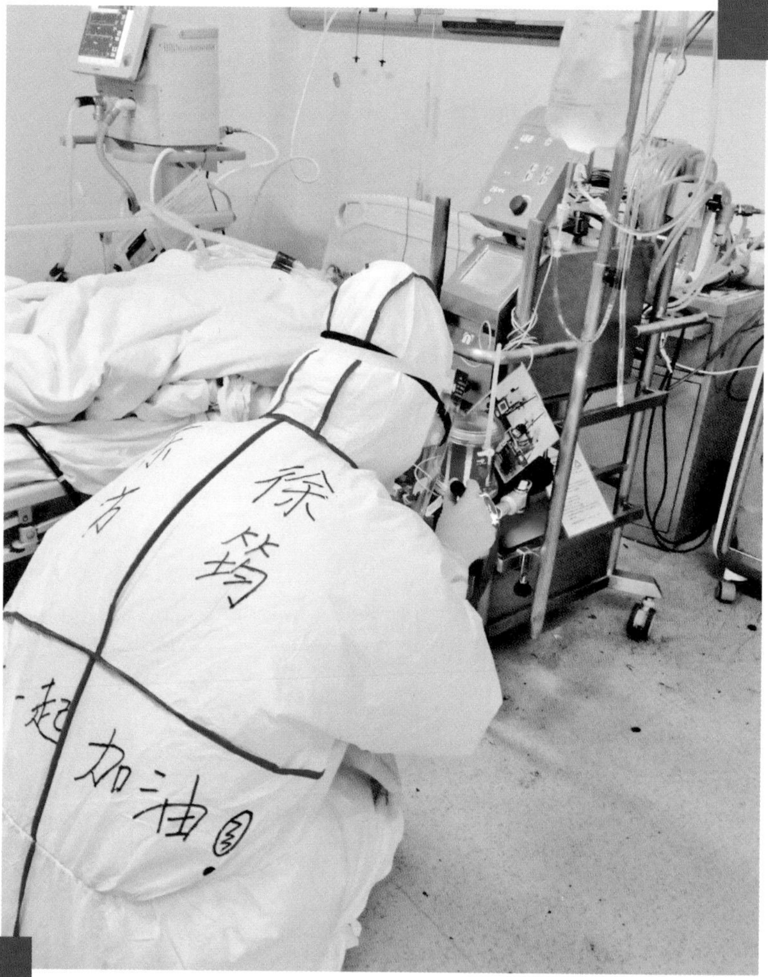

所以，昨天从十二点离开宾馆去上班，到半夜十一点回去，期间十一个小时我都不吃不喝不上厕所。中途也有老师叫我出去吃东西，但我觉得自己出去后，就需要别人来看管正在血透的病人；而脱一次防护服、穿一次防护服，再加上我吃饭，至少需要一个半小时，期间若机器出了问题没有被及时发现，就会很麻烦。

长时间穿着防护服、护目镜、面屏工作，对我造成的最大考验还不是以上这些。在进入病区前，为防止护目镜镜面被雾气覆盖，我们会用碘伏涂在镜面内侧，这可以使镜面维持洁净四五个小时。但有时我的班次时间较长，护目镜表面的碘伏挥发掉了，就会迅速被雾气覆盖，严重时完全看不见，连找支笔都困难，就好像“800度的近视眼，没有戴眼镜”。这时，若进行打针、抽血等程序，就需要非常慎重。而我面对的重症病人的身体状况本身不好，找出完全好的血管很难，若盲目下手，会导致下次抽血时找不到血管。对此，我只能透过很模糊的护目镜，找到其中某一个小点，看一下外面的情况，这其实也是对我多年医护经验的考验。

重症区病房里的“情人节”

今年的情人节，我在疫区病房度过。在我负责的病患中，有一对夫妻，他们都住在金银潭北三楼，但不在一个房间。一个住6床，一个住15床。15床的是一个阿姨，和我母亲一样的年纪。

那天清晨，我到病房值班，走到她床前时，问了一句：“今天是情人节，你想不想把你先生喊过来，让你们见一个面。”因为我知道，他们虽住得不远，但已经十多天没有见过面。阿姨比叔叔病情稍微重一点，她离不开呼吸机，一离开就会喘，走动不了。

我就跑去6床，跟叔叔说：“今天是情人节，阿姨想让您去看看她，您去看看她吧”。叔叔一口就答应了，他非常开心，都没想到还能串门。正准备出门，他又返回拿了两个苹果，慢慢地走向阿姨床边。

“今天是情人节，没准备啥礼物，就带了两个红苹果，你一个我一个，寓意就是平平安安，一块回家。我们还有半辈子要相互扶持，一块过日子。”叔叔在床边缓缓说着，只见阿姨眼睛已噙满了泪水。后来，我为他们拍了一张牵手照片，这双手是我这几年来看到的最温暖的一双手。那一刻，我觉得我看到了爱情。

其实，他们是一对再婚夫妻，在一起后也没有生孩子，只是把双方的孩子带到一块抚养长大。

如今叔叔已经出院，阿姨还住在这。叔叔一开始并不愿意出院，他说要等着她一块走，但阿姨的病情相对重一些，不过最近也在慢慢恢复中。

“你一定要坚持啊”

前些日子，我还看护过一个32岁的年轻妈妈，她的年龄与我相仿，她的孩子也跟我的女儿年龄差不多，估计四五岁。最初她转过来时，就已经呼吸缺氧严重，拿不下面罩，一拿下来嘴唇都紫了。她只能听我们说话。

因为带着双层口罩，我说起话来有点闷闷的，不太能听清楚。有一次，在她尚有意识的时候，为了鼓励她，我就朝她耳朵大吼了几句，我说：“你一定要坚持啊！孩子还小，家人都在等你回去，请你加油啊！”我看到她眼角溢出了泪水，我又重复了一遍，她皱起了眉头，泪水汩汩而出。我确定，她听到了我的话。但那一刻，这些话也仿佛是说给我自己，在艰难的工作环境中，我要为了孩子和家人，坚持下来。

那天之后的第二天，是我的休息日，第三天再去上班时，这位年轻的妈妈已经不在了。当看到那张床突然空下来时，我明白她已经死了，那一刻，我心中抑制不住地难受。做了这么多年护士，身边经常有人问起，经历过那么多生老病死，你会麻木吗？我本以为我可以做到“麻木”。但我深知，护士这个职业让我更加敬佑生命。

在“抗疫”期间，我时常想念家中的两个孩子。在电话里，4岁的女儿问我：“妈妈你为什么不回来啊？你上完夜班都好几天了，为什么还不回来？”在她印象中，我就是只会上夜班的人。3岁的儿子也说“妈妈出差去了，要很久才回来的。”我跟他们说：“妈妈去了很远的地方，去了爸爸的老家湖北。湖北生病了，妈妈去给湖北打针吃药，等湖北好了，妈妈就回来”。

在驰援武汉的日子里，我不觉得自己在这里特别孤单，我知道有很多人都在等着我回家。这大概就是爱的力量，它让我们更勇敢，也更坚定！走过这段经历，我想我会更加敬畏生命，也会更加珍惜以后的时光。

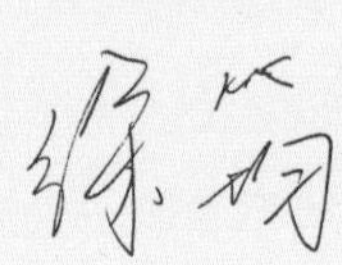

上海市东方医院护理部
尹媛媛

今天，我们援鄂“满月”了

2020年3月4日，是我院国家紧急医学救援队援鄂的第30天，队友们笑谈，今天我们“满月”了。事非亲历不知难。也许不曾经历，无法体会这30天里我们的紧张、压力、骄傲与感动。点点滴滴、却历历在目。

今年的新春伊始便注定了不平凡，迅速蔓延的疫情让各个城市街头巷尾间的年味里夹杂着一丝紧张与不安。除夕夜看到同事做为第一批援鄂人员出征前线的朋友圈，心里说不出的滋味，本该团圆的除夕夜，但丝毫不能拖延的出征脚步，告诉我这场战斗打响了。立即召回的通知在大年初一如期而至。救援队微信群里休假的队友从全国各地积极响应，立即改签返程。国有战、召必回！24小时后，我们坐在了医院应急指挥中心的会议室，在面前的请战书上郑重又庄严地写好了自己的名字。来不及顾虑，因为我们都知道养兵千日用兵一时，也深知此刻为人医者肩上背负的责任与担当。

经过紧张的培训、演练、动员，2月4日，我们踏上了援鄂征程，目的地是八百公里外举国牵挂的武汉。55名队员，物资30吨，而此时我们带去的意志、热情、为人医者责任又何止这个重量。很多同志都是通宵达旦做准备，但丝毫没有影响我们的状态，此时脸上写满的不是疲倦，而是责任重大，更是使命光荣。

出发前院领导早早的等在集合点守望相送，反复强调着：“做好防护，平安归来，一个都不能少。”这是叮嘱，更是命令。每一句关怀都像极了离家前父母千叮

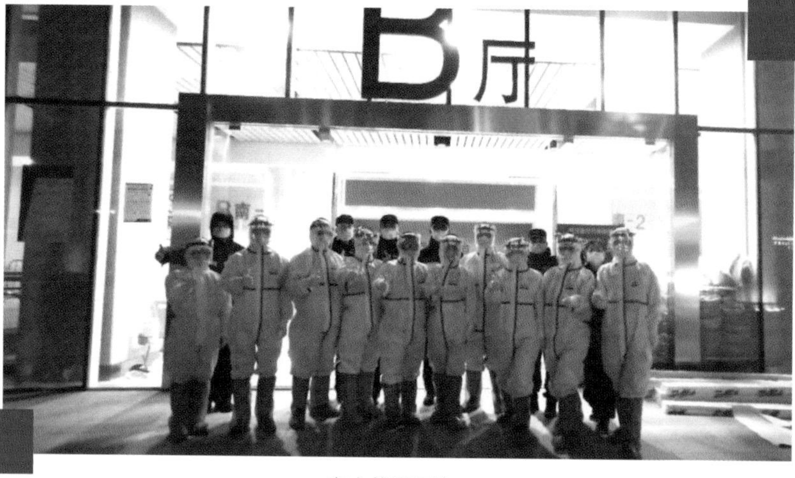

东方护理团队

咛万嘱咐却又不放心的样子。上车后大家的情绪都绷不住了，纷纷泪目，故作坚强的男孩子们也在偷偷拭泪。看看身边的队友，有初为人父的奶爸、有新婚不久的丈夫、有年轻的妈妈：他们都是家里的顶梁柱、那片天。车子缓缓驶出，窗外是不舍、是担心、是感动、是期待，但车内的我们必须拎得起这份责任的重量。

2月4日20：16，这是我们抵达武汉的时刻，站台上多家医疗队，相互询问来处，然后彼此加油，挥手道别。驶离车站，往日热闹喧嚣的武汉大街一片萧索，只有远远近近闪烁的霓虹灯想告诉我们：这里本该繁华，现在却滚动着牵动全国人民心田的四个字——“武汉加油”。这样的场景会让你心疼，却更加有力量。

在紧张的节奏中，东西湖方舱医院的防疫攻坚战打响了，从先锋队开始，只要队员进舱，院长和队长都会抽空来看一下我们的防护是否做到位，每一班都是如此，他会帮我们在背后写好名字，再写上一个大大的“加油”。希望我们在方舱内面对困难时，能够透过雾气朦胧的护目镜，看到相互支撑的力量。这份关爱给了我们更大的信心和勇气。

护理方舱内的轻症患者，考虑更多的是如何让他们在有限的环境内不消极、不孤单。规范化的防护流程让我们更有勇气跟这么多感染病人去接触，比如开展读书会、健身操、有奖问答等，并率先带领患者进行呼吸操锻炼，充分满足了患者的活动需求，每次都会吸引上百人参加。队友们也纷纷克服多重压力，逐渐适应方舱工作模式。在班及穿脱防护服的8小时内我们不能进食、不能上厕所，同时由于防护服密闭、工作区域较大，需要不停地奔走，体力大量消耗，每个人都出现过呼吸困难、大汗淋漓、恶心乏力等症状，为了缓解类似情况，我们只能减少防护服里面的衣服的厚度，确保进舱后不会太闷热，所以你会看到，凌晨两点接班的我们穿着短袖从外面百米冲刺跑进方舱的更衣帐篷，女汉子们笑称：“新冠我们都不怕，还能怕冷？”

方舱的工作有汗水、更伴着情谊，彼此守护的医护患会在这里携手献歌给祖国：“我和我的祖国，一刻也不能分割！”每次歌声响起，都会有人落泪。我无数次被祖国感动，这一次更甚，屡屡看到外国权威媒体谈到“中国的魄力试问哪个国家能较量？这样的人民哪个国家能有？”“中国速度和中国的行动力让世界绝望”“因为是中国，所以奇迹也只道寻常”……这一刻的你我深刻感受到祖国的炙热，这一刻我们只想说：“何等有幸，生于华夏家”。

2月15日，武汉下雪了，风很大雪很急，气温大幅下降，后勤班的兄弟们紧急集合加固帐篷、清理积雪。第二天的清晨，我们来到帐篷前都还是原来的模样，只是风雪过后的国旗更加艳丽了。此时此景让我坚信，疫情过去后，你我安好，山河无恙，中国人会更加团结。

记得移动医院升旗那天，雷副院长对我们说：“多年以后，当你回首往事，一定会觉得，我为这面旗帜，努力拼搏过。”我会在那个“多年以后”带我儿子来武汉，给他讲今天这里的故事，告诉他为什么有人会把自己置于生死之外，去为别人的生命扬帆，因为他们是“为人医者”，这四个字是要用一辈子去践行的职业信仰。我也会带他去观“天下江山第一楼”、去见识“一桥飞架南北，天堑变通途”、去看武大的樱花、去吃街角的热干面，我相信那时的武汉还会找到今天战“疫”的痕迹，那里有博爱、有胸怀、有格局、有担当。

战斗仍在继续，暂为武汉坚守，我们期待胜利之时，也等你的樱花满树，盼你的明媚春光。我们坚信天佑中华、这片山河必将安好。

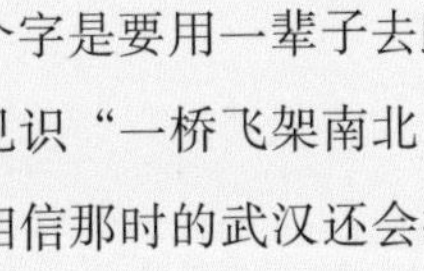

上海市东方医院感染科
程婕　王怡菲

抗疫战场上的"五朵金花"

2020年的春天，自新型冠状病毒肺炎蔓延开来，全国迅速进入了一场没有硝烟的持久战。古有木兰替父从军战沙场，今有白衣战士抗病毒。在这片战场上，绽放着这个春天最美丽的"五朵金花"，那就是同济大学附属东方医院感染科的五名护士。

舍小家，为大家，奋战在疫情一线的护士长

在家人眼里，她是贤良淑德、孝顺长辈、爱护幼子的贤妻良母；在同事眼里，她是踏实认真、勇于担当、积极进取的领导；在病人眼里，她是热情开朗、乐于助人、认真负责的护士长。而在新冠肺炎面前，她是临危不惧、勇担重任、迎难而上的护理战士，她就是东方医院感染科护士长刘璐。

冠肺炎疫情爆发以来，东方医院感染科迅速进入备战状态。1月18日，接到上级领导指令后，第一时间赶到现场，参与筹备工作。8小时后，发热门诊迎来了第一位患者。随后，培训科室护理人员，协调各部门工作，制定各项流程制度，参与危重病人处置，上报各种数据表格，她每天工作12小时以上。连续加班20天不曾休息，阖家团圆的除夕之夜，当她拖着疲惫的身躯回到家中，一岁多的孩子早已进入梦乡。更让人感动的是疫情爆发以来，她舍弃嗷嗷待哺的孩

子，放弃和家人团聚的机会，主动请缨第一时间报名参加支援武汉的医疗队。在随时待命的日子里，没有豪言壮语，只有默默地坚守和付出。哪里需要她，她就去哪里。直到大年初四，一岁多的儿子发热41℃伴惊厥抽搐进了儿科抢救室。她脱下工作服，飞奔到儿子身边，原来她忘了自己的孩子也需要她呀！当她看到躺在抢救床上昏迷不醒奄奄一息的儿子时，流下了心疼的泪水。连续工作20多天累得直不起腰不曾流泪，重大的责任压得她难以入眠不曾流泪，而短暂的照看之后，擦干眼泪的她把孩子托付给家人后，又快速奔赴自己的工作岗位。

虽然她舍不下生病的孩子，但是她更舍不下患者，舍不下责任，舍不下自己作为白衣天使的“性命相托”的誓言。舍小家，为大家，舍弃的是生病的孩子和家人的团聚，为的是病人的安危和国家的安定。

80后“辣妈”，抗战疫情中坚定力量

在我们科室，还有两名80后“辣妈”，她们一直抗战在疫情一线，无暇照顾和陪伴年幼的孩子，无法享受全家团圆的幸福，她们是“最美”护士：赵慧和程婕。

这个春节对于赵慧来讲是永生难忘的，这是她第一次远离老公和孩子，一个人在上海在工作单位过春节。春节前夕，老公带着年幼的儿子和女儿踏上了回江苏老家过年的旅程。而她一直坚守在自己的岗位，坚守在发热门诊，坚守在抗疫的战场。多少次回家后拖着疲惫的身躯倒头就睡，多少次面对冷清的家具黯然伤神，多少次看着手机里孩子的照片留下思念的泪水。然而，她明白，病人需要她，科室需要她，医院需要她，国家需要她。

对于这两位80后“辣妈”来说，孩子和家庭是她们的坚强后盾，她们用自己兢兢业业的工作态度和迎难而上的奉献精神给孩子做出了强有力的榜样。

“90后”小护，勇敢的小战士

在老公眼里，她娇小可爱，可盐可甜，厨房小能手；在儿子心中，她温柔美丽，言语亲切，哄娃小姐姐；在同事口中，她鬼马精灵，心思巧妙，智多星上线；她是我们感染科里最年轻的一员——张正霞。

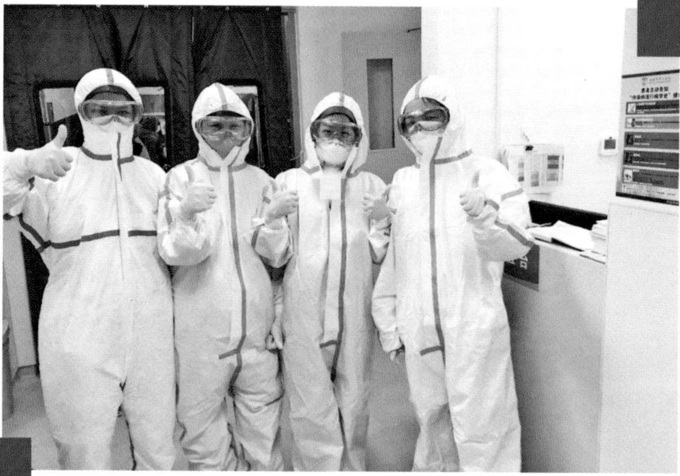

对于在上海工作的外地人来说，过年回家团圆本身就是一件奢侈的事，她本来已经抢到过年回家的车票了。一场突如其来的疫情，打乱了所有人的计划。她知道此次疫情严峻，深知科室需要她，二话不说直接退掉了抢来的车票，放弃带着老公、儿子回家过年的机会，留下来与我们并肩作战，在发热门诊一线共抗疫。

她不是党员，可当她听说武汉医护人员缺失严重，她义无反顾报名参加支援武汉医疗队，一次没有成功，就再一次，又报名参加上海公卫临床中心。自名单下来的那天，她就收拾好行囊，随即就向党组织提交了入党申请书，时刻准备着，随时待命出发。等待的日子里，照常在发热门诊一线每班12小时，经历着穿着全副武装的奋战状态，不曾有过一丝后悔与动摇。

她是勇敢的，敢于面对疫情；她是积极向上的，本身就已经处于一线，还想迎难而上。她没有惊天动地的伟业，却以自己的实际行动践行了一名护士救死扶伤的天职。

90后“乖乖女”，抗疫小英雄

对于科室唯一一个未婚的“娇娇女”王怡菲来说，她的一天从早上5:30开始。她家离医院非常远，辗转公交和地铁，还要步行十分钟才能到达医院。医护交班结束，喝口水，上个厕所，穿上全副武装的整套装备进入“战场”，开始一天的战斗：自患者来到预检台，给他测温、询问流行病学史、填写患者就诊表、挂号、候诊、就诊、化验、拍片、采样、收费、取药、输液、留观，帮每个患者严格按照流程制度有序就诊。

在家有父母的宠爱，然而一到岗位穿上那套防护服就化身“抗疫小英雄”。多少次汗水打湿了厚厚的防护服，多少次口罩和护目镜压得面庞起了深深的痕迹，多少次不能喝水不能吃饭不能上厕所，多少次累得直不起腰，然而她没有一句怨言，没有一丝退缩。

在高强度的工作状态下，导致出现流鼻涕、咳嗽等感冒症状，再加上戴N95口罩，呼吸更是不畅。然而她坚定道：不能因为我一个人，重新排班，让大家更辛苦受累，我可以，我能行。团结一致，坚定信念，“区区感冒，不值一提”她知道自己可以克服！

“祸不单行”，感冒刚好的差不多，她妈妈又突然急性胃出血，被送往家里附近的医院。收到消息的时候她还上着日12的班，任凭泪水在眼眶里打转，依然坚守岗位。接下来的几天，白天陪妈妈在医院输液，有时还未等输液结束，接连着又要赶去上夜班，为了减少外出走动，医院间的来回奔波，她决定配了药，下班后在家自己给妈妈输液。同舟共济，共克时艰，妈妈一定会早日康复的！

在抗疫战场上，不仅仅是“五朵金花”在战斗，还有无数战“疫”护士美丽的身影，让我们用爱汇聚力量，用心共筑防线，坚定信心、共克时坚，为了我们所热爱的家园共同奋战；也愿奔赴武汉的白衣战士们能打赢这场战疫，待春暖花开，凯旋平安归来！

程婕 王怡菲

上海市东方医院本部陆家嘴院区监护室护士
蔡小红

我去武汉那边能做点事情

3月，武汉的樱花如期绽放。灵动的粉色悄悄爬上枝头，阳光透过花瓣时，也仿佛裹上了柔润的色调，极尽浪漫似的告慰着眼前这方寂寥大地。星星点点、如梦似幻。

春天真的来了。只是眼下这座城，因为新冠病毒而闹得人心惶惶，“封锁”中的荆楚大地，仍未恢复往时的多姿多彩。倒是这悄然晕开的樱花粉，似乎向我们传递着胜利在望的信念。

3月5日，是我援鄂第38天。这些时日，我听说有些医院已经开始将两个病区合成一个病区，这可是个好消息！因为这意味着武汉的疫情正在好转，我们回家的日子也指日可待了。

回想这过去的一个多月，历历场景瞬间涌上心头……

“生病”的武汉，召唤我的到来

那是大年三十，结束了2019年的最后一班，我和丈夫、还有一双年幼的儿女，准备驱车回老家南通过年。回家路上，科室微信群里突然蹦出一条信息，说是医院正在紧急召集驰援武汉的医护人员。随后，群里就有同事出来“应战”了。看到消息后我很兴奋，觉得这是国家需要我们的时刻，于是，在归家途中，我就跟丈夫表达了自己想去武汉疫区驰援的想法。当天，我向医院递交了驰援申请书，院领导觉得我家中的两个孩子太小，就劝我再考虑考虑。但我当时并没有想太多——我是重症监护室的护士，我去那边能做点事情。

除夕夜，我回到老家，就焦急地等待着医院的回复。终于，大年初一，我接到医院的电话，通知我马上返回医院，随时待命驰援武汉。那时，距离脱下白大褂还不到24小时，我又立马收拾起行李，从南通赶了回去。本想默默离开，但在收拾行李时，我的妈妈走来帮忙，我们相对无语，不知如何安慰，她红红的眼眶中满是担心和不舍。爸爸深知此行意义重大，怕两个孩子的哭喊声影响我情绪，便默默将他们带离家门，好让我没有牵挂。年迈的祖母拄着拐杖走到我跟前，颤巍巍地把平安玉佩摘下挂到我的脖子上，只说了一句“记得回家来，我们等你”，话还没说完，眼泪已从布满皱纹的沧桑脸庞间滚落。

回到上海后，医院组织我们去中山医院进行了感控和穿脱防护服等相关专业的培训。1月28日，我们（上海）第三批援鄂医疗队集结完毕后，就正式出发了。依稀记得，抵达武汉时已是凌晨时分，夜色中的城市格外空旷，道路上丝毫不见来往车辆，只有两侧的路灯和万家明亮的灯火，方能让人感知这座城市正在跳动的脉搏。商务楼外写着“武汉加油”的电子屏幕格外鲜红耀眼，让我不禁拿出手机拍下一张照片。此时，这座城市“生病”了，她正在召唤着我的到来。

她们开心了，我也很欣慰

来到武汉，我被分配在武汉第三医院（光谷院区）开展救援工作。最难受的要数刚来的第一周，由于工作中需要穿上厚重且封闭的隔离服，还戴着两层口罩、两层帽子、护目镜等，长久闷在其中，不免会感到不适。最初进入病房时，也许是因为高度紧张，或许是失眠、缺氧，我出现了恶心呕吐的现象。为节约防护物资，我们需要在防护服内“坚持作战”五小时以上，每逢换班，在我脱下防护服的那一刻，被汗水浸透的衣物总让我禁不住地打上几个寒颤，而女同志若遇上生理期，就要穿着尿裤在防护服内憋闷五小时才可更换，那种难受的感觉，的确非常考验我的毅力，我必须强忍着，坚持着。

救援工作虽困难重重，但一个多月来，那些或深刻或温暖的瞬间，也让我感到“痛并快乐着”。汉桃阿姨是与我相处时间较长的一位患者，经过一个多月

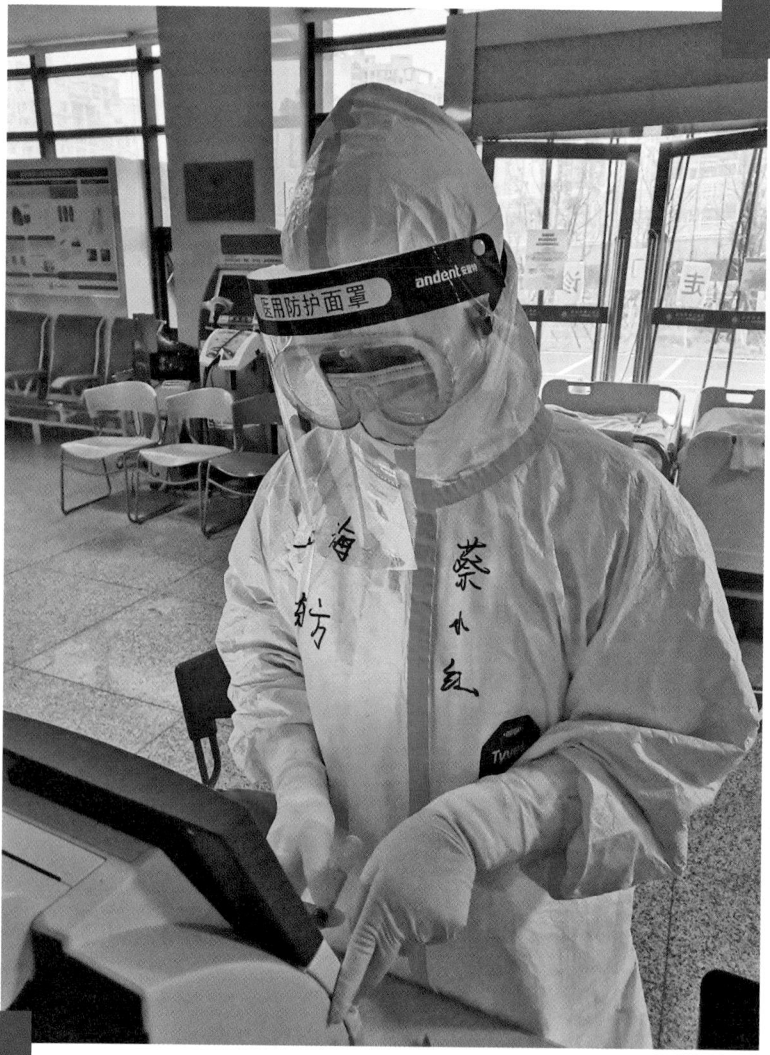

的护理陪伴，我们之间已经结下深厚的情谊。三月初，来自陕西的三位医护人员加入我们救援小组，得知有新来的护士，汉桃阿姨以为是来替换我们的，就不停问我“你们是不是要回去了？”她言语中满是留恋与不舍。我俯下身拍了拍她的肩膀，安慰她：“我们还不能回去，要和你一起坚守，要等你们都出院了，我们才能回家。”我顺势用手跟她做了个拉钩的动作，她的脸上浮现出欣慰的笑容，那时我知道，只要有我们坚守着，她就放心了。

经过一个多月的相处，我成了病友身边最亲密的人，也成了他们的希望和依赖。在我照料的病患中，有一位看起来非常年轻的阿姨，她实际已经五十多岁了，她不多说话，治疗过程中也一直情绪低落。由于治疗所用的中药很苦，在吃药时，我们都要跟她讲很多遍她才肯吃，有时干脆就吃一半丢一半。一天，我将自己从上海出发时老公准备的大白兔奶糖（为防止我低血糖而备）带给了她，让她吃药时能加一点甜。从那以后，她渐渐开始配合吃药，有时还主动跟我们讲话，脸上也多了一份战胜病魔的信心。

还有一次，由我护理的几床病患说自己已经一个多月没洗头了，第二天我就拿上自己的洗头膏带进病房，用自制的垃圾箱套上塑料袋当盆，利用下班时间帮她们洗了一次头。那个班是我最累的一次，当天我负责的是重症病人，已经为他们进行了长达四个小时的血透、置深静脉和气切，又利用下班时间把答应她们洗头的事情办完了。虽然很辛苦，但她们开心了，我也很欣慰。

何其渺小，何其无助

疫情前线，既有温馨动人的场景，也有心悸无奈的时刻。前不久，在我负责的病房中，有一位我精心护理了近一周的病患，他突然病情加重，发现情况后，我立即向主治医生汇报，随后联手进行了紧急抢救，虽然尽了最大的努力，但仍然无济于事，病人还是走了。当时，我们相处还没几天，但他那渴望的目光和依赖的神情，却久久萦绕在我的脑海……许久，我才接受了他已离开的事实。

还有一次情况更糟，我所在的病区一天之内就有4个病人宣告死亡。原因竟是医院氧气站供应压力不足，病人吸不上氧气。正常情况下，三院光谷院区需要吸氧的患者不多，医院原有供氧系统能够满足需求。但是，新冠肺炎疫情一到，大量病人需要吸氧治疗，形势顿时严峻起来。陈尔真领队了解到情况后，立刻找到三院领导，要求解决供氧问题。在双方的共同努力下，经过三天三夜不停地赶工，最终，两个直径五六米的大氧气罐在医院大楼外搭建起来。供氧问题解决了，也解决了我们一个班需要更换四五个氧气瓶的工作强度。

面对这些在疫情中迅速被褫夺的生命，作为一名医护人员，我时常感到自身是何其渺小，何其无助。生命在眼前就这样转瞬即逝了，我多么渴望自己有一双回春的妙手，能拯救她们，哪怕是能多挽留一段时间，那也是何其幸哉！他们就这样走了，连亲人最后一面都不能见到，弥留之际，只有我成了他们人生最后的守望者，想起这些，我真的很痛心，很难过……

2月28日是我的生日，忙碌之中，我已然将之抛却脑外。清晨，看到手机里陆续传来同事的祝福，才恍悟生日的到来。那天，酒店还特地为我做了一碗长寿面，这是医院大后方带给我的关怀，让我有种“回家”的温暖。女儿也发来一段话，她说“妈妈，尽管你身材纤弱娇小、说话柔声细气，然而却很有力量，这是一种真正的精神美。”这些来自家人和同事的鼓励，仿佛这段抗疫时光中时刻萦绕在我耳畔的动听音符，它是那样温暖明亮，而又充满希望。

三月，武汉的樱花开了。

疫情终将退去。

愿这个浴火重生的城市能被温柔以待，如樱花般灿烂……

蔡小红

上海市东方医院呼吸内科
朱晓萍

特殊时期的点滴记录

13年前的东方医院，那时还是二级医院。初进呼吸科，病人多半高龄，慢阻肺，老慢支，或是其他医院不再收治的晚期肿瘤病人。患者有要求医生多半要给予满足，否则，有些蛮横的家属甚至会跟医生动手。

现在，已经升为三甲的东方医院即将迎来百年院庆，医院里优秀的年轻人越来越多，带来的最大变化便是医院和学科主流价值观的改变。巧的是，新大楼拔地而起投入运营，此时的东方被同行视为“凤凰涅槃”。

呼吸内科的发展是东方极具代表性的一个缩影。

1990年3月东方新大楼落成，呼吸内科（九西）正式成立。核定床位35张，科室医生6名，最高职称为主治医师，博士生1名。19年来，呼吸内科经过几代人（陈贞宇，梁永杰，任涛，朱晓萍和郭忠良历任主任）的共同不懈努力，成为浦东地区应对公共卫生危机组长单位，完成了浦东新区SARS，H1N1等防控任务，参加国家大型抗震救灾以及暴恐袭击医疗救援任务。

2018年3月，东方医院另一新大楼落成，李强教授被引进东方。

两年多来，李强教授殚精竭虑，全科上下辛勤努力，建立了呼吸ICU，呼吸介入诊疗中心，肺癌中心及睡眠中心等。

2020年庚子年来了，呼吸科首当其冲的成为重点参与科室，所经历的一幕幕至今难忘。

1月12日收了一个病人，直白地告诉我们曾接触武汉人。影像学特征令人瞬间考虑病毒性肺炎，病原学检测数次阴性，但李主任提醒大家务必做好防护。病人好转出院时，主任和大家都长舒了一口气。

1月20日，浦东新区成立新冠肺炎医疗专家组，会上医政处领导布置任务，会议郑重而严肃，李强主任为医疗专家组组长，我为副组长。

1月23号武汉封城。正值临近过年，我们都取消了探望父母的行程。小年夜科里大交班布置工作，并安排数名医生春节期间赴发热门诊支援。

春节起，疑似和确诊病例逐渐多起来。李主任和我奔波于浦东各家医院会诊。那些日子晚上经常下着雨。武汉正是至暗时刻。

节后，呼吸内科门诊门口出现哨岗量体温的护士，全副武装。肺功能因为气溶胶传播的高风险暂时停止。而大气道梗阻，危重疑难病人的气管镜仍然在李主任带领下进行着。医院里首批赴武汉支援的医生连夜出发了。紧接着，医院动员大家驰援武汉报名，李强主任及本部科里二十多位医生争先报名。

1月25日世卫组织颁布了最新的医疗机构疑似新型冠状病毒感染防控措施临时指南后，李主任领着我们熬夜数晚翻译成文，指导实践。

2月2日，和李主任一起参加翁祖亮书记座谈会。会上李主任建议医院内专业感控队伍薄弱，建议重视和培养感控队伍建设。院内防控体系脆弱，扎好医院病人分诊路径中的每道防线，避免造成院内医务人员感染。

2月4日一大早交班，科里一些熟悉面孔不见了，第二批队伍连夜出发，科里五名医护奔赴武汉。心里感觉发紧。

2月6日，中华医学会呼吸病学分会和中国医师协会呼吸医师分会共同主办、《呼吸界》承办的“阻击新冠权威在线”直播，李主任受邀就WHO颁布的最新医疗机构疑似新型冠状病毒感染防控措施指南，全国在线宣讲。

2月6日，我给火神山建设者们线上介绍新冠病毒感染的防控。新区的各位专家主任们也一样，每次安排大家出诊，无论多晚多远从无怨言，更不拖沓。两位女主任每次夜间出诊时毫无二话令我感动。

那时也总有温暖。出外会诊，滴滴医务保障车免费随叫随到，服务周到温馨。科里经常有捐献的蔬菜和肉食。每天上班虽然每人只能领用一只外科口罩，总也有人捐献。

2月16周日到科里开会。一进办公室，便见同事很严肃，行李箱在侧，四人准备第二天赶赴武汉。晚上目送他们去理发时，内心紧张也担忧。

随着国家卫健委诊疗方案的新版出现，疑似病例一下范围扩大很多。每次会诊几十例病例，为甄别不出错，电话每一例患者和首诊医生，询问病史，追踪流行病学史，调取影像学资料。通过电话沟通，传递专业力量外也传递患者以温情，帮助克服恐惧积极配合治疗。

3月5号周一，从南院回来，便知我们科里四名医生即将出征武汉，李主任带队……，看着主任的背影，我心里深感压力和责任。

科里少了6名精兵强将，剩下的多是女医生了。隔离点派人，发热门诊派人，值班和管理病人人手奇缺，大家默默都在干并不多言，知道和前线武汉同道比，我们至少和家人在一起。

随着大批医护驰援武汉，武汉的情况一天天好起来，看见浙江、广东派出专车去拉复工队伍的消息，科里意识到需尽快复工，该救治的病人应该尽早收进。在医院和李主任支持下，肺功能很早开起来了。

3月27日，又是一波报名开始，准备境外援助抗疫，本部又有4名精兵强将去培训了，从未有过的压力……

终于，3月30日院周会通知，赴武汉救援队4月1日解除隔离回沪。4月2日晚迎接他们时，看见满脸倦容的雷院抱紧女儿的那一刻他的眼泪，看见小华和小陈瘦了很多，一脸的沧桑，不禁相拥一起泪流不止。

4月14日，李主任小分队回来了，两鬓和头顶多了很多白发，平时很讲究的他，头发很少长到这么长，知道他们经常干到半夜，宣讲会上主任哽咽了……

工作又恢复了日常。早上交班的日子，主任照例语重心长。

周四上午科里病例讨论，办公室里坐满了人，兵强马壮之感，这种讨论的仪式和质量截然不同，准备病例更认真。科里的一些伙伴也变了，表面安静但做事能感觉出充满了力量。

经历了这几个月的风风雨雨，我成长了很多，对生命和人性理解了很多，更懂得珍惜。珍惜这种日常，珍惜这个平台，珍惜身边人，更懂得踏实，认真做事，诊治好每一位病人，全力以赴……

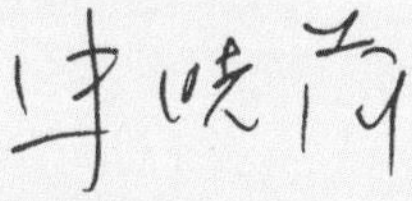

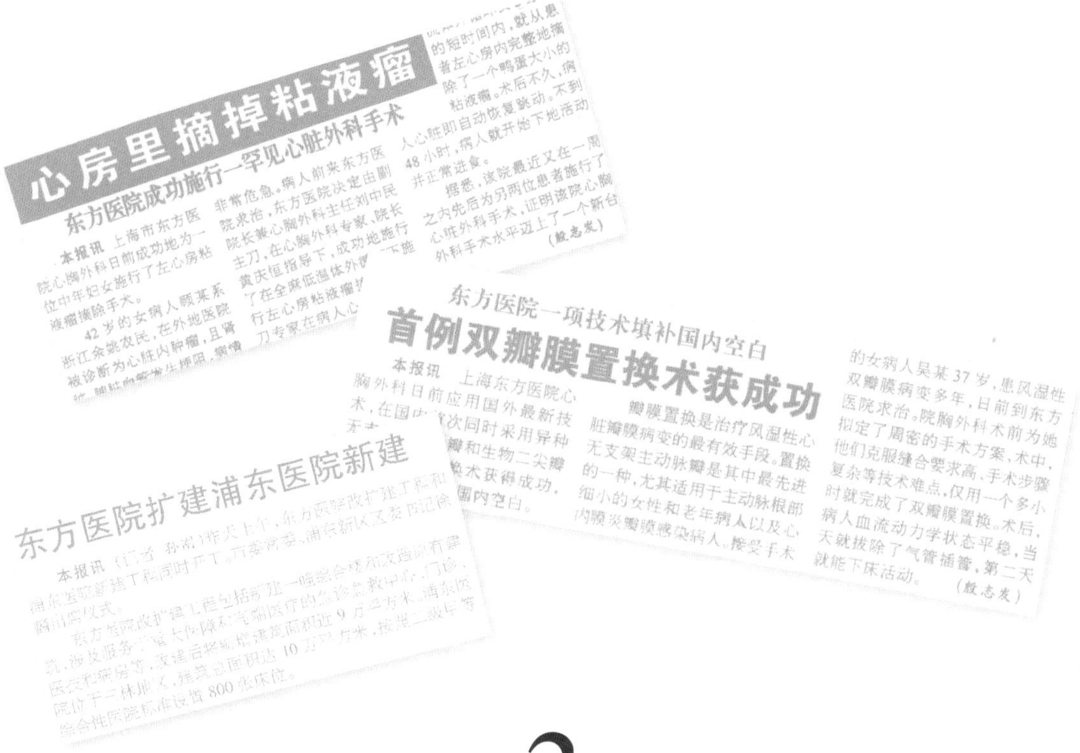

心房里摘掉粘液瘤

东方医院成功施行一罕见心脏外科手术

本报讯 上海市东方医院心胸外科日前成功地为一位中年妇女施行了左心房粘液瘤摘除手术。

42 岁的女病人顾某系浙江余姚农民，在外地医院被诊断为心脏内肿瘤，且肾……

非常危急。病人前来东方医院求治，东方医院决定由副院长兼心胸外科主任刘中民主刀，在心胸外科专家、院长黄庆恒指导下，成功地施行了在全麻低温体外……下施行左心房粘液瘤……刀专家在病人心……

……的短时间内，就从患者左心房内完整地摘除了一个鸭蛋大小的粘液瘤。术后不久，病人心脏即自动恢复跳动。不到 48 小时，病人就开始下地活动并正常进食。

据悉，该院最近又在一周之内先后为另两位患者施行了心脏外科手术，证明该院心胸外科手术水平迈上了一个新台阶。（殷志发）

东方医院一项技术填补国内空白

首例双瓣膜置换术获成功

本报讯 上海东方医院心胸外科日前应用国外最新技术，在国内……次同时采用异种……瓣和生物二尖瓣……换术获得成功，……国内空白。

瓣膜置换是治疗风湿性心脏瓣膜病变的最有效手段。置换无支架主动脉瓣是其中最先进的一种，尤其适用于主动脉根部细小的女性和老年病人以及心内膜炎瓣膜感染病人。接受手术的女病人吴某 37 岁，患风湿性双瓣膜病变多年，日前到东方医院求治。院胸外科术前为她拟定了周密的手术方案，术中，他们克服缝合要求高、手术步骤复杂等技术难点，仅用一个多小时就完成了双瓣膜置换。术后，病人血流动力学状态平稳，当天就拔除了气管插管，第二天就能下床活动。（殷志发）

东方医院扩建浦东医院新建

本报讯 ……东方医院改扩建工程和……

3 波涛洪流 勇立潮头

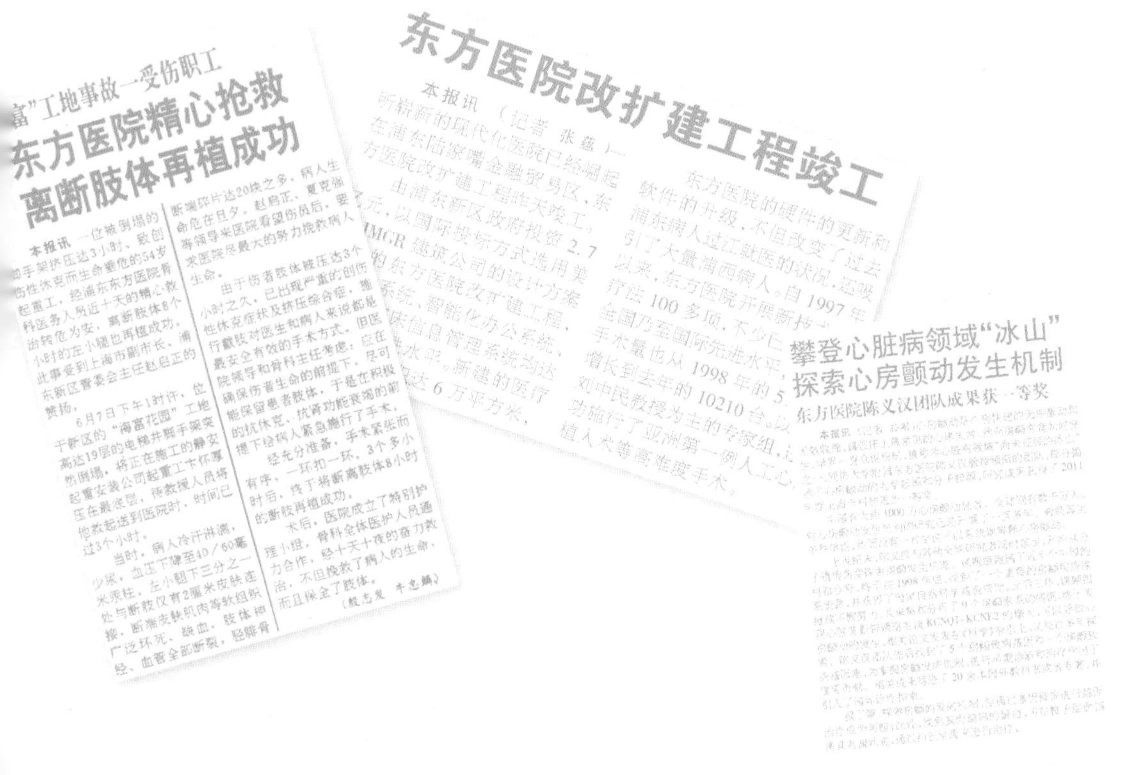

“……富”工地事故一受伤职工

东方医院精心抢救 离断肢体再植成功

本报讯 一位被倒塌的……脚手架挤压达3小时、致创伤性休克而生命垂危的54岁起重工，经浦东东方医院骨科医务人员近十天的精心救治转危为安，离断肢体8个小时的左小腿也再植成功。此事受到上海市副市长、浦东新区管委会主任赵启正的赞扬。

6月7日下午1时许，位于新区的“海富花园”工地高达19层的电梯井脚手架突然倒塌，将正在施工的静安起重安装公司起重工卞怀厚压在最底层，待救援人员将他救起送到医院时，时间已过3个小时。

当时，病人冷汗淋漓，少尿，血压下降至40／60毫米汞柱，左小腿下三分之一处与断肢仅有2厘米皮肤连接，断端皮肤肌肉等软组织广泛坏死、缺血，肢体神经、血管全部断裂，胫腓骨断端碎片达20块之多，病人生命危在旦夕。赵启正、夏克强等领导来医院看望伤员后，要求医院尽最大的努力挽救病人生命。

由于伤者肢体被压达3个小时之久，已出现严重的创伤性休克症状及挤压综合症，施行截肢对医生和病人来说都是最安全有效的手术方式。但医院领导和骨科主任考虑：应在确保伤者生命的前提下，尽可能保留患者肢体，于是在积极的抗休克、抗肾功能衰竭的前提下给病人紧急施行了手术。

经充分准备，手术紧张而有序，一环扣一环，3个多小时后，终于将断离肢体8小时的断肢再植成功。

术后，医院成立了特别护理小组，骨科全体医护人员通力合作，经十天十夜的奋力救治，不但挽救了病人的生命，而且保全了肢体。（殷志发 牛忠麟）

东方医院改扩建工程竣工

本报讯（记者 张蕴）一所崭新的现代化医院已经崛起在浦东陆家嘴金融贸易区，东方医院改扩建工程昨天竣工。

由浦东新区政府投资2.7亿元，以国际投标方式选用美国IMGR建筑公司的设计方案的东方医院改扩建工程，……系统、智能化办公系统、……床信息管理系统均达……水平。新建的医疗……达6万平方米。

东方医院的硬件的更新和软件的升级，不但改变了过去浦东病人过江就医的状况，还吸引了大量浦西病人。自1997年以来，东方医院开展新技术、新疗法100多项，不少已达全国乃至国际先进水平，手术量也从1998年的5……增长到去年的10210台。以刘中民教授为主的专家组，成功施行了亚洲第一例人工心……植入术等高难度手术。

攀登心脏病领域“冰山” 探索心房颤动发生机制

东方医院陈义汉团队成果获一等奖

1920-2020

100

上海市東方醫院

同济大学附属东方医院

上海市东方医院脊柱外科主任
吴德升

马背上的科室

在庆祝建院一百周年的时候，写这个题目，是标题党还是矫情？在高楼林立的陆家嘴，现代化的东方医院新大楼落成，何来科室在马背上颠簸？

东方医院最近一次的改扩建，历时近十年，尤其是建院一百周年前的2019年，老大楼装修改造，几乎涉及门诊病房的所有科室，大部分科室多次搬迁，2019年有一段时间，东方人见面的的问候语是：“搬了吗？”“搬哪啦？”“还搬吗？”颇有一种“你是谁？”“你从哪里来？”“你要到哪里去？”的哲学思辨意谓，一边是装修的轰轰烈烈，机声隆隆，一边是要完成大量的门诊手术病人的诊断治疗，打包起来的科室资料书籍和医护人员的个人用品在相当一段时间内没法打开，因为可能还要搬，这就像一支马队，行军、安营再行军，脊柱外科的同事们戏称我们是“马背上的科室”，在这样的马背上，我们克服了诸多不便和不利因素，2019年绩效工作量比上一年增加了近10%，百年院庆前学科及专科评估，脊柱外科位列全院专科前五，同时，我们戏称的“马背上的科室”倒是给了全科同事深刻的启发。

东方医院脊柱外科开展工作始于1999年，2012年正式建科，期间从十一东搬到十东再去九东再到七西，后又过渡到十二东，搬到新大楼12楼后，由于新大楼12楼还需完善装潢，近期我们又到八西暂时开展工作，搬迁这么多次，首先，科室必须服从医院对全院科室布局的大局，人才引进，科室设置，这是东

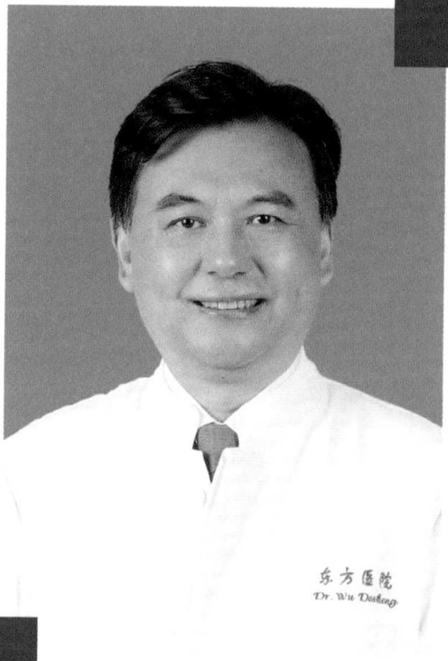

方管理层在新时代谋划的弯道超车跨越式发展的深谋远虑。

因为搬迁频繁，发生过些故事，有位上颈椎畸形的患者术前需要颅骨牵引，术前准备时间比较长，她和脊柱外科医护团队混得很熟悉了，手术当天脊柱外科还在新大楼12楼，术后患者入新大楼6楼监护室观察两天，再回到脊柱外科病房是在八西，老人家有些蒙圈，说自己是不是在穿越，她说像在“云游”一样，期间遇到一个小仙女护士，深夜将自己值班吃的饼干拿来给她充饥，和她聊天，现在病房怎么不是原来的模样，但主任护士长和天天来看她的医生她都熟悉，也很亲切，仙女姑娘不见了，原来的病房不见了，她能站起来了，后来我们知道那个仙女是监护室的护士，我们帮她确认了那位仙女，她高兴地说，无论你们脊柱外科病房搬到哪里，东方医院这块牌子在，东方脊柱的医护团队在，就是金字招牌，其实在不断的搬迁过程中兄弟科室间的配合十分重要，尤其对于年轻的脊柱外科，坦率地讲，开始时有些同事是有些怨言的，但时间一久，大家便悟出了些道理，生于忧患，死于安乐；不折腾不前进，不吃辣椒不革命；科室发展的酸甜苦辣是宝贵的经历，何不就此提醒我们自己：年轻的脊柱外科要发扬当年红军长征精神，竹杖芒鞋轻胜马，何况已在马背上。

如今，马已经不再作为交通工具，但以马为题的精神很多，马上行动，龙马精神，马不扬鞭自奋蹄，脊柱外科在浦东开发三十年东方医院建院百年之际，全科同事的信念是：骏马奔腾，马不停蹄，行稳致远。

脊柱外科的信条是：生理正直挺拔，心理能屈能伸。同理：生理能屈能伸，心理正直挺拔。既然在马背上，当记住：“快马加鞭未下鞍，离天三尺三”，我们不是要上天，东方建院百年，脊柱外科才八岁，我们希望“马背上的科室”成长为国际化的现代化的科室，在陆家嘴，享誉全球。

这几天听说我们脊柱外科会搬到11西，1999年脊柱外科刚开展工作时我们在11东，如今我们到11西，从11东到11西，11意味两条腿走路，无问东西，马不停蹄，不断前进。

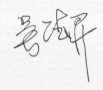

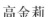

中德东方魏尔啸联合病理研究所
高金莉

病理人的心声

在医院里，有这样一群安静、神秘而特殊的人...

他们每天经手人体不同部位的标本，时刻承受着福尔马林气味的熏蒸；他们不是厨师，但是工作台却如同灶台一般一应俱全，“刀工”可与高级厨师媲美；他们不是法官，但是每天断案练就了“火眼金睛”；他们几乎不与患者直接接触，但是透过显微镜，看到患者及家属正在经历的生死挣扎和喜怒哀乐；他们没有掌握生与死的能力，但是从他们手中出具的每个结果，都可能是病人生命的分水岭。——他们被称为“生命的法官”“医生中的医生”。他们就是一群藏在医生背后的“幕后英雄”——病理科医生！

在这里，我们想写写中德东方魏尔啸病理研究所和病理科的带头人、业务副所长高金莉主任医师。

20年前，高金莉不顾领导和同事的反对，放弃了临床医生的工作岗位，考研时毅然决然地选择了病理学专业，成为了他们当中的一员。

3年前，高金莉谢绝了院领导和同事们的再三挽留，辞去了当地最大公立三甲医院病理科主任的职务，独自背起行囊，告别了生活40多年的家乡，毅然决然地加盟了东方医院。虽然当时好多人对她的选择感到不解，“好好的大三甲主任不当，为何去闯荡上海滩”？但是，高金莉决心已定。东方，是太阳升起的地方，也是孕育希望的地方。

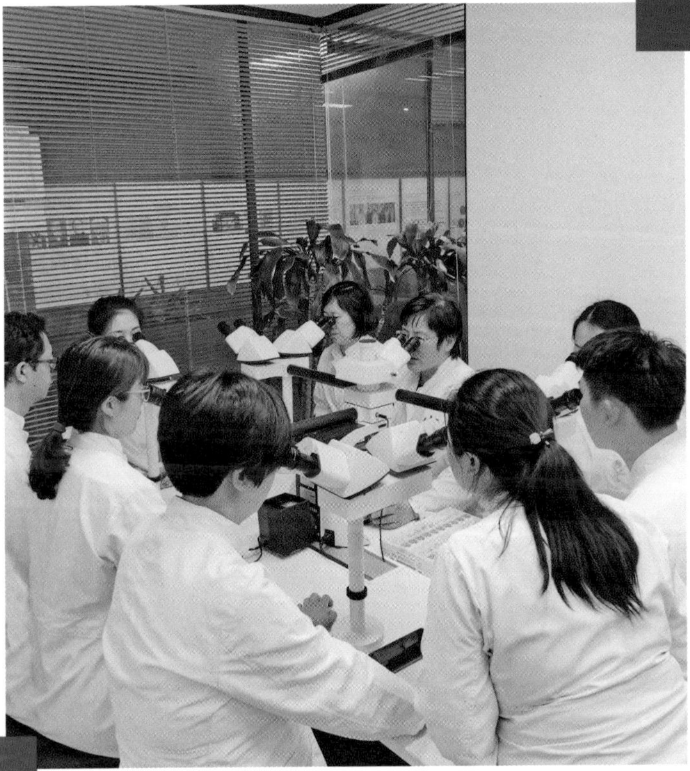

高金莉感慨到，“当初，刘院长亲自把我送到病理科，并提出了对病理科未来发展的要求和希望。让我倍感亲切和温暖，并暗下决心一定要尽最大努力把科室带好，不能辜负院领导的重托和期望”。3年过去了，每一天迎着朝霞进入东方，踩着星光回到宿舍，带领着这只年轻的队伍不断学习，丝毫不敢懈怠，并把自己多年来的病理诊断经验毫无保留地传授给年轻人。她实现了自己的承诺，没有辜负德国迪特院士的信任和医院领导的嘱托！

“在东方工作的3年里，东方人的热情、团结、进取、担当、奉献和包容，令我深深感动，也为自己能融入这样的集体而骄傲和自豪。东方大咖云集，能与他们为伍感到十分荣幸，同时也感到了前所未有的压力。所以只有不断提升自己，才能不掉队，跟上咱东方医院快速发展的步伐”。高金莉的感言是如此的朴实无华！

为了更好的为临床医生和患者服务，高金莉带领病理团队优化病理流程，缩短报告周期，同时，狠抓病理质量，连续3年在上海市病理质控排名中均名列前茅，组织科室积极参与临床病例多学科讨论，为病人的精准诊治提供病理上的依据和参考。

东方胃肠外科优秀的专家云集，不少外地病人慕名前来，术前临床医生会让患者借切片到病理研究所会诊。曾经有一位患者胃活检当地诊断了腺癌，但经过高主任的仔细观察并没有发现癌细胞，只是一般的炎症，吃点药或许就好了，只要积极随访。病人当场激动地落泪，语无伦次地不停感谢！还有一位33岁的患者，当地诊断了直肠中分化腺癌，来到东方准备做手术，但经过高主任会诊后，发现是神经内分泌肿瘤，G1，且病变很小，息肉样，肠镜下就可以切除治疗。所以立即通知手术医生，不要给病人开大刀，令病人免受了手术之苦。

这样的病例不胜枚举，正是有无数像高金莉主任这样的好医生，白衣天使的存在，才止住了病魔肆虐的步伐，挽救了无数人的生命！每当看到患者家属由刚到医院时的愁眉不展到离开时的满脸笑容，我们病理人发自内心的替患者感到高兴，那种成就感是什么都比不上的。病理医生虽然不能亲自给病人治疗，但作为东方的一员，在参与的过程中也倍感幸福。

东方未来的繁荣似锦，不仅需要鲜艳的红花，也需要绿叶的陪衬。如果说临床医生是红花，那么，我们病理人甘当绿叶，共同为东方的繁荣昌盛献出自己的青春和美丽！

上海市东方医院内分泌科
王　华

坚守初心，援滇救疾

2019年6月25日，辗转地铁、飞机、客运，历经十几个小时候后，我终于到达了此行的目的地——大理州云龙县人民医院，这是我第三次参加对口支援来到云南，第二次来到这个朴素的小县城，一切都是那么熟悉又带着些许陌生，在进行短暂的交接和休息后，我开始了我的本职工作。

那是一个下着雨的下午，病人较平常少了许多，我坐在电脑前看着住院病人的医嘱，突然一个红色的包裹出现在我眼前，“王医生，真的是您啊，您又来咱云龙啦！”我抬头望去，是一个满头白发的老太太，看着他略带拘谨的笑脸，只是觉得在哪见过，却记不得她是谁了。“我是永安村的xx啊，当初我的左脚都快烂透了，多亏了您，要不然我现在能不能走路还难说呢，您看……”说罢便脱下鞋伸出左脚给我看，看着足底狰狞的疤，我想起来了。

第一次见她，是去年我到永安村义诊，当时她拄着拐一个人过来，虽然在室外，但隔着老远就能闻到她身上散发出的臭味，那是一种腐肉的味道。“听说这里有上海的专家过来义诊，在哪呢，能让他给我看看吗？”随后工作人员把她扶到我跟前，指着我说“这就是，这是上海东方医院过来的专家，王主任，您找他看什么毛病啊？”“唉！您看我这脚，前阵子上山砍柴弄伤了，一直不见好，到村卫生室看了几次，也没什么用，现在反而更严重了，王主任啊，您看看这是怎么回事？”说着便慢慢把鞋脱了下来，顿时那股味道更浓郁了几分，脚上原本包扎的的纱布已经被血和脓染成了黑色，原用来固定的胶布虽已脱落，单纱布仍然牢牢的粘在伤口上。这时村医过来了，略带无奈的说：“这个老太太啊，有糖尿病好几年了，一直也没正规治疗过，让她吃药她也不吃，前阵子脚受伤后自己服用了几天草药，化脓了才来找我，换了一阵子药也不见好，让她去县医院她也不去，一直拖到现在……唉！”

终于，我慢慢地把她的纱布揭下来了，足底上一个3-4公分的大坑，周围的组织都已经缺血坏死，呈焦黑状。“老太太，平时有没有口干、口苦、吃得多、容易饿这些症状？”“有啊，我前几年开始就觉得口干，不过多喝点水就好了，乡下人嘛，没什么讲究，干活就容易饿，这也是病吗？”我意识到她很可能就是糖尿病患者，而且其病症已经影响到脚伤。为了引起重视，我严肃地对她说，“您这很可能就是糖尿病，要跟我们回县医院治疗，不然您这脚再拖下去以后就没得治了，要截肢的。”听到要去县医院，老太太有些为难，沉默一会问道，“王医生，我这脚能治吗？去县医院还是您给我看吗？”“有治，您到县医院来，我给您看。”

第二天，老太太早早地来到云龙县人民医院。随后在我和云龙县人民医院大内科的精心照料下，老太太的血糖得到控制，左足经过清创与换药也慢慢好起来了。再后来，忙碌的工作慢慢将此事冲淡，没想到这次还能再见到这位老太太。“王医生，您记起来啦，自打上次出院，我每天都按时吃药，隔三差五上我们村卫生室测测血糖，村医说我这血糖控制得好，多亏了您啊，不然我这脚估计就废了。这次听说您又来了，特地过来看看您，自家也没啥，就带了点土鸡蛋，您尝尝……”推辞再三，我还是收下了，闲聊片刻后，老太太就走了。

望着桌上的土鸡蛋，我陷入了沉思。或许我终生都无法治愈任何一位糖尿病患者，但我仍将拼尽所能，为患者提高生活质量，延长生命长度，成为生命与死亡之间的减速带。也许这位老太太只是我职业生涯中轻描淡写的一笔，但我对于她来说却不亚于一个里程碑。我不敢说我赋予了她新生，起码我让她保留了自由行走的能力。这或许就是支撑着我，让我在从事重症监护室医生职业的爱人的理解和支持下，甘愿放下“小升初”的大宝以及尚在幼儿园的小宝，选择三赴云南，为那里的人民健康事业献上绵薄之力。

通过三次“援滇”行动，在云龙县人民医院和我的努力下，云龙县综合内科成功开展糖尿病足的清创换药术、胰岛素泵的应用以及普及糖尿病的健康宣教，从综合内科组建出一个专业性强、业务水平高的内分泌专业队伍。

路漫漫其修远兮，吾将上下而求索，这将会是我毕生呕心沥血，倾尽心思也要坚持下去的初心。医生之伟大，就是自认为不伟大，这是我们的职业需求，也是为人民服务应有的态度，担其职，尽其责，我会永远与时间赛跑，为患者创造更明朗的明天。

王华

上海市东方医院南院创伤外科主任、
中国国际应急医疗队（上海）队长
孙贵新

美国马里兰创伤中心见闻录

十年前，在刘中民院长与外事办王欣主任的推荐和安排下，我受医院委派，于2009年3月到马里兰休克创伤中心学习，如今，转眼间已过去了十多年。

在那段时间里，我先后参加了美国创伤协会在马里兰州召开的年会，并多次与马里兰创伤中心的老师在不同学术会议上见面。那段经历让我在专业及见识上均受益非浅。

马里兰大学医学院位于美国东海岸的马里兰州巴尔的摩市，离美国首都华盛顿仅30多英里。成立于1807年，距今超过200年的历史，是美国最早的公立医学院之一。1961年，由创伤外科专家R Adams Cowley医师首先倡议并建立了全美第一个创伤中心——马里兰州的Shock Trauma Center（现名为R Adams Cowley Shock Trauma Center），提出创伤界著名的“黄金一小时”概念。上海市东方医院创伤中心的模式与马里兰创伤中心比较接近，因此马里兰创伤中心与我院形成了密切关系，能够在培训名额十分紧张的情况下，仍接受我院医生的培训。

马里兰休克创伤中心整洁的就医环境令我印象深刻。楼与楼之间相通，可免去病人在刮风下雨时通行的烦恼，道路也非常干净，中央空调常年使用，楼内通风设施很好，加上餐厅及周围多个咖啡馆的咖啡香味，感觉空气清香宜人，走进来很自然就有一种舒适的感觉。清洁工各司其责，清洁着院内道路、病房、电梯、厕所等地方，像电梯和厕所是要每隔1-2小时进行一次清洁，备有记录。院内设有很多垃圾箱，分门别类，除了收集塑料、罐头瓶、废纸之外，同时看到有收集电池、回收旧衣服的大箱子。医院内是禁止吸烟的，医生护士都很遵守，即使吸烟，也是到楼外专门的吸烟区吸烟。访客进入医院会自觉地到门口拿临时的胸牌探视病人，离开医院时会认真地用院方提供的消毒液或清水洁手，并把垃圾丢进该放的垃圾箱内。大家共同维护着这良好的就医环境。

医院除了要具备优良环境，使病人就医感到放松外，还需拥有人性化的服务方式。在马里兰创伤中心，无论走到医院的哪个部门，总能看到各种急救设备井井有条，常用医疗设备触手可及。在医院内行走就如同在一个充满人性关爱的文化长廊里漫游，墙壁的艺术画、温馨提示、健康知识、图谱，还有各处悬挂的导向牌以及地面上画有不同颜色的路标指示，分别指向、通向各窗口单位等等，大大方便了病人就诊。医院设有病人联络主任，负责处理病人及家属口头或书面作出的正式投诉，并由适当的人员进行调查或跟进。病人的医疗、生活护理，由医院全部负责，无须另派陪护人员，这也大大减轻了家庭的压力。到了用餐的时候，会有专职人员把病员所需的，配有新鲜水果的可口套餐送到床前。

优质的医疗服务水平，既是医院最根本的价值体现，也是其竞争力的象征。在马里兰休克创伤中心，无论是医生还是护士，直至护理支援人员，都尽职尽责。他们严格执行各级医生查房制度，早查房、晚巡房，为病员解释病情、心理疏导，真正体现“以病人服务为中心”。医生为方便联系工作，上班时带着院内传呼机，在工作时间能够全身心地投入到工作中。医院门、急诊及病区，每间诊室内均有医院联网电脑，医生只需将病人一般资料条码扫进电脑，就可以浏览该病人在本院和既往在医管局属下的任何一家医院的诊病记录，便于医生对所诊治的病人有一个全面的了解，能及时、又好又快地为病人解除疾苦。

作为美国东部的创伤龙头，拥有先进的技术与设备，病人的量自然很大，因此，医生常常有拖班、加班的事情，遇上急诊手术或突发事件就更不用说了。然而，每一个医生都还是那样敬业，医生的社会地位很高，因为救人生命在民众看来就是高尚的职业。医生培训时间较长，因此高薪对他们来说，真的当之无愧。美国的医疗纠纷不多，而且不存在正面冲突现象。病人一入院就加强沟通，提高病人的信任度。

马里兰休克创伤中心不仅是一个看病就医场所，还有着浓厚的学习氛围。

医学院有一个功能齐全的图书馆，除了有丰富的专业藏书外，在这里借书也没有数量上的限制，还有多部电脑供读者使用。更方便的是设有几个单独的小阅读室，可在其中讨论问题或者开会，这里是住院医师和访问学者喜爱的学习场所。本院医生和外来学者可以凭ID身份卡就可以随时进出，享受安静且优雅的读书氛围。图书馆里有先进的复印机，各种尺寸的纸张应有尽有，可免费复印且没有数量的限制。在美国要成为一名专科医生必须经过艰苦的努力，能够在顶级医院做住院医师或临床fellow很不容易，要在全美范围内筛选，竞争非常激烈，只有成绩特别优异者才会成功，因此可以说这里的每个人都非常优秀。

这家医院的每一位临床fellow受训一年结束时，都要做一个专题研究报告，权威专家考核认可后才可结业。做完5年的住院医师和1-2年的专科fellow后，才能成为一位专科医生。几乎每个部门、每个科室都会有自己的研讨会议室，且利用率很高，没有特别情况，这里基本每周都会有活动，通常是在中午的休息时间进行，内容涉及本专业的一些进展、学术动态、一些经验和体会的分享、一些自己研究结果的小结或回报等。每周四早晨，全院有一个固定的业务讲座，形式多样，由各个部门的相关科室做准备，可以是病例讨论，可以是基础培训，也可以是新技术、新治疗的运用等方面，有专业性的，也有科普性的。

医生是一个很受尊重的职业。在马里兰休克创伤中心的医生大多数是在名校进修和工作过的，也不乏毕业于美国哈佛大学、英国剑桥大学等世界名校的

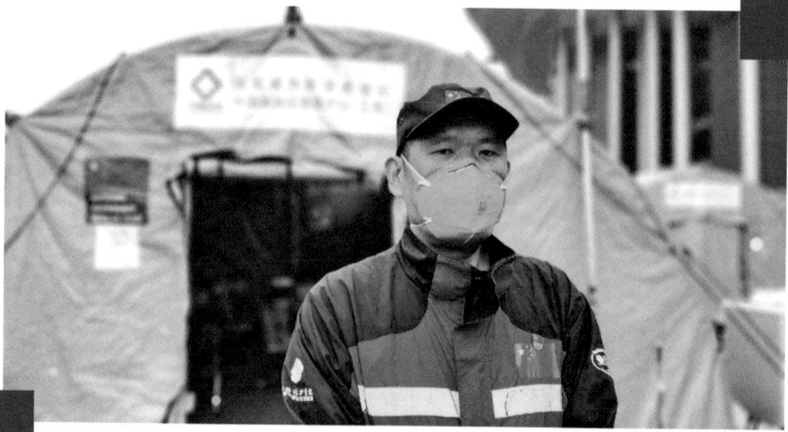

人。这里的病人也非常尊重医生。一个明显的表现是，那些在专科门诊预约等候的病人，他们都会静静地等在候诊大厅，由护士叫病人的名字进入医生诊室，没见到一个病人未经护士同意擅自进入医生诊室的，而且每位病人看完病后都会向医生道谢。从病人的眼光可以看出，他们对医生很信任，医生也可以感受到来自病人内心的尊重和理解。

马里兰州政府对医学人才的重视，对知识的崇尚也同样值得我们学习思考。医院设有一套让病人满意的体系——病人入院后，除了医生、护士外，还有营养师、药剂师、心理咨询师、社会工作者等都会来看病人，这些都会在病程记录上记录。他们起了很大的作用，比如社会工作者往往处理一些与保险、家庭纠纷、缺钱等等与医疗无关的事项，这样既使病人满意，又节约了医生宝贵的时间，使其可以花费更多精力在医疗上。

马里兰创伤中心的每个临床部门都管理得科学有序，工作有条不紊。各种临床检查、治疗前均有不同的告知书，特别是一些有创的检查与治疗，如介入检查及治疗的术前谈话，签署告知书；术后注意事项，康复知识的告知以及出院的随访告知等。这样既增加了服务的内涵又避免了不必要的医患矛盾。病人病例资料非医务人员不得翻阅，也不接受任何有关咨询病情的电话，因为不能确认打电话者的身份。医学带教时，也要向病人解释，取得病人的同意。病房禁止拍照、摄像等。在这里病人得到了充分的尊重，医院也从病人那里得到赞誉的口碑。

此外，马里兰创伤中心的住院医生培养，也有着一贯的严格章法。若不是亲眼目睹美国住院医生的工作，就难以想象他们辛苦的日常。先来看一下一天的工作安排，早上6:00~6:30到达科室，每个低年资的住院医生把自己的病人看一遍，记录病程录，给出治疗方案，然后均向住院总医生及Fellow汇报，他们往往能决定病人的诊治；在8点以前所有的事基本完成；8点开始学习活动，基本上每天都有，周一、周五是早汇报Morning report，每两周的周二是患者病死率及致残率的病例讨论，其他的可能是Case conference。

此外，从医院对设施的定期保养与维修，资源共享；人力资源的合理配备和管理；健全的临床与基础科研体系；完善的后勤保障、保安机制；应对各种灾难和突发事件的预警方案；行政上的科学监控、监管机制及对职员生活、劳动保障机制等可以看出，医院的管理是具有科学性的。我印象深刻的一个事例是那里手术器械创新很多，手术室中的各种工具就证明了这一点，除了各式功能不同的手术拉钩以外，还有各种用途不同的手术床、附属支架等，就连修剪骨头都是用一个小的机器来完成的，修出来的骨头很规则，大小一样，还可以有效避免污染。

它山之石可以攻玉，在我看来，外出交流学习重要的一点是要学习国外研究的方法，完整的临床资料、客观的统计、合理的推论、当然还有科研诚信和知识产权问题等等。对于医院来说，要营造温馨的工作环境，浓厚的学习、学术氛围；对知识崇尚，对人才重视，继而方可拥有一支高素质专业队伍。另一方面，医院的管理工作也要围绕病人，体现人文关怀，方便病人就医，如此方可赢得声誉，扩大影响。比较高兴的是，这种医院发展之道，如今正在东方医院逐步实现。

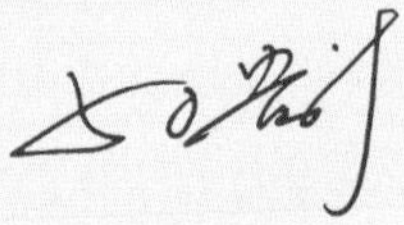

上海市东方医院生物样本库（干细胞资源库）主管
赵庆辉

我愿做一颗细小的“螺丝钉”

《雷锋日记》这样记载：如果你是一滴水，你是否滋润了一寸土地？如果你是一线阳光，你是否照亮了一份黑暗？如果你是一颗粮食，你是否哺育了有用的生命？如果你是一颗最小的螺丝钉，你是否永远坚守在你生活的岗位上？”这一直激励和鼓舞我在工作岗位上坚守自我，发光发热，哪怕只是一颗细小的“螺丝钉”……

焕发新生

2015年10月8日，我加入东方医院干细胞基地，开始了至今约5年的东方之恋。那时正赶上张江干细胞一期建设，基地负责人刘中民院长多次强调：“要布局和打造东方干细胞资源库，助推上海乃至国家干细胞及转化研究”。

经数十次论证，在原有基础上改造和建设，2016年10月东方医院生物样本库（干细胞资源库）焕发新生，成为国内领先服务于干细胞研究和转化医学研究为一体的标准化生物样本库。

在建设过程中，我坚守岗位，尽职尽责，时时刻刻当好一颗“螺丝钉”。在做好本职工作的同时，通过学习、查阅文献、多方调研，时常献计献策，并协助部门领导开展生物样本库（干细胞资源库）相关工作，包括后期质量体系建

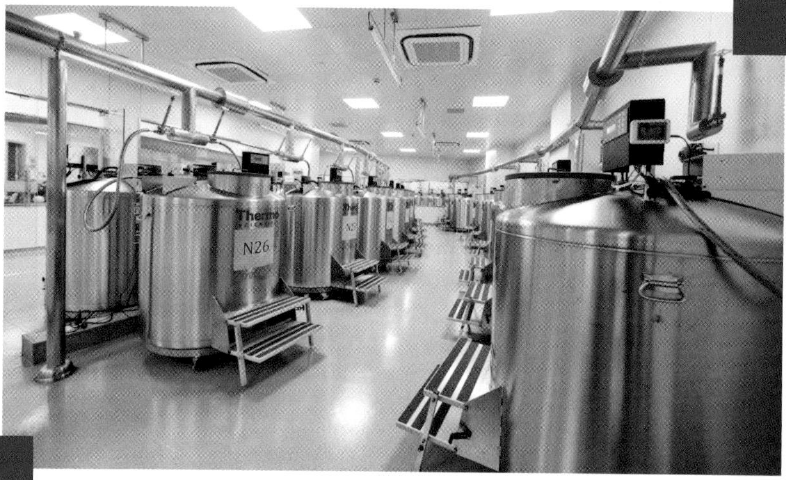

国家干细胞转化资源库

设、资源汇交及共享服务等。作为获奖人，干细胞资源库“五库理念与功能”荣获2018年度上海市浦东职工科技创新合理化建议入围奖，而东方医院生物样本库（干细胞资源库）也成功入选2018年度中国生物样本库年鉴。

与此同时，我积极配合和协助部门领导开发和打造五位一体的干细胞临床研究全流程信息管理系统，这也成为东方医院在干细胞领域的重要实践与探索，获得了良好的社会效应。

标准体系

2018年初，我院启动ISO9001:2015质量管理体系认证。在近一年的准备期，我积极参与，在完成自己工作的同时，协助部门进行相关体系文件的撰写、体系试运行、内审、两次现场审核等，最终于2019年3月通过认证。

紧接着就马不停蹄地实施中国医药生物技术协会生物样本库质量达标检查。我的主要任务是完成“资源与安全卫生”部分以及准备生物样本库（干细胞资源库）PPT并现场介绍。2019年5月31日，专家组对组织人员、资源与安全卫生、业务管理、信息化系统、质量检测和质量体系管理等六大部分进行现场审核并充分讨论和评定，最终通过现场检查。

通过标准体系建设，有效提高了我院生物样本质量，提升了业界影响力。而我自己也学习和积累了许多，有坚持，有感动，有汗水，有收获，也荣幸受邀参加2019年中国生物样本库年会青年论坛，分享和介绍我院在生物样本库（干细胞资源库）建设过程中相关经验。

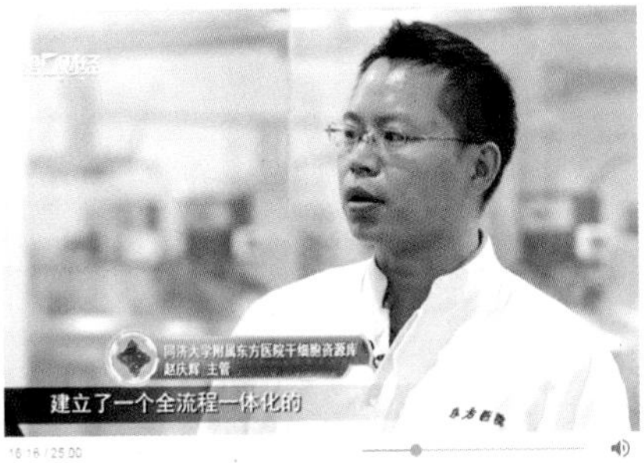
同济大学附属东方医院干细胞资源库
赵庆辉 主管
建立了一个全流程一体化的

第一财经频道现场采访

服务成效

围绕国家重大发展战略，面向干细胞各类科技创新活动提供服务，积极协助部门领导开展共享与服务，包括资源收集和共享、技术支持与培训等。

当前，生物样本库（干细胞资源库）支撑了多项国家干细胞临床研究（适应证有间质性肺病、心衰和糖尿病肾病等），为临床研究提供资源存储、技术支持和保障，有效推进了干细胞临床转化与应用进展。同时，2017至2019年度连续举办三届全国临床级干细胞库国家级继续医学教育项目，提高了干细胞从业人员的理论素养和实践技能，获得业界的一致好评。而我自己在默默坚守的同时，也积累了丰富的知识和工作经验。

获批建设

因为有了医院层面和刘中民院长的前瞻布局，2015年，在张江干细胞一期支持下的干细胞资源库基础设施改造和五大功能得以建设；2018年，在张江干细胞二期的支持下的干细胞战略资源建库和功能取得完善；2019年，实施和通过ISO9001质量管理体系认证和中国医药生物技术协会生物样本库质量达标检查。时至今日，才有了国家干细胞转化资源库的获批及领跑全国干细胞的地位。

2019年6月5日，科技部、财政部发布关于国家科技资源共享服务平台优化调整名单的通知，文中明确，依托同济大学负责承建的国家干细胞转化资源库获批准建设，其中附属东方医院负责临床级干细胞资源库建设，生命科学与技

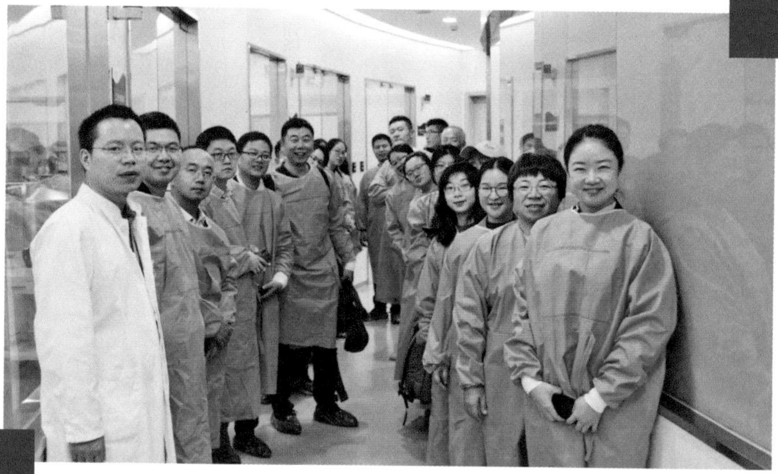

培训班学员参观交流

术学院负责科研级干细胞资源库建设。

得知消息的那一刻，整个团队沸腾了，大家兴奋地互相道喜，并把这一消息传递给更多的人。团队负责人刘中民院长表示："这是对我们长期以来在干细胞领域工作的肯定和阶段性工作总结"。近年来，在国家、上海市、浦东新区等相关部门支持下，东方医院打造了干细胞全产业链高地，已具备提供基础科研、临床转化、药物研发及产业化的基本能力。

而我瞬间感动了，也振奋了，用当下流行语说："我骄傲""实力不允许我淡定"，因为这份收获中也有着自己的辛勤耕耘，虽然只是一颗细小的"螺丝钉"。

继续远航

"合抱之木，生于毫木；九层之台，起于垒土；千里之行，始于足下。"

的确，有一份耕耘就有一份收获，哪怕只是一颗细小的"螺丝钉"。日积月累，积少成多。领导关怀，同事帮助，五年相伴，感恩东方。

"获批承建国家干细胞转化资源库标志着东方医院在干细胞领域实践与探索新的开始"，刘中民院长如是说。

愿岁月不负努力，青春不负汗水，新的旅途，新的风景，新的感动。

既然选择了诗和远方，那就以奋斗的名义乘风破浪，继续做好一颗细小“螺丝钉”。

祝愿国家干细胞转化资源库成为东方医院一张靓丽名片。

赵庆辉

上海市东方医院肿瘤科
郭晔　薛俊丽　李陵君

向世界顶尖的抗肿瘤新药一期中心迈进

恶性肿瘤是影响百姓生命健康的杀手，因此抗肿瘤新药研发工作极为重要。然而，与普通的药物临床试验不同，抗肿瘤药物普遍存在毒性较大的特点，尤其是对于新药的一期临床试验而言，其毒性的不可预测性和突然性往往使得试验过程充满风险，这也对研发团队的能力提出了极高的要求。

为了承担起抗肿瘤新药研发的重任，2017年3月，东方医院一期临床中心正式启动。在李进教授的带领下，由郭晔教授担任一期中心主任，薛俊丽副教授担任一期中心的骨干医生，李陵君担任一期中心的护士长，在始达上海（SMO公司）的强力协助下，东方一期正向着亚洲乃至世界顶尖的抗肿瘤新药一期中心迈进。

郭晔：立志让更多抗肿瘤新药成功诞生

我自2017年7月跟随李进教授加盟东方一期并担任中心主任，主要负责中心运营的具体事务。虽然以往我已经有了丰富的临床试验经验，但仍对新药一期充满陌生感。

陌生感，源于新药一期的毒性有时是未知的，管理者需要有优秀的毒性判断和处理能力，随机应变；陌生感，源于许多新药全新的抗肿瘤机制，研究者需要在方案设计之初就介入其中，不断更新自己的“弹药库”；陌生感，更源于新药一期过程中的诸多变数，毒性、药代参数等影响着试验最终的结果，研究者需要大量时间进行方案的修改和讨论，工作强度大大增强。

压力，无处不在。在过去2年多时间里，我放弃了大量的休息时间忙于和申办方讨论方案或者商量后续的开发策略。有些受试者发生了严重的不良反应，我们就需要查阅大量文献分析毒性发生的原因和药物的相关性，将风险降到最低。这其中的困难，真的很难用语言形容。但是，喜悦同样无处不在。一项项研究顺利结题，一个个新药产生疗效，这都给予了我无限的信心。任务是艰巨的，工作是有挑战的，但我有信心坚实地走下去，立志让更多的抗肿瘤新药成功在我们这个平台上诞生。

薛俊丽：“健康所系，性命相托”的那份责任

2020年是我进入东方医院工作的第十五个年头，也是我进入东方医院肿瘤科的第十个年头。作为一名肿瘤科医师，十年来的成长，可谓一路艰辛，一路坎坷。十年以来，我目睹了各种生离死别的痛苦。然而，对于一名专业的肿瘤内科医生而言，痛苦不仅因为全力以赴救治的患者仍要离去，更多的因为许多患者经过现有的多种手段治疗后，出现“人还在，药没了”的窘境。面对晚期肿瘤患者渴求一线生机的期盼眼光，面对家属的哭诉和恳求，这种束手无策的无奈感让肿瘤科医生倍感挫败。如何为晚期肿瘤患者寻找治疗的机会，如何研发更多的新药为广大肿瘤患者提供更多治疗途径？这些成为了每位肿瘤科医生都要面临的问题。

来中心参加新药临床试验的患者，绝大多数是标准治疗失败后的晚期肿瘤患者。他们在被医生告知“无药可用”的情况下，抱着最后一丝求生的希望参加新药临床试验。经过筛选后，研究者给这些患者应用了最大可能获益的新药治疗，使多数患者绝处逢生，带着希望继续生活。最早来中心参加新药临床研究的，是晚期结肠癌患者王老伯。2017年12月入组后，他应用了某新药治疗，至2019年5月，其无进展生存期达到17个月，这对一位晚期结肠癌患者而言堪称“奇迹”。类似王老伯这种案例枚不胜举，新药临床研究不仅给肿瘤患者带来了生存的希望，同时也让我这位肿瘤科医生如释重负。

从一名普通肿瘤内科医生，到一名新药临床研究的研究者，再回到一名肿瘤科医生，尽管工作的角色有一定转换，但是工作的初心一如十年之前，那就是“健康所系，性命相托”的那份责任。

李陵君：传达护士的温柔与爱

东方一期成立以来，作为护士团体的我们也见证了它的发展和成熟。

初次接触这份工作时，我对临床研究护士的任务、使命及意义有着许多困惑，不知道该如何帮助到患者。在中心主任和同事的帮助中，我渐渐明白了研究护士对于研究结果所能够提供的保障。每次的方案培训，每次规范的冲配药液、给药，每次和研究者、协调员、药师的紧密配合，每次认真倾听患者的感受，都实现了护理人的价值。每每脑海中浮现那种渴望的眼神，那些饱受病痛折磨的肿瘤患者对于生的渴望的眼神，我的心就会止不住颤抖。我们能做的，就是做好我们的工作，细心为他们解说用药的流程，让他们安心。我们用精湛的穿刺技术减少因频繁抽血引起的疼痛，用我们独有女性的温柔和专业素养给予他们爱的关怀。看着患者们黯淡的眼神中逐渐有了希望的光芒，听见疲惫的家属们一声又一声发自内心的感谢，我们也会感动落泪，也许这就是一名临床研究护士的职业归属感吧。

不积跬步无以至千里，不积小流无以成江河。我们坚信在李进教授的带领下，东方一期临床中心必将有新的突破，给更多的肿瘤患者带来希望和重生。这，不仅是东方的崛起，也是中国新药研发的崛起！

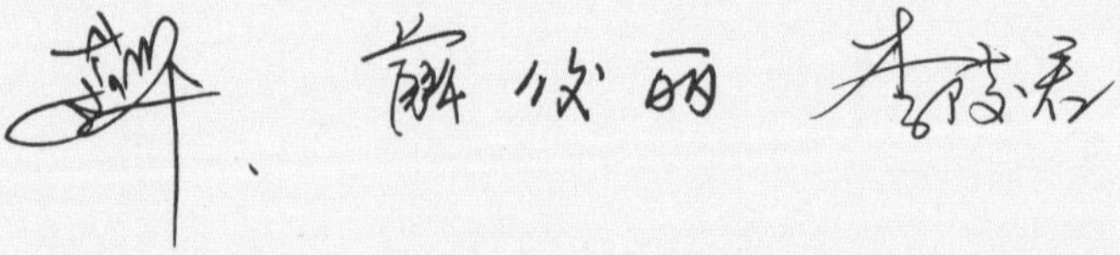

上海市东方医院呼吸与危重医学科
刘庆华　崔芳　李强

让爱融化在我逐梦的每一天

2018年8月，我来到了地处陆家嘴繁华地段的同济大学附属东方医院，满怀期待地再次开启了我人生的追梦之旅。重返阔别13年的上海，一种特有的亲切感顿时涌入心中，安静流逝了多年的奋斗青春，一下子热血沸腾地又回来了，往日的一幕幕，风卷云涌般再次浮现眼前。无论岁月如何流逝，“不忘初心，砥砺前行”的最纯粹上海精神早已渗入骨髓，多年来，这种精神一直激励着我努力做一个拼搏向上的优秀医者。

来到东方医院两个月后，我院呼吸重症监护病房成功设立，这对于我院呼吸科的发展，具有里程碑式的重要意义。呼吸与危重医学部主任李强教授安排我负责和开展这块工作。建科之初，只有2-3名医生，23张床位，主要是收治呼吸急危重症患者，急、危、重的病情决定了临床工作时间长、劳动强度高、反应速度快、医学知识面广、综合分析能力强等特点，同时还需不断自我更新理念及医学知识。

“道阻且长，行则将至”。我们踌躇满志、青春洋溢的RICU医护团队，“逢山开路、遇河架桥”，满怀信心地打响了与疾病和各种困难奋力决战的第一枪，坚定地期待每一个垂危生命的重新绽放。我坚信，只有奋斗，才能让梦想不流于空谈。当一个个危重患者好转康复，当一面面锦旗和一封封表扬信送到我们面前，作为医生的那种职业成就感和自豪感总会不由自主地在内心深处荡漾。

拼搏奉献，守候生命

难忘去年春节前四天收治的那个重症肺炎年轻患者，他看起来体格健壮，但表情痛苦，呼吸急促，鼻翼煽动，口唇发绀，谵妄，答非所问，初步的检查考虑是重症肺炎、急性呼吸衰竭。我们呼吸ICU医生团队已经习惯了各种各样的危重患者来到面前，护士长及其带领的护理团队迅速有条不紊把病人安置到位。我们全体医护人员不顾个人被感染的风险，多次对患者实施床旁气管镜检查。春节期间，大家在微信群里持续关注和研讨患者新出现的病情变化，滴滴的微信声，声声都是对生命的呼唤，声声都凝聚着我们呼吸ICU团队全力以赴的汗水和期盼。经过三周的全力救治，患者终于转危为安。病人康复出院的那一刻，也许只有医者才能真正体会和享受到那种难以言表的幸福和骄傲。

类似的事情几乎每天都在发生，我想自己可以长期在如此高压的环境中坚持开心工作，应该源于内心深处对医学的热爱和执着，源于作为一个医生发自肺腑的仁爱和悲悯。

医者仁心，润物无声

一位70多岁的老人，在院外因为反复肺部感染辗转于多家医院，病情仍在不断恶化进展，走投无路的她被送到我院RICU。入院当日，一眼就可以看得出来她内心的无助，看得出她因较长期生病四处求医身体仍每况日下的绝望。她看着我，没有一点力气，加上呼吸困难，连张嘴说话都显得毫无气力。慢慢详细询问后，知道她长期以来一直是一个人生活，丈夫已经过世多年，孩子是一个科学工作者，远在异国，尽管生病的这些日子里对孩子很是思念，但她还是选择了一个人默默承受。了解了她的情况后，我给其他医生以及全体护理人员也做了全面交代。当我们把买好的基本生活用品送到她床前，握着她的手，告诉她这里的每一个人都可以做她的孩子，让她放心，我们的床位护士每天都会陪在床前帮她排除各种疑虑。治疗过程中我们果断采取了呼吸内镜介入手段和一些现代诊断技术，最终为她明确病因。在精心诊治下，患者病情开始略有好转，老人便要求出院，和她慢慢沟通后，得知她主要是担心医疗费用，怕花不

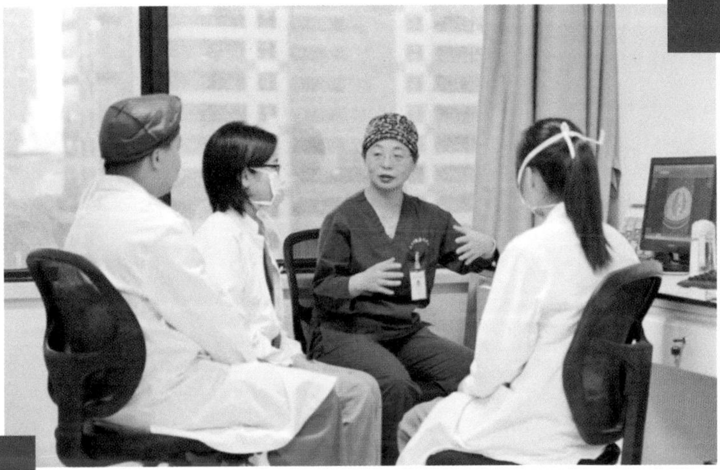

起钱。“目前你的住院费够用的，等病情平稳了，我们会安排你出院。”我对她这样讲道。出院时，患者手中的钱还有结余，她看着账单和结余出来的钱，满眼含泪对我们不停地深深作揖致谢。

让逝如秋叶之静美

在RICU内比普通病房会有更多的时候需要面对死亡，而我希望践行的是充满人文的温暖医疗。在那一段最为艰难的人生最后旅程中，我希望我能用我专业的方法，给她最温暖的陪伴，努力让她忘却痛苦，完满地走过人生旅途。

他，一名大学里的高级知识分子，一名高级教授，刚刚退休，查体突然发现恶性肿瘤，已经是癌症晚期，全身广泛转移。“病来如山倒”，一向强壮的他身体迅速衰竭，短短数月就呈现了“恶液质”状态。来到病房住下后，他爱人告诉我，病人一向追求生活质量，要求每一分钟都要活得有尊严。病人尽管气若游丝，还是轻声告诉了我他最后的请求。回想起来，那个场面仍如同发生在昨日：“刘医生，请不要给我做不必要的检查和治疗了，我知道自己已经病入膏肓，请允许我安安静静地走”。他是我敬慕的学者和前辈啊，我紧紧握着他的手，默默地看着她，眼泪刷的一下子涌上眼眶。我不停地告诉自己，一定要全力给他医疗的尊严和温暖，他曾经让自己的生命历程“如夏花之绚烂”，我一定要全力帮助他完成人生“逝如秋叶之静美”的最后一个愿望。那个早晨，阳光透入病房，温暖而祥和，如同他闭上眼睛的瞬间，安静，恬美。

来到东方医院一年多的日子里，我亲眼目睹和感受了东方医院的开拓创新、朝气蓬勃的精神面貌和一股势不可挡、蒸蒸日上的前行力量。扎根东方，经过一年多的拼搏，我已经深深地爱上了东方。东方，这是一片可以让一代又一代有志青年梦想尽情飞翔的地方，这是一片能够让每一粒充满希望的种子落地、生根、发芽、开花和结果的土壤！

“在那漫长沉浸的夜晚，最早升起曙光的地方是东方，在那冰封雪压的世界，最先天地回暖的地方是东方，东方，是划破笼罩生命黑暗的阳光，是驱散人间严寒的春风……”我的东方之恋，如同草木爱恋雨露阳光！东方之恋，逐梦之恋！

刘庆华

上海市东方医院核医学科
尤志雯　赵军　周程辉

“只要努力过了，结果已不重要”

每份913页的申报资料，2台打印机连续作业，消耗4箱共计约一万张的A4纸，打完8个墨盒，装订了10份材料，总共装入了20个档案盒……

2019年7月26日，看着那一叠高度能垒到我们胸前的文件打包完毕，并被整体空运寄送至国家卫健委政务大厅时，我们心中的那份自豪感油然而生。但这并不是终点。8月底，才是对我们的“终极一问”。

这张“考卷”的卷名，是“PET/MR甲类配置证许可申报工作”。

百年前，人类第一次与放射现象邂逅。那一种神奇的射线，为法国物理学家Becquerel带来了诺贝尔物理学奖，也让人们认识了铀的放射性。时过境迁，核医学技术突飞猛进，从最早的扫描机、γ相机，到SPECT，再到分子影像时代的PET/CT和PET/MR，所有的进步都代表了人类对于疾病探索的美好愿景。

不过，越是强大的仪器，对于医院的资质要求越是严格。2017年，国家卫健委首批仅许可了5家医院配置PET/MR，即使是今天，国内依然只有极少数的医院能够配置PET/MR。

为了抓住最新的机遇，2018年，刘中民院长及医院领导班子决定，挑战自我，引进联影“时空一体”超清TOF PET/MR（正电子发射型磁共振成像系统）开展临床试验。

一份份精准的数据令我们欣喜，一次次成功的测试令我们振奋。10月，怀

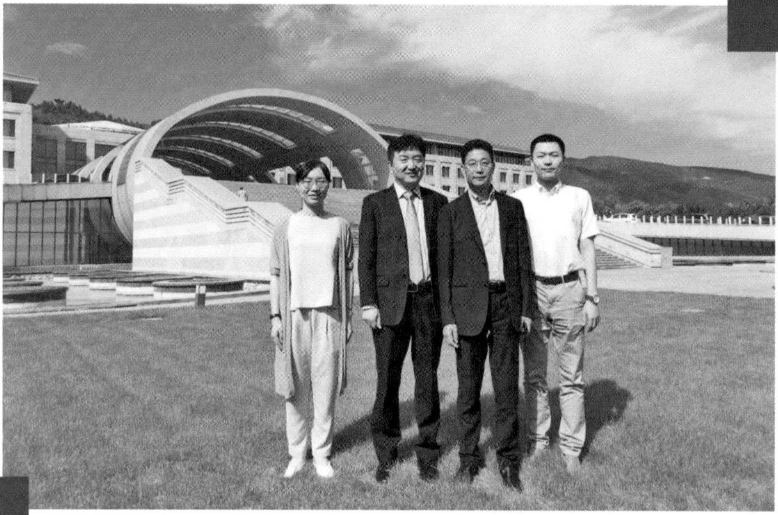

揣着我们所有人的希望，运营管理部朱人杰主任将我们汇总整理的资料送到北京国家卫健委政务大厅，次年3月22日，我们终于收到了这张“考卷”。

“甲类配置证评审受理标准十分苛刻，决不容许丝毫马虎！”将功能定位、临床服务需求、技术条件、配套设置、专业技术人员资质和能力、质量保障这六大版块内容分解到个人，我们马不停蹄地行动了起来。在白天，我们每个人都有着科室日常的工作；在夜晚，我们便不放过一分一秒，抓紧时间准备材料；在周末，别人休息，我们不休息，继续“奋笔疾书”，只为将我们的“答案”写得完整点、再完整点。信念，牢牢地根植在我们每个人的心中，那就是对细节的斤斤计较，对未来利用PET/MR造福更多老百姓的翘首以盼。

然而，第一只“拦路虎”很快出现在了我们面前。PET/MR申报的技术条件部分中，有一项条款要求所申报的医院需具有独立影像科或核医学科成立不低于20年，并提供相应的佐证材料。可是，东方医院正式更名为“东方医院”尚不足20年，并不符合条款规定。在紧急讨论后，我们决定去医院的档案室寻找东方医院前身的蛛丝马迹。在吴幸老师的帮助下，我们穿梭在历史的长河之中，老东方工匠们的点滴贡献映入眼帘。河的尽头，是黄浦区中心医院放射科。规整的手写笔迹诉说着光阴的故事，那一刻，我们的手上仿佛接过了前辈们的火种，那是求实创新、精益求精的谆谆教诲。

星星之火，可以燎原。心中的火炬燃烧着，给予我们温暖与攻坚克难的信心。溯源成功了，可紧接着，我们就面临着“升级”的压力：申报条件规定，科室必须持有放射性药品使用许可证三类证，而此时科室只持有二类证。在查询了相关的规定后，我们意识到，如果按照正常流程向上海市药监局申办放射性药品使用许可证，起码需要两个月的时间。雪上加霜的是，此时上海市药监局恰巧被市场监督管理局接管，各行政部门都在重组阶段，申办网站也进行了转移，还需要院方提供法人一证通，操作规程极其繁琐。

定定神，我们火线准备材料并申报。不到一周的时间，上海药品审评核查中心的两位老师就来到了科室现场检查，根据科室情况提出了一系列整改意见，包括对通风柜的改造方案等，并要求对科内检测设备进行强检。当时正值盛夏，需要强检的设备中有三套50公斤以上的活度仪装置。为了不影响科室正常使用，我科尤志雯和设备科周程辉分两次将所有检测设备送至上海市计量院。一天阳光炙热，一天暴雨倾盆，他们二人任劳任怨，并与工作人员耐心解释、请求帮助。

通常需要一周的强检结果出炉时间，被缩短到了一天，科室其余的整改项目也均已完成验收，但申办网站又出了问题。好事多磨，我们又联系了网站工程师进行调试，最终在配置证网上申报截止前，如愿以偿地拿到了放射性药品使用许可三类证这一必备条件。

2019年8月22日，终于，我们答到了最后一题。激动，却又伴随着紧张。提起笔，手不自觉地在颤抖，但这是我们必须答好的决胜之题。在飞往北京参加答辩的飞机上，李钦传副院长拿出已经修改过无数遍的PPT字字斟酌；在抵达北京后，刚吃完晚饭的“答辩天团”又再一次对PPT做最后的修订，补充了最新的数据。夜晚的北京，街灯宛若繁星，大楼的灯光逐渐暗淡，但“答辩天团”的房间内仍然一片火热。在星光下，在希望下，怀揣着所有人的心愿，怀揣着对于人民群众健康的赤诚，李钦传副院长摁下了终版PPT上传的按钮。深夜，枕着信念，我们踏实入睡。

答辩会场外，狭小的等候区聚集着400余人，全国所有甲类大型设备的配置申请都在这里举行。我们所有人都在做着最后的准备。李副院长反复熟悉PPT的内容，赵军和朱人杰主任也及时地与答辩结束的医院主任联系，请教可能提问的每一个问题及应变措施。脑海里，一闪而过的不单单是答辩的所有内容，更是这一路上东方医院各位同僚对我们的鼎力支持。李会一主任反复帮助我们完善学科建设及科研课题，郭春梅老师利用业余时间整理出申报条件要求的相关专业的医师资质确保不失分数，宋纯、周华、李刚、钟春龙、秦庆亮、向作林、高勇等多位主任迅速、及时更新证件材料，医学影像科田建明教授、席芊主任提供他们过去个人所获得的国家科技进步二等奖、上海市科技奖一等奖证书，为申报资料锦上添花……凝心聚力，才能一往无前。

这时，朱人杰主任走到了范璐敏主任身前："你年轻，这样的答辩场合对你锻炼和帮助更大，还是你进入会场。"要知道，每个单位只有3个人能够进入答辩会场，这是多么宝贵而难得的机会。

提前5秒，我们交卷了。

静静地等候最后的结果，身边的手机轻轻响起，刘中民院长的短信跃然眼前：只要努力过了，结果已不重要。

是的，在这一过程中，我们尽力了。感动，源自于团队成员的奋不顾身，也源自于东方医院所有人的众志成城。在这个温暖的大家庭中，在这个美好的舞台上，我们在工作中学习，在前进中成长，我们从不独行。

最终，由于上海市只有2个名额，我们还是与成功擦肩而过。但这一切，都是值得的，都是为了东方医院更美好的明天。岁月走过昨天的路，生命唱响明天的歌，2020年已经到来。迎来东方医院百年院庆，我们将坚定信心、振奋精神、不畏艰难，创造出更加辉煌的业绩。

向每一位在PET/MR申报过程中提供指导与帮助的院领导、临床及行政职能科室主任和各位同事、朋友表示最诚挚的谢意和最美好的祝福。

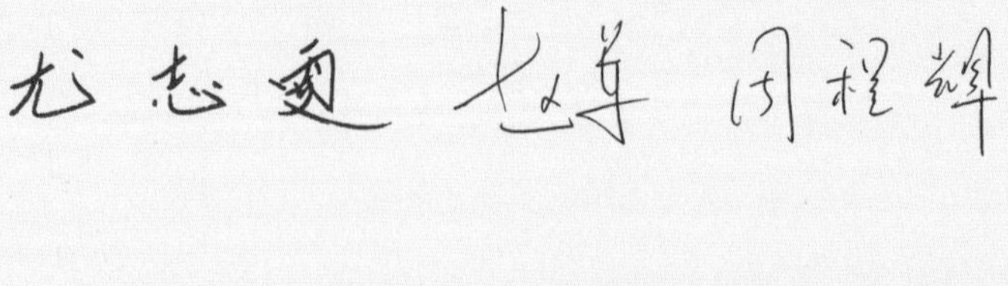

上海市东方医院国资办主任
张　磊

一位后勤人的坚守与担当

100年，1个世纪，很长；但有多少人能幸运看到1个世纪每天的日出呢？对于人的生命，其实10年已经不短了！习主席说过“以时不我待、只争朝夕的精神投入工作，开创新时代中国特色社会主义事业新局面”。百年东方何尝不是按这个思想在办医院、谋发展呢？

伟大民族有中国梦！咱东方人同样有东方梦！梦是美好的，但需要每一天脚踏实地努力才能实现。“幸福都是奋斗出来的！”这一句，体现在医院后勤保障方面有特别深刻意义。

扬帆起航

我在东方后勤工作七年，和张友祥部长非常熟悉，平时工作几乎是同吃同住。至今清晰记得那是2010年的10月18日，一个秋日周一上午，在东方医院南院当时叫浦东医院工地工棚的2楼，我碰到一位意气奋发的“少年”，身形矫健、精神焕发、眼神笃定坚毅、言语沉稳友善，这是我第一次和张友祥碰面后至今在脑海里还留下的深刻印象。后来在工地一起工作了一段时间后，记得他曾对我说起，他对东方医院一直心属已久——源于东方深厚的医院文化，良好的患者口碑，以及绝佳的地理位置；他还讲到过来东方面试时的情景：当时怀揣着

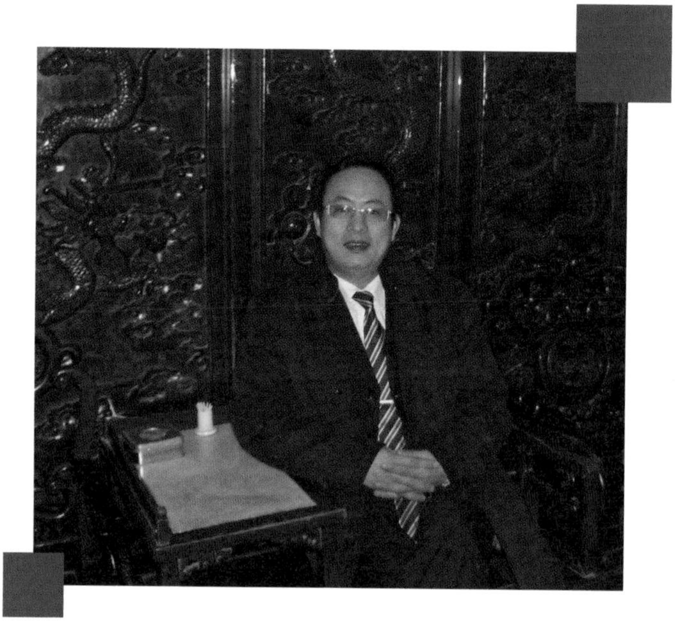

一份美好想法，好好收拾一番来面试，他对于东方医院领导的慧眼识“才”心怀感激。从此，他与东方结下了不解之缘，成了一名“十年东方后勤人”。

同舟共济

2012年冬日，南院开张在即，各项工作尽管有序展开，但时间紧，任务重。特别是医院开张前的各项后勤保障工作，必须提前调试保障到位，容不得半点虚假、马虎和滞后，否则医院开张就是一句空话。当时后勤人员匮乏，为此，南院开张前一个月，医院领导党政班子开会讨论决定任命张友祥为院长助理，分管南院后勤，负责开张前后的准备工作。这也是后来部分东方人，特别是东方后勤人一直亲切喊他“张院”的缘由。有些职工不理解，张友祥不是运行保障部部长吗？怎么喊“张院”？可能他们不明白，对于一起经历风雨还同舟共济的人，称谓是一种深深的情感！

从一个临床医生转换为后勤人角色，起初，张友祥在内心还有一点犹豫，但“军令如山”，他相信自己人生路上既然能完成从一个中专生到博士生的蜕变，也绝对有信心能实现让自己再从医学博士到一个合格的后勤管理者的升华。他也深深理解“军马未动，粮草先行”的内涵，明白此时领导安排他去负责南院开张前的后勤保障工作的良苦用心。于是，带着一份崇高的责任感和一份自信，他奔赴南院后勤现场，紧锣密鼓地启动了南院开张前的各项保障工作。

后勤，一般被认为是与“吃喝拉撒睡，桌椅板凳柜”相关的杂事，无关紧要，或者说就是没有什么技术含量的事情。实则非也！后勤事无巨细，涉及到消防、配电、空调、供氧、照明等各个系统，同时也要落实好各项后勤保障如保洁、运送、保安、维修、食堂等事务。在他的带领指挥下，一个月的时间里，按照轻重缓急等原则，南院开张的后勤工作逐项、有条不紊地得以落实。

我清楚地记得，由于医院体量庞大，开张时间紧迫，但各系统调试尚未完成。那时我们几乎是没日没夜战斗在调试现场，合理分工，责任明确，一丝不苟，严格按照时间节点进行倒排，确保开张时各系统正常运行。饿了，随便吃点冷面包，困了，就在现场还未清理的工程板上短时迷糊一下。特别是南院空调系统大，管网复杂，调试时难免出现各种问题，令我印象最深刻的，是有一次调试时同时出现空调管网多处漏水，导致到处都是“水帘洞”。“出现问题不可怕，办法总比困难多！”这是张友祥常说的一句话。好在我们的工程人员灵活按照应急预案，在面对此种情况时，也能团结协作，有条不紊地进行抢修调试，终于以未发生任何后勤故障和安全事件的标准，确保了南院开业第一天的顺利进行。

医院是在脆弱的生命之舟遇到风浪时，为其提供庇护的港湾，是开业后每天24小时，一周7天都必须“连轴转”的特殊场所，因此后勤人来不及喘息歇一歇，保障工作还得继续。南院开张七年多来，在医院领导的大力支持下，在后勤部门员工的团结协作下，通过持续的查漏补缺，安全巡检，建章立制，已经组建了一支富有高度责任心、业务熟悉、人员精干、团结协作的后勤队伍，为确保医院的正常运行立下了汗马功劳。看着南院一天天业务红火，门庭若市，为三林乃至浦东的老百姓的健康保健发挥了重大作用，我深知我们后勤人是平凡的，但我的内心同样充满骄傲和自豪！在东方医院的历史上，相信我们后勤人也会书写浓重的一笔。

乘风破浪

2016年，北院新大楼落成，为了配合整个北院以全新面貌服务浦东百姓，服务全国病患，在新区领导大力支持下，我院紧接着开展轰轰烈烈的老大楼改造工程，这个时候北院后勤基建的担子一下子变得非常重，谁能胜任？在院党政领导班子会议上，众人想到了第一人选：张友祥；点到他名字后，他又一次坚毅勇敢地挑起这个担子，从此一头钻进北院老楼改造工程中。

实际上，建筑内行人非常清楚，对于一栋24小时不断提供全科服务的三级甲等医院来说，老楼改造比造一栋新楼难度大得多，且时间只有半年，180天！还要同时保障施工进度和医疗运营互不影响，这几乎是不可能的任务。但张友祥就是这样，带着团队每天与时间赛跑，与困难较真，呼吸着扬尘，倾听着噪音，使老楼改造工程稳扎稳打推进，目前基本上已完成80%。到院部领导定的时间截点，东方医院定将以全新的院内面貌迎接八方就诊患者！

百年新征程

回顾与东方医院结缘的十年，在接近3500个日日夜夜里，张友祥为东方医院劳心劳力。这十年间，为了医院的发展，他顺利完成了从一名临床医生到一名后勤管理人员的角色转换，尽管服务的岗位不同，但服务目的殊途同归，那就是一切为了医院的发展，为了服务患者。期间，他的女儿顺利高考并也选择了医学专业，可谓追随着他的足迹，也承载着东方人的梦想。

如果将东方医院比作一艘东方人的“东方号”航母，那我衷心祈福：百年遇风雨，同舟共渡时，明日迎朝阳，并肩齐出发！祝福东方医院在接下来的100年更加美好灿烂！

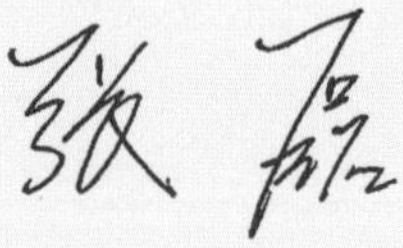

上海市东方医院眼科
孙清磊

我的一家人

大家好！今天，我来介绍我的一家人。我的家里有“爸爸”，“妈妈”和“奶奶”，他们都是东方医院眼科的医生，但是我总觉得他们有点不太称职，“奶奶”总是糊里糊涂拿不定主意，“妈妈”很爱操心，什么事都要管，而“爸爸”则很贪玩，总没有很多时间陪我，我要向老师和同学们好好抱怨一下他们，于是那天我偷偷地来到了他们工作的地方一探究竟。

“你觉得呢？”——拿不定主意的“奶奶”

我的“奶奶”叫方爱武，是东方医院眼科的青光眼白内障专科主任，平时总是见她一副很慈祥的样子，从不发脾气。不知道是不是“奶奶”年纪大了，每次我向她问问题的时候，她总是说：“你觉得呢？”我要是知道我为啥还要问“奶奶”嘛。

那天，我见到了诊室里的“叔叔”。那是一位四五十岁的叔叔，带着一副墨镜，很酷的样子。但是，陪他来的家人却很难过。他们说叔叔的眼睛患了很严重的青光眼和白内障，手术难度很大，风险很高，医生建议必须要手术了。可是，手术方案上却让家属犯了难。

第一家医院说叔叔的青光眼比较严重，应该先去治好青光眼的问题，否则

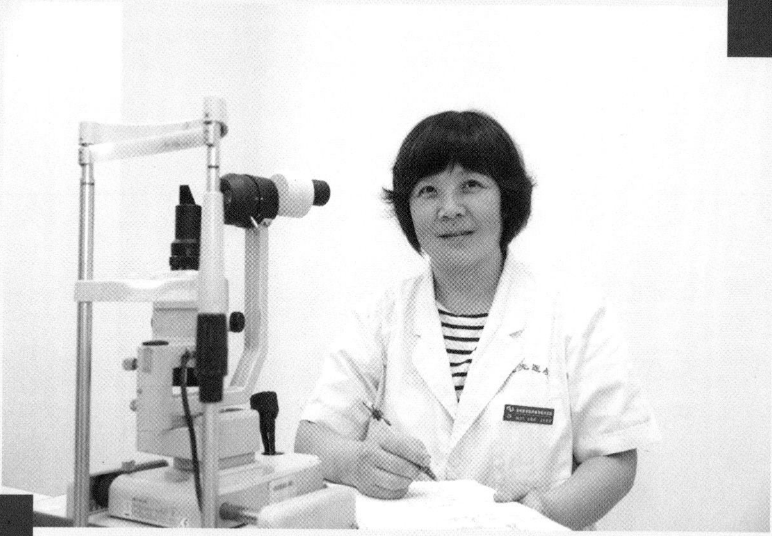

就会失明；第二家医院说叔叔的白内障由于青光眼的关系比一般人要重，应该先去治疗青光眼，否则就会失明；第三家医院说叔叔的青光眼和白内障都很严重，必须一起手术，否则就会失明。叔叔一家子犯了难，感觉自己怎么着都会失明，但是三个医院对手术方案上却各不一样，让叔叔自己回家考虑，想做就约，不想做就回家。

叔叔后来打听到方爱武“奶奶”是这方面的权威，于是千里迢迢过来想听听她的意见。“奶奶”果然说了那句口头禅：“你觉得呢？”叔叔有点不理解，为什么让叔叔和家人自己觉得呢？“奶奶”说：“其实，这三家医院说的都没有错，各有各的理由，但是他们往往忽视了最关键的一点，那就是你。因为你才是病人，只有你最了解你自己。手术的方案一定是医生和病人一起制定的，万万不可只听医生一句话。来，我帮你慢慢梳理一下这三个方案的好处和坏处，你听听。”

通过半个多小时的讲解，方“奶奶”又是画图，又是比划，结合自己临床上的经验，为叔叔一家人分析了叔叔的病情，并且解释了三种方案的优缺点。此外，方“奶奶”还了解到叔叔一家人外地过来一趟不容易，经济上不存在很大的问题，但是叔叔的病情由于辗转多次，舟车劳顿，内心已经很受打击了。方“奶奶”觉得应该给叔叔建立信心，结合叔叔的经济情况和期望值，最后为叔叔制定了右眼超声乳化吸除术+人工晶体植入术+房角分离术+引流器植入术。

手术后，叔叔的视力从0.05提高到了0.6，叔叔好开心！终于可以不用带墨镜了！在复诊的时候，叔叔亲手送给了方“奶奶”一面锦旗。

叔叔说：医术高的医生我见了很多，但是方主任却不一样，我很感谢她能在我最低落的时候安慰我，充分的和我解释病情，分析不同的手术方案，并且让我参与手术的制定。这对病人来说无疑是很大的鼓励，看了这么久的病，我第一次觉得自己也可以有参与感，自己有决定权，自己能主宰自己的人生。感谢您！

我才明白，原来方“奶奶”的口头禅：“你觉得呢？”是为了让病人共同参与到看病的过程中来，让病人更好的了解自己的病情。我听说方“奶奶”这句话也经常对年轻的医生说，她说这样可以锻炼他们独立思考的能力，因为自己有的时候也会错，也会有考虑不周全的时候，一句口头禅原来藏着这么多道理呀。

“我看一下。”——老爱操心的“妈妈”

我的“妈妈”叫徐剑，是东方医院眼科的眼底病主任，“妈妈”也是一位很温柔的人呢，不管对谁都是春风化雨，笑语盈盈的样子。可是我已经长大了，是一个小大人了，“妈妈”却总是对我不放心，总是把“我看一下。”挂在嘴边，她不放心我是不是没穿秋裤，她不放心我是不是没吃早饭，她不放心我是不是没有按时睡觉。在诊室里，“妈妈”也会这样。

那天，在科室的走廊上，一位老奶奶被自己的孙子拽到了诊室门口。老奶奶嘴里嚷嚷着：“我不看了不看了，反正都会瞎了，我要回家！”

这是，门诊的护士阿姨迎上前来一问究竟。原来，这位老奶奶在外院做了白内障手术，术后眼睛也没有得到很好的效果，还是看不清，断断续续了半年却依旧不见好转。最近一个星期，老奶奶的眼睛越来越痛了，总是流眼泪水。去了好几家医院，医生都说没什么好办法了，开了点眼药水点了也不见好转，有的医生告诉奶奶实在不行就准备角膜移植手术吧。

那天已经下班了，看见这一幕，徐“妈妈”路过时停下了脚步，上前说了那句话：“我看一下。”于是，徐“妈妈”再次穿上白大褂，扶着老奶奶去了诊室，仔细的进行了检查。老奶奶的病情不容乐观，做了白内障手术的眼睛角膜已经严重发炎，混浊，皱褶，大泡已经形成，除了视力不好还会产生强烈的疼痛感，徐“妈妈”自己也不能保证能不能看好老奶奶的病。

由于已经下班了，徐“妈妈”亲自给老奶奶做了各项必要的检查项目，经过她的分析和自己多年的经验，她说希望老奶奶再试一次，不要放弃希望，万一治好了呢？你如果眼睛看不见了，孙子还需要照顾您，您如果眼睛疼了，孙子的心更疼不是么？

于是，安抚了老奶奶后，徐“妈妈”从病房库存里“借”了一些眼药水给老奶奶，并告诉老奶奶一定要听自己的话，再试一次，说不定手术就可以不用做了。回家后，老奶奶在孙子的帮助下用了药，老奶奶说真的很神奇！就用了2天，眼睛已经不怎么疼了！

于是，在接下来的一个月里，徐“妈妈”总是约老奶奶过来“做客”，有的时候2天来一次，有的时候3天来一次，有的时候5天来一次。老奶奶发现自己开始看的越来越清楚了！视力已经从原来的0.02上升到了0.3！那天，老奶奶并没有孙子搀扶，自己迈着小碎步就来到了熟悉的地方，给徐“妈妈”送上了鲜红的锦旗！

我才明白，爱操心的“妈妈”是因为要对每一位病人都负责任呀。徐“妈妈”说很多时候，细节决定成败，在工作中，她总会让年轻的医生先看病人，看完

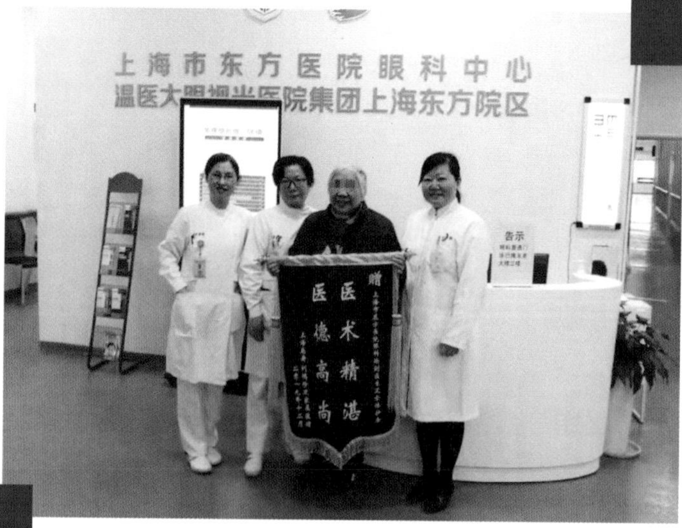

以后听了他们的分析自己再看一下，不是偷懒，也不是不放心，就是为了能更好的让年轻医生成长起来。所以，徐“妈妈”就养成了这个“我看一下。”的习惯，凡事都自己再看一下，让病人安心，让自己放心。

“先玩一会儿！”——总是贪玩的“爸爸”

我的“爸爸”叫毛欣杰，是东方医院眼科视光专业的主任。“爸爸”总是很少陪我，周末都不会在家，我每次作业写得时间有些久了，他就会过来和我说：“先玩一会儿。”哪有这样的“爸爸”嘛，别人家的爸爸都希望孩子努力学习，只有我的“爸爸”希望我多玩一会儿。我发现，在诊室里，“爸爸”也是个贪玩的人。

这天，来了一个小妹妹叫小可乐，出生不久就查出先天性青光眼，先天性角膜白斑，合并先天性白内障。无数次的眼科手术，无数次的全麻检查，无数次的哭泣，让小妹妹天性极其敏感，就连爸爸妈妈都近不了小女孩的眼睛。她会大声哭叫，用力反抗。小可乐的验光度数，多家医院的验光师，几乎都无能为力。

2019年5月里的一天，在慕名前往温医大上海分院后，毛“爸爸”和往常一样，领着小可乐在他一楼的诊疗室里验光，毛“爸爸”也感到了这份前所未有的“压力”。于是他说：“先玩一会儿。”

毛“爸爸”花了非常长的时间与她互动，允许她在其他小病人在验光时，也能在毛“爸爸”诊室里一起玩积木，玩娃娃，小可乐的情绪逐渐放松时，毛“爸爸”逐渐近她身开始准备抓紧时机验光。没想到，刚刚还在哈哈大笑，这一秒马上就嚎啕大哭并手脚抗拒。过了将近2-3个小时，毛“爸爸”仍然找不到近身的机会，而这时，离他这一天要去儿科医院指导工作的时间越来越紧张了。

这时，毛“爸爸”做出了一个大胆的建议：“来，跟着我的车一起走！”小可乐的奶奶此时已经热泪盈眶了。就这样，小可乐被毛“爸爸”带在了开往儿科医院的汽车里一同前往，毛“爸爸”希望通过这一路同行，能找到近距离接触她眼睛的机会。东方医院开往闵行区儿科医院的一路又长又堵，毛“爸爸”和小可乐一路拍着小手，唱着儿歌，连我都有些嫉妒了呢。终于在某一个机会，毛“爸爸”找到了最近距离与最佳角度，用检眼镜将小可乐的度数验了出来，瞳距也测量了出来。

在最后到达儿科医院时，摇摇晃晃的车厢里，小可乐睡着了。毛“爸爸”再

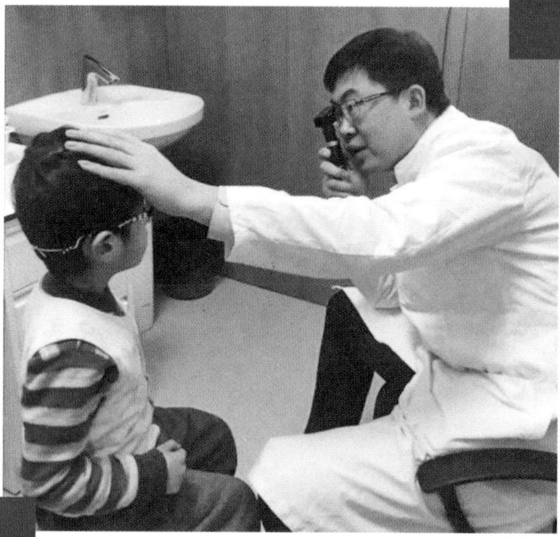

次检查了度数，并且成功测出了小可乐的眼压。

小可乐的奶奶感动的老泪直流，双手也止不住激动的抖动，说："从三次大手术到现在，就没有验出来度数过，眼压也只能在全麻的时候做，眼镜戴的度数都是靠猜的。今天毛欣杰教授花了整整一个下午的时间，熟悉她，消除她的紧张。最后还带在身边一路，就为这个孩子的验光与眼压测量，我们从来没碰到这么好的医生。"

我才明白，毛"爸爸"的贪玩不是为了自己，是为了那些天南海北的孩子们来到他的诊室能够不紧张，不害怕。每个哭哭啼啼的宝宝来到他的诊室，他总是放下手中的仪器，拿起诊室琳琅满目的玩具和宝宝说："先玩一会儿！"为了能够服务到更多的孩子，毛"爸爸"特意把自己的出诊时间放在周末，虽然陪我的时间少了，但是更多的宝宝笑了，我也很开心。

哦，顺便说一下，毛"爸爸"说作业做久了一定要先玩一会儿，这样可以不近视哦!

这就是我的一家子。一个"拿不定主意"的"奶奶"，一个"老爱操心"的"妈妈"和一个"总是贪玩"的"爸爸"。

一句"你觉得呢？"拉近了病人与医生的距离，让病人有了参与感与自信心。

一句“我看一下。”安慰了病人的焦虑与痛苦，让病人重新获得了光明。

一句“先玩一会儿！”消除了宝宝的紧张与不安，让他们不再畏惧白大褂，让爸爸妈妈笑开了花。

虽然眼科的故事没有那么多生离死别，却充满着温暖与感动。医生有三样法宝：药物，手术刀和语言。而往往，语言才是最厉害的治病良方！每一句医生的口头禅背后都蕴藏着无数动人的故事。他可能是一句“您好！”，也可能是一句“放心！”，亦或者是一句“没事儿~”

对了，我也有一句口头禅：“我爱东方！我爱眼科！”

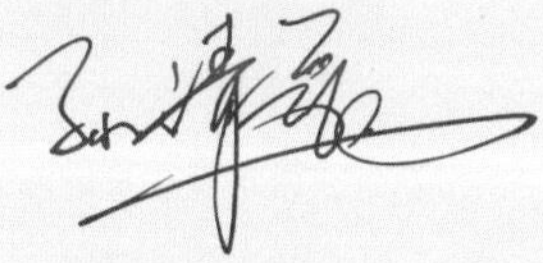

上海市东方医院患者服务部副主任
凌　云

只有技术是远远不够的

什么样的医院是一家好医院，什么样的医生是一位好医生？如果这个问题在7年前问我，我会毫不犹豫的告诉你，环境优美整洁，医疗技术好就是一家好医院。能治好病，保证患者安全的医生就是一位好医生。因为以前我也是这样要求自己的，作为临床医生的我希望每一位我接诊的患者都能得到安全有效的治疗，我会认真仔细，尽心尽责的把我所学运用到患者身上。我会把我认为最好的治疗给到患者。但是7年后的今天，我会告诉你这可能远远不够，现在的病患已经对于自身的健康有了更多的要求，对于医院的医疗服务也有了更高的期待。

7年前从临床工作岗位转到如今的行政管理岗位，从临床医生的角色到专门从事患者服务的管理岗位，7年的工作经历，让我从只关注病患身体健康，到如今更多地站在病患角度去体验病患的需求，去理解尊重病患的情感，这7年的时光，让我深深感到只有技术是远远不够的，大到温馨的就诊环境、便捷的服务流程、一流的医疗设备，小到一次亲切的问候、一个善意可亲的微笑、一场深入浅出的术前谈话，甚至是医务人员的着装都会成为病患对于医院、医务人员评价的重要指标。

在患者服务管理岗位工作的这7年里，我从一张张患者满意度调查问卷中逐步了解到了病患在意的问题，逐步体会到了他们所期望的医疗服务，也逐步会站在他们的角度去思考问题，不是所有的抱怨都是病患的小题大做，只是我们没有站在他们角度去看待问题。

我们一通自认为理所当然的随访电话，给到病患的是一次暖心的问候，一次专业的康复指导，是他们认为医务人员对他们的牵挂和关心。你对病患的真情付出，他们能够真切的感受到。

记得在一次患者座谈会上，有位产妇家属高兴的说，她当上了外婆。因为家就住东方医院本部周边，所以她女儿就出生在东方医院，当时医院硬件设施还没有那么完善，但产科的医务人员高超的医术和热情的服务态度给她留下了深刻的印象，此次女儿也当上了妈妈，在选择生产医院的时候她毫不犹豫的帮女儿选择了东方医院，听说现在流行给医生塞红包，她为了放心也去给医生红包，没想到医生怎么都不肯收，还把红包退还到了女儿的住院费账户中。经过这次更加让她坚信自己的选择没有错。

在每个月的出院患者的电话回访中，经常有出院的患者提名表扬经治医生——“医生亲自送我去做检查”；“医生每天都会来关心我的术后恢复情况”；“医生耐心给我和家属解释病情以及治疗方法”；“出院了医生还不忘打电话问康复情况”。还有一位患者特意向我们满意度测评的工作人员表示，他本来住在另外一家三甲医院附近，但他还是早早的转两趟地铁来东方医院看病，问其原因，他说，来东方的路途虽远但预约了专家号很方便，而且专家能耐心听他讲解自己的病情和感受，还能和他一起沟通治疗方案，告诉他利弊，这在那家医院是不可能的。东方医院专家医生的耐心让他感受到了受尊重，让他更容易接受这位专家制定的治疗方案。这些都是病患由衷的真情实感，这些在医务工作者看来都是我们的本职工作，但对于病患这就是他们心目中好医生的形象。病患眼中的“好医生”不但是能看好病，还需是一位拥有耐心、真心、同理心的医务人员。

为了更好地从患者角度去发现服务中的不足，我们招募了患者代表作为“啄木鸟”。他们帮助我们发现了不少平日里不曾关注的细节，或者说我们认为根本不是问题的问题，但确确实实就是这些小到我们认为无关痛痒的问题成了病患评价医院的关键。如：厕所水龙头出水小；女厕所由男保洁员打扫；监护室外等候椅太少；手术室等候区温度低等等。在啄木鸟的帮助下一一被发现，通过我们的反馈，相关行政管理部门即刻做出了整改。这些看似不影响到任何治疗的服务细节却是医院对于病患人文关怀的体现，事无巨细只要是病患关心的，病患提出的意见都应该得到我们的重视。

现代医学最早起源于生物医学模式，从纯生物学角度研究宿主、环境和病因三大因素的动态平衡。随着人类社会发展，人们逐渐认识到原有医学模式的不足，提出了生物-心理-社会医学模式。为现代医学开拓了广阔的空间，赋予了更丰富的内涵，拓展了医学的境界。生物-心理-社会医学模式更加强调关心病人，关注社会，注重技术与服务的共同提高。医患关系很脆弱，也很坚固。医方的真情付出、病患的信任理解是和谐医患关系的坚实基础。

在建院100周年之际，借此感谢为我们提出宝贵意见的病患，感谢无私帮助我们一起改善服务的“啄木鸟”成员，感谢支持患者服务工作的各位同仁。

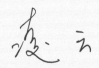

上海市东方医院科技办公室
孙翰东

我与东方医院的缘分

许多年前浦东还没有发展，世纪大道还是棚户破瓦，东方明珠还是个公园，即墨路还称不上是条路。

医院离我家很近，或者说我家离医院很近。近得扒在窗口就能闻到食堂的饭菜香味，下楼走两步转个弯就进了医院。那时的医院还不叫东方医院，门口的牌匾写着粗大黑色字体：浦东新区中心医院。我每天走进院门，总会不由自主地往右边冰凉的大铁门里张望，试探性地往里面踏一脚然后被大人给拽走。他们说那里是太平间。被拎着耳朵往医院里面走的时候我时常在想，为什么不能进去，既然名字叫太平应该很安全才是。并且，用父母的话来说每次去过了医院我就太平了。之所以我每天都会走进医院的大门，是因为小时候体弱多病——当然，更多地是因为父母都在医院工作。

但没想到自从跨进了医院，我就再也没有长久地离开它。我和这家医院很有缘分，我的外婆曾在此工作，我的父母在此工作、相识、相恋。然后我就出生在了医院，我的街坊邻居都是医院职工，甚至我后来的妻子都在这里出生。可以说我从未远离过医院。这座医院在我出生前就存在了很长时间，默默地看着我在此间出生、长大并陪我度过了几乎整个人生。除了在外读书的日子，我的绝大部分时间都在医院度过，包括寒暑假。大部分人对医院的印象都是负面、恐惧和压抑，而我却相反。冰冷的针头、闪着银光的铁架以及消毒水的味道都令我感到踏实安定，对我来说这是回到家的感觉。

虽然家就在医院旁边，但父母大部分时间是不在家中的。家对他们来说更像是个吃完晚饭睡觉的场所。小时候的我大部分时间被反锁在家中，那个时候家家户户的门基本都是一扇镂空的铁门加一扇木门。被反锁在家的小孩只能打开木门坐在门口，脸挤着铁门和对门同样遭遇的小孩面面相觑、胡吹大牛或者交换玩具，很有监狱风云的味道。我就与对门的小哥哥通过这种方式消磨了大部分时间，倒不是我们喜爱这种游乐方式，只因他的爸爸也在医院工作。有时我也会回家拿着望远镜朝医院窥视，运气好的时候能看见自己的父母在楼道里穿梭或者去食堂打饭。他们与我们离得很近，可感觉又很远。虽然就在眼下，却要用望远镜才能看到。

我的记忆里医院原本只有一幢7层的小楼，科室只有内科外科儿科急诊。其中我最熟悉的是儿科，熟悉到能够自己拿着药递给护士拽下裤子露出屁股挨上一针，深藏功与名地拉好裤子回头道谢换来一句真懂事。有时也会歪着头看着哭喊的同龄人心想：还是医院的孩子早当家。不用打针吊水的日子偶尔也会被允许在医院里面玩，基本就是骑着生锈的只有坐垫磨得光亮的三轮车和小伙伴们绕着大花坛飙车。有时候顺时针绕，有时候逆时针绕，绕到天黑了就陆陆续续被下班的大人们给拎回去。走的时候总会抬头看看楼顶上的红十字标志，觉得很高很大，投下来巨大的影子望不到头，就像后来陆家嘴鳞次栉比的大厦。

随着上海的发展、浦东的开发开放，医院所在的地区也开始了飞速的建设。周围遍布打桩机每天轰隆轰隆地夯出一幢幢上海高度，医院自然也紧跟步伐。老楼旁边出现了地基，新的大楼仿佛一夜之间就起来了。医院名称也改为了东方医院，这下连我的名字都跟医院名称有了交集。总之，我和这家医院很有缘分。就如当时很火的力波啤酒广告歌曲一样，医院的高度越变越快，有人出去有人回来。人来人往，不变的是医院，还是静静地伫立在那里。而我扒了无数个日夜的窗口，也随着医院的扩建消失了。虽然住的地方搬掉远离了医院，住宿读书以后身体茁壮成长也不用天天打针吊水了，但每次路过医院，看着渐渐陌生的门口，心底还是会生出一股亲切的感觉。仿佛医院里的一草一木从未离开，还是在那里像原来那样静静地等着我。即使当时的新大楼大得能让人迷路，灯光亮得让人眩目，我还是能感觉回到了熟悉的地方。来来往往不认识的医务工作者，即使戴着口罩，透过陌生的目光，还是感觉见到了家人。

毕业后由于机缘巧合，我应聘到了浦东医院从事人力资源管理工作。在浦东医院工作了两年时间后，浦东医院便整体划入东方医院，成为了东方医院南院。看来，我和这家医院真的很有缘分。站在无比熟悉却又许久未见的医院大门口，感觉命运像个狡黠的淘气鬼，看着我来来回回。从一个住在医院旁边拿着望远镜偷窥医院的小屁孩，到变成一个坐在医院办公室里为临床医生服务的行政人员。只不过越过一堵墙的间隔，却已用去了我的前半生。在医院工作的日子里时间过得很快，快到自己从毕业生到为人夫、到为人父，如同过暑假一样快。快到父母也已经从医院退休，每天等着我从医院下班回家。我和父母的角色终于对换了，不知道他们是不是也会扒在窗口前张望。

东方医院在刘中民院长带领下的成长速度之快远超所有人的预期，在进入二十一世纪后的短短十年间便实现从二级医院到三甲综合性医院的飞速上升，医院也在去年进入了全国百强医院行列。我工作的岗位从人力资源管理转为了科研管理，仍然能为医院添砖加瓦，同时也见证着自己从事的科研工作跟随着医院的发展一同壮大。仿佛医院的每个人、每一部分都在迸发出向上的力量，如同四周一幢高过一幢的大楼，悄无声息却叹为观止。

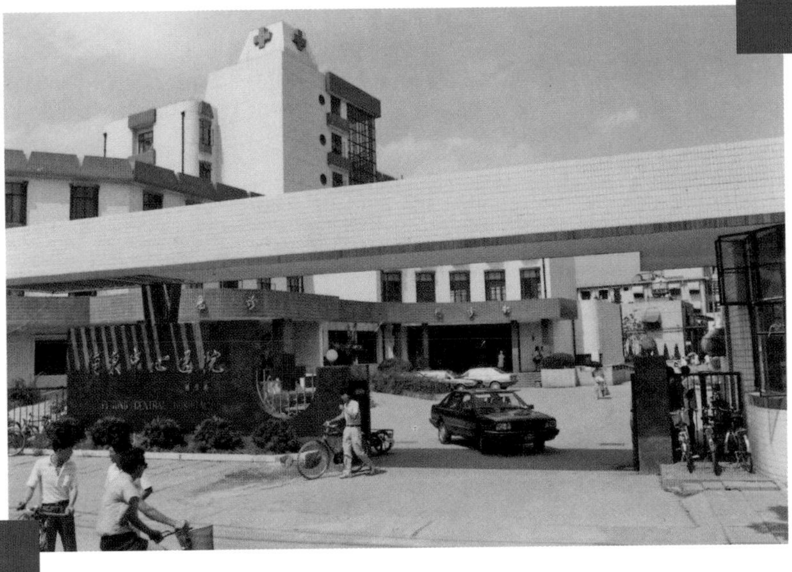

1993 年 7 月 14 日医院全景

许多年后浦东已经蓬勃发展，世纪大道早已成为了城市名片，东方明珠也站在了天际线的C位。只有即墨路还是那么窄，而东方医院也迎来了一百周年院庆。走过医院门口，看着原来老房子旁的围墙，突然想起篮球名宿姚明说过的一句话："小时候走过这个围墙总觉得墙很高，大了以后再回来就觉得好像变矮了。其实不是它变矮了，而是我长大了。"时间像一把利刃无声地切开了坚硬和柔软的一切，恒定地向前推进着，没有任何东西能够使它的行进产生丝毫颠簸，它却改变着一切。回望医院取得的累累硕果，看着崛起的新大楼，感觉医院在不断改变的同时，又静静地在那里没有离开过，就像当初看着我长大一样。跟着东方成长的，除了自己所做的微小的工作，还有身心与医院一起经历时间的洗礼。

1987年我在东方医院出生，2017年我的儿子在东方医院出生。30年的时间能够让一个男孩成为父亲，也足以让一家医院走向伟大。而随着儿子在医院的出生长大，这份与东方的陪伴不仅存在于从前、现在，可能还有未来了。

孙翰东

上海市东方医院南院检验科主任
吴文娟

我的东方岁月

缘　起

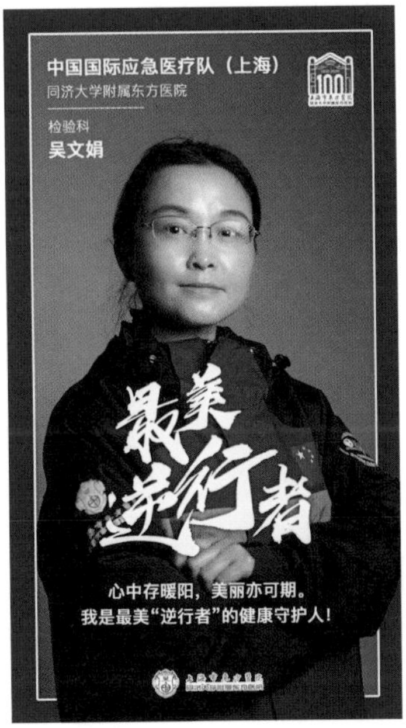

我的东方梦，源于世博会。如果说2008年奥运会展现了大国办大事的风采，2010年世界博览会更是经济和文化交流的舞台。全上海人民为之振奋，“Better city，better life”成为家喻户晓的信念。当时年仅9岁的女儿，也积极成为小小世博志愿者，并且代表徐汇区青少年中心登上世博大舞台。为了做好这件在大事件中微不足道的小事，我们进入世博会场16次之多，无畏人流拥挤、无畏金山到浦东的距离。世博会，让我们初识浦东，也让我第一次听说有一个世博医院！世博会热热闹闹结束了，世博医院却姗姗来迟。

在2011年我知悉世博医院（后更名为上海市浦东医院）人才招聘计划时，当我面对刘中民院长坚毅和期许的眼神时，一颗年轻而进取的心，怦然而动。在2012年的医院迎春联欢会上，刘院长向全院员工隆重介绍了新引进的科主任们，殷切之情、期望之心，至今历历在目。

为了建设真正具有国际化高度的现代化医院，在医院的资助下，我再赴美国，在梅奥诊所的临床实验室进行了为期3个月的进修学习。实验室布局、学科架构、临床特色等问题，逐一在罗切斯特那个孤独的小镇酝酿筹措。当年7月初回到上海，第一时间冲向新浦路筹建办陈和胜院长办公室，汇报实验室设计思路。在院领导的信任下，将门诊大楼2楼2000平方米的黄金版块进行了整体改建。4个月里无数次的装修方案讨论、现场施工督察、设备安装布局，一个符合国际化标准的医学实验室终于呈现。

此间，上海市浦东医院又更名为上海市东方医院（南院）。2012年11月23日，上海市东方医院（南院）正式开业运行，我也正式成为东方医院的一员，开启我的东方之旅。

“创　业”

医院开业了，从二级医院到三级医院，如何建立病患的信任？员工从各个学校或医院来到东方，如何统一工作规范、凝聚人心？这些成为开业初期最重要的问题。

在病人质疑我们的检验结果和其他医院的一致性时，除了窗口热情的服务、耐心的解释，更重要的是，印制通俗易懂的检验项目介绍，《检验手册》《标本采集手册》以及门诊和病房各种简易操作流程的张贴，以及各条线各层级的面对面交流培训。

基础质量管理，就是细节的控制。“感恩、包容、坚持、诚信”科室文化方针的建立，在统一员工的认识和行为规范，科室管理制度的落地实施上，起到了很好的引领和疏导作用。通过一年的时间，2013年底时，南院检验科的临床服务工作量和检验质量，已经在三林地区体现出绝对优势。

年轻的团队，在开业的激情消退后，很容易陷入疲软、应付日常工作的状态。这需要一个共同的目标和抓手！东方医院作为一个具有国际化视野的医院，检验结果首先要获得国际认可。于是，2014年科室全面启动了医学实验室国际认可筹备。ISO、CAP、NATA、JCI，通过对众多认可体系的学习了解，结合国家政策导向、医院的需求以及费用压力，最后决定申请国家认可委（CNAS）的ISO15189认可。

靶标既定，万箭齐发，全科员工齐心协力，通过一年的奋战，在2015年1月通过ISO15189实验室评审。这是浦东新区医院首家通过国际标准认可的实验室，也是当年上海市认可项目最多的实验室。第一个为期三年的浦东新区重点专科建设，我们年轻的团队交上了满意的答卷，以优异的成绩通过验收并晋级新一轮浦东新区重点学科。

开　拓

做好一次容易，一直优秀很难，从优秀到卓越就更难。然而，“欲戴其冠必承其重”。浦东新区重点学科的建设促使我们必须开拓！

人才是第一生产力。铁打的营盘流水的兵，开业初期的25人大多刚刚走出校门，随着成家、生育，重点学科科研教学压力和三级医院晋升困难、不能落户等系列问题的出现，超过半数人离职。学科建设需要吸纳更多高层次人才。踏破铁鞋觅优才，复旦、交大、二军大，上海市医院、外地高校，广抛橄榄枝。在院领导的大力支持下，南院检验科/输血科逐步形成了拥有3名研究生导师、7名博士、15名硕士的42人学科团队。这个团队，平均年龄约33岁，勇于开拓、激情满怀。另一方面，基础的薄弱和经验不足也是我们的短板。唯学习方进步，唯实践出真知。必须走出舒适的暖室去经历风雨。我自己赴约翰霍普金斯医院进修3个月，温冬华博士赴美国弗吉尼亚联邦大学博士后研究2年，羽晓瑜博士赴普渡大学进修1年，同时每年选派1人参加香港中文大学微生物学系临床微生物高级证书班，以及国内的华山医院进修、协和医院访问等，小小的科室科研学习或临床深造蔚然成风。

春日的播种必将迎来金秋的收获，上海市新百人、医苑新星人才计划、同济大学优秀青年人才计划、医院领航人才计划逐一囊获，国家科技重大专项、国自然课题10项、市科委/卫健委、浦东新区和横向合作课题16项，在感染性疾病和肿瘤的实验诊断领域逐步形成明确的专业方向和研究特色。临床是医院的立足之本和科学研究的源泉。在临床学科特色上，2017年我们成为当时的上海市卫计委上海市细菌真菌耐药监测网真菌工作组单位，负责本市侵袭性真菌监测工作。2019年4月成立“华东地区侵袭性真菌感染监测协作组”（ECIFIG），有效推进了华东六省一市侵袭性真菌诊疗技术的发展。

开拓，除了自我发展，还有对老区的帮扶。南院刚刚3岁时，又接到吉安医院的筹建任务，犹如“二孩”令人猝不及防，又必须全情投入。说好首发的男同事临到出发前递交辞职报告，作为科主任的我，必须挑起重任。2015年11月30日，乘坐火车摇摇晃晃一夜到达吉安，与当地的小伙伴们一起，在尚未通电的黑窟窿里开始了我们的实验室筹建。斗转星移，几年来杨冀、方欢英、郭建、杨术生作为常驻专家轮流赴吉，他们或身有病痛，或家有学童，或二宝尚幼，为了吉安医院的发展，只能克服困难，藏起思念，以乐观积极的心态与吉安的小伙伴们融为一体，共同成长。各种加班、各种应急状况、甚至各种抱怨和情绪，锻造和沉淀了这支仅仅14人的团队。医疗业务持续增长，作为吉安市医学重点专科，获江西省自然基金课题2项，吉安市计划指导性项目2项，在江西省检验技能大比武、吉安市检验技能大比武和吉安市输血技能大比武中荣获二等奖以上多个奖项。2019年9月26—28日通过ISO15189医学实验室认可现场评审，开创了江西省地市级医院医学实验室国际标准化建设的新篇章。

未　来

在自我成长成熟之时，学科梯队建设、人才的培养，是一个学科带头人必须考虑的问题。古人云，为师者，传道授业解惑。到了带团队、带研究生的年龄，蓦然发现仅仅传授知识是不够的。

在当前的医疗环境下，医生并不是上佳的职业、检验更是医疗活动中的幕后英雄。所以，我们要培养的，必须是一个独立思考的个体，一个自立担当的灵魂，一个强壮健康的体魄，一个共情同理的伙伴。有一批这样的人愿意携手并进，我们的事业才会有未来。青年兴则国家兴，青年强则国家强。青年一代有理想、有本领、有担当，国家就有前途，民族就有希望。同样，东方的未来，也是属于青年人的。

随风奔跑，东方是方向，随风飞翔，有梦做翅膀。

我们终会点亮医学之光。

我们，始终在开拓的道路上，砥砺前行。

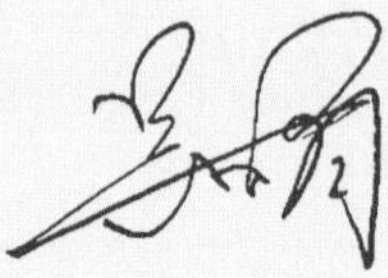

上海市东方医院干细胞基地再生医学研究所PI，同济大学医学院副院长
成　昱

我与我的“东方伯乐”

科技强国，这是新时代科研工作者们肩负的重任，也是我们个人成长和发展的机遇。在国外八年的求学经历，让我认识到，我们国家与发达国家在科技实力上还有很大差距——在生物医药领域关键核心技术受制于人，走着别人已经开辟的路，原始创新不足的情形下，我们的危机意识日益强烈。而要获得原始创新成果，有原创性发现，就意味着要进到科研的“无人区”和“深水区”。带着这些思考，2014年7月，我辞去美国芝加哥大学医学院脑肿瘤研究中心的工作，回到了同济大学医学院建立课题组。也是从那时起，我与东方医院结缘，成为了医院的双聘教授，开始了我的“科学梦”。

“巧妇难为无米之炊”。这是我回国建立课题组初期的深刻感受。要想把“科学梦”变成现实，当时的科研条件让我觉得困难重重。还记得，2014年那个暑假，天气酷热，实验空间还没有建立，正当我像热锅上的蚂蚁寻找支持的时候，东方医院向我伸出了援手，让我在本部14楼的国际化实验室有了一片空间开展研究。常言道：“千里马常有，伯乐难寻！”作为一名年轻的科研工作者，提供科研平台犹如雪中送炭。有了这来之不易的空间支持，我开始招兵买马，从而开启了我的独立科研之路。

“科学梦”要与“医者情”“患者心”融合。在我读博士期间，母亲被诊断出恶性肿瘤，之后8年多的时间，母亲一直与病魔做斗争，抗肿瘤药物的副作用让

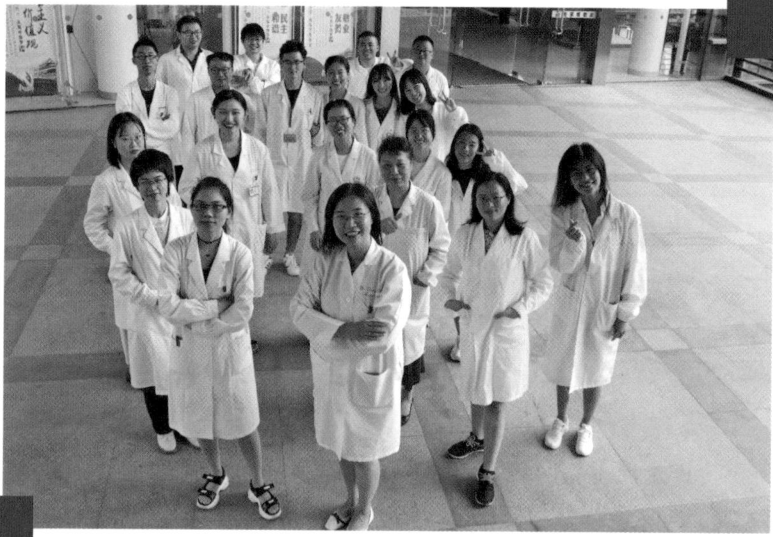

她毫无生存质量可言。亲人的痛苦，让我每天都在思考：如何根据医生提出的问题和患者的需求来从事科研创新？最终，我选择了将微磁力治疗肿瘤方向作为课题组研究的核心。母亲在病中来过东方医院，看了我的实验室和工作环境，她非常开心，经常会叮嘱我，机会来之不易，这么好的平台要好好把握，早日攻克癌症。在回老家的火车上，她告诉父亲，女儿长大了，她很放心。

“梅花香自苦寒来”。当年，磁力调控细胞命运是生命医学领域的“无人区”和“深水区”，有些学者甚至不认同这种力可以对生命活动产生影响，更不用提治疗肿瘤。刚开始，学生们也很郁闷和苦恼，觉得这是科研界的“硬骨头”，涉及材料、化学、物理、工程、生命医学等多个领域，太难了，关键是还没有多少资料可以参考。给学生们不停的加油打气谈心是我每天的规定动作，身先士卒，和他们一起战斗在学校和东方医院的实验室，累和乐都在其中。慢慢的大家找到了信心，建立了微磁力调控细胞的特色方向。我们在失败中总结实验规律，在困难中寻找解决办法，将压力转化为科研动力，终于在微磁力肿瘤治疗方向取得了阶段性成果。

“阳光总在风雨后”。2019年，课题组的同学们很开心，因为多年的工作成果终于在Small、Angewandte Chemie International Edition 等高水平杂志上发表，在全国生物与医学纳米技术博士生论坛、国际磁科学会议、国际分子影像与微创治疗会议、国际磁生物感知技术年会等学术会议中获得了优秀墙报和口头报告奖励，博士生吴交交在IEEE国际生物医学工程大会做全英文报告，展示同济和东方的优秀青年骨干风采。国内外学术界同行对我们的工作高度认可，产业界对我们的成果保持密切关注，期盼我们的成果能尽早转化到临床。

“我们都在努力奔跑，我们都是追梦人”。我是幸运的，来到了东方追逐我的梦。成功不易，艰辛的付出和辛勤的汗水才能铸就伟大梦想。回国建立课题组，虽有很大压力，其中也有不少艰辛，但和母亲面对的病魔比起来，这些都远远不及她所承受的十分之一。从母亲身上，我看到了她的坚毅品质，学会了积极看待问题，正面看待困难和挑战。2014年我还是光杆司令，2019年我已经组建了一支由研究员、科研助理、博士后、研究生组成的20多人的科研团队。我的奋斗历程只是东方百年发展历史中的一个缩影，是“东方快车”让我迅速成长，让我离“科学梦”更近。

常有人问我：你觉得东方医院怎么样？我觉得大家都应该来东方医院看一看，瞧一瞧，这里有一群“科研弄潮儿”在国际前沿领域打拼奋斗，有很多“伯乐”与“千里马”的故事，有“干就有未来”的国际一流干细胞研究和转化平台，有“学以去疾，德以扬善”的医学情怀，更有一群“爱在东方”的医学工作者为人民的健康事业保驾护航。

“我要把人生变成科学的梦，然后再把梦变成现实”。我期待着自己的人生可以如居里夫人这句名言里描述的模样，勇闯科研“无人区”和“深水区”，用“科学梦”铸就东方奇迹。

寄语百年东方：百尺竿头更进一步，爱在东方再创辉煌！

成昱

上海市东方医院心脏大血管外科
李铁岩

我与医院共成长

——德国往事

我的学生时代大部分时间是在“东方”度过的，我们见证了彼此的成长，依然清晰的记得，当初毅然决然选择心血管外科这个专业时，我的老师刘中民教授对我说过的一句话“十年磨一剑”，当时还不是很能理解这句话，转眼十年就过去了，读书、留学、毕业、工作，每一步都按部就班的进行着，而被刘老师送到德国的那五年，是改变我人生轨迹的关键阶段。

落　地

2011年1月6日17:30，飞机抵达柏林的Tegel国际机场，从未踏出国门的我就这样站在了德国的土地上，一个非英语国家，一个想找个英文标识也不容易的国家。建筑物外是湿冷的地面和寒风，冬令时有7小时的时差，黑夜来得特别早，也特别长，只有在这个首都“国际大机场”的小楼里才能感受到暖气带来的温暖。没有见到接机的人，心里还是有些慌，我用蹩脚的英文询问公共电话的位置，现在还在笑自己当时为什么不开通个国际漫游，询问的第一个德国老人应该是东德人，不会英文，只懂俄语，但是她还是很热心的叫来一个年轻的德国姑娘解答，当我拿起公用电话的时候，听到了一句熟悉的中文“李大夫，等急了吧。”转身见到的就是我的接机人，一个影响我一生的人，我的另一位老师翁渝国教授。

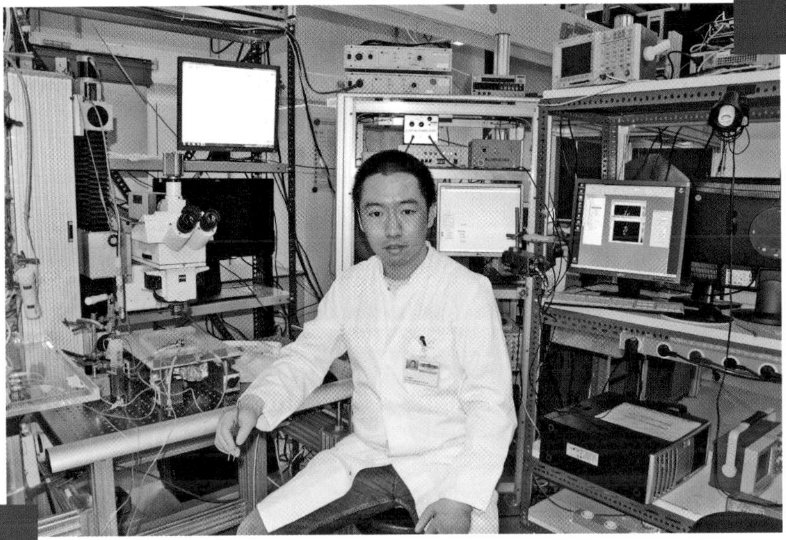

规　律

7:30到办公室，小厨房微波炉热一下面包，5勺咖啡粉一壶压滤咖啡，7:50工程师Marco到办公室、接下来到是课题组秘书Katy，三个人正好这一壶咖啡，后面陆续到的是财务秘书Stephen、医生Hendrick、兽医Katarina、小组长Boris，基本上每天的出场顺序就是这样，然后就是边吃早餐边讨论今天的工作计划，然后是动物实验开工，然后是有或无时间的午餐，再然后是不定时间的下班（除了秘书准时下班），周一至周五，周而复始。这就是我在Humboldt-Universität zu Berlin读博士的生活，以前只听说过“刻板”的德国人，当自己处于这样一个除了我以外都是日耳曼人的课题小组时，感觉一切的工作都是规律，像机械运转一样精准，每天下班后大家都是各自回家，每到周五每个人离开办公室时都会对大家说Schönes Wochenende（周末愉快）。想想也好，复杂的事情简单化、简单的事情程序化，这样日子也不算“难熬”。

2011年5月13日周五，进入课题组正好4个月零3天，日子像时钟一样精准，准确的人物出场顺序，精确的第一壶咖啡只能分给3个先来的人，不同的是，然后所有的德国人都不见了，没有当日工作计划讨论，一头雾水，“Herzlichen Glückwunsch zum Geburtstag（生日快乐）！”所有人像变魔术一样突然间出现在办公室门口，Katy捧着一个自己做的生日蛋糕，上面插着27岁的蜡烛，Marco拿着香槟，Stephen拿着一个墨绿色包装的礼品，里面是全组人凑钱给我买的一本“中—德—英带插图字典”和一张Berlin Philharmonic的主场古典音乐会门票。很惊讶、很感动、也很温暖，这是一种文化，一种让我在接下来的5年里都能感受到的温暖，有去看赛马的礼物、有去郊区采摘水果的礼物……我的每个生日礼物都不同，每个组员的生日礼物也不同，大家一起想点子给过生日的人。夏天全组人会在下班后去Bier Garten（露天啤酒屋）喝啤酒，圣诞节前全组会找一个好一点的馆子好好的搓一顿，算是对过去一年的感谢，Boris偶尔会把小女儿从幼稚园接到办公室，大家轮流帮忙带，Katy要搬到马路对面的新公寓，男人们就会在每层楼一个人传递家具，女人们就会在旧公寓里给大家烧咖啡和三明治，就是这样一种文化氛围让我融入了团队，让我能够和德国人一起工作、生活，感受德国的文化和传统，近乎苛刻要求的工作态度是对科学的尊重，严格的守时作风是对他人的尊重，工作时间全力以赴认真完成自己的工作是对岗位的尊重，到我离开德国的时候，能够理解为什么翁老师从一开始就把我放在全是德国人的团队里而不是留在身边，文化的学习是潜移默化的。

离　别

又是冬天，最后一场博士毕业答辩是在Charité Campus Virchow-Klinikum，前面两场答辩成绩还不错，希望最后一场不要太糟，因为听说这位教授和副教授都是脾气古怪的德国人，今天的天气是典型的柏林冬天，阴冷、没有阳光，到处都是湿漉漉的，枯枝上挂满冰挂被风吹得在晃，下午进去答辩的办公室，教授说了一句我通读了你的论文，不用你介绍了，电脑都没让我打开就直接提问，这和大学答辩委员会的要求是相悖的，我看着他们两个人打开我的毕业论文，里面画的标注各式各样，再次让我见识到了德国人的严谨，严谨到最后连大论文里的三处标点符号都标注出来了，脑子一直在燃烧，仔细的听着32个提问，每个问题都没过多的时间思考但还是要准确而礼貌的回答，直到听他说了一句“Alles Gute（一切顺利），auf Wiedersehen（礼貌的再见）。”忐忑的内心才稍稍平复。

走出学院大楼的时候已经天黑了，“Hey, Doktor Li（李博士）。”Marco、Katy、Stephen、Hendrick、Boris又像几年前那次变魔法一样突然间出现我的面前，依旧是一瓶香槟还有烟花，他们早早的就在学院大楼外等我了，等我通过了答辩就可以正式喊我一句Doktor Li了，这是一个简短而温暖的仪式，是对我这些年努力的尊重，也是对离别的不舍。

还是Tegel机场，和几个来送别的好朋友道了珍重，过海关、登机，不同的是离开柏林那天有温暖的阳光，还有和海关官员用德语开的玩笑。

许多年过去了，伴随着浦东改革开放的步伐，东方医院已经快速发展成为一个朝气蓬勃的三甲医院，已经成为东方医院心外科医生的我还是会经常想起读书时在东方的日子、在德国的日子，这是我人生中的宝贵经历，也是我的成长，现在我完全能够理解刘老师为什么要把我送到德国那么久，翁老师为什么要让我在这个德国课题组里工作学习，文化和技艺的传承是需要时间和环境的积淀，那些年的成长磨平了我性格中的很多棱角，也坚定了自己做事严谨、苛刻的性格，我现在也更能理解12年前刘老师说那句话的含义了——情怀。

新百年、新东方，让我们带着情怀向着阳光继续奔跑。

李铁岩

上海市东方医院人力资源部主任
李虹霞

我们的名字，是“人资”

人力资源是所有组织的第一资源，医院亦是如此。在医院里，大家习惯性地称作我们为“人事”，但实际上，我们称呼自己为“人资”。一字之差，实则是我们心中的一份自豪和责任。自豪，源于我们是医疗行业里最早以“人力资源”冠名的，从事“人事”工作的职能科室；责任，源于我们对医院，对每位人才的高度重视。

十年前，在东方通过三级甲等医院的评审暨建院九十周年之际，我有幸接过了人资负责人的接力棒。在医院发展的不同阶段，人力资源工作的重心是不同的：

2012年南院筹备阶段，我们以“保证数量、兼顾结构”为主，招聘与引进的员工数量以百位数字攀升；

2014年两院运营初期，我们以“发现人才、发展人才”为主，岗位聘用和人才培养工作是重点，两院139个主诊组长脱颖而出，保证了临床运行的核心骨干力量。之后，人才培养政策更加开放，国内外进修培训项目、在职学历提升、院内外人才计划成倍涌现。面对巨大的人员支出压力和数量缺口，我们通过机制创新，走入各大高校与社区卫生中心联合招录了近百名全科规培住院医师，为医疗联合体的合作运行搭建人员基础；

2015年，吉安新医院基础建设还未启动之时，我们人力资源部就开始做岗位规划、做人员储备；

2016年，继本部的转化医学研究平台PI陆续入驻之后，南院组建打造张江干细胞基地，纳米所、再生所、心衰所、人工心脏研究中心等等，一位位科学家、一个个课题组，手脚并用引进人才；

2018年，一批临床学科带头人的加盟给东方插上了腾飞的翅膀，高峰高原，我们一直在攀登的路上……

学科发展和人才建设始终是医院人力资源管理工作的疑难杂症，就像临床用药一样，症状不除，就必须想办法去解决。我们的"治疗方案"就是岗位聘用。"引、用、育、留"引领着我们竭尽所能，在院领导的带领下，我们从政策建议、制度设计、工作流程、沟通合作等各个方面入手，来试图捕捉人力资源管理的精髓，来支撑医院的发展战略。每3年，根据学科评估和学科建设的要求，我们会配合做好科室的调整设置和中层干部竞聘工作；每2年，进行全院岗位配置和任职要求的动态调整，全员竞聘上岗。十二五以来，正是以各级各类岗位医、教、研等任职要求和岗位竞聘为抓手，通过不断提高岗位门槛和聘期考核目标，形成全体员工不断进步、良性竞争的用人机制和工作氛围，全面促进医院、学科和个人的发展。

十年来，我院医生队伍的研究生学历比例由50%升至77%，高级职称由186人升至427人，硕士研究生导师147人、博士研究生导师96人，博士后在站30余人。我们还通过大学双聘、海外兼聘等方式聘用各类国家高层次人才、专家四十余人。用刘中民院长的话来说，"不求为我所有，但愿为我所用"。这种用人机制不但使得东方的触角延伸得越来越远，也有越来越多的优秀人才以各种方式服务于东方。

人们常说，陪伴是最长情的告白。作为医疗行业工作者，我们从不知道我们的孩子每天是穿着什么衣服上学的，甚至也没有办法陪伴自己的家人吃上几顿团圆的晚餐，我们的工作电话时长永远比和家人的长。我们可敬的医务同事一年三百六十五天陪伴着信任东方的病人，而我们也可以大声地说，我们同样把所有的情谊在日积月累的工作中献给了我们亲爱的、深爱的、最爱的东方大家庭，不负他们的信任。

十年来，我们陪伴着100余位引进人才举家迁至上海；陪伴着300余名同事落户上海；陪伴着200余位同事完成研究生学业；陪伴着110余位同事海外研修学成归来；陪伴着两千余名应届毕业生迈出他们职业生涯的第一步，陪伴着他们结婚、生子，成长为工作岗位上的业务骨干；也陪伴着许多老同事告别东方、光荣退休……

十年间，繁杂琐碎的工作把我的同事们的脾气磨练得心平如镜石，但衷心未改。我们虽然是年轻的团队，但在人事岗位上敢说个个都是当仁不让“老把式”；我们虽然没有高大上的业绩，但始终能够成就他人、自我激励，坚信“功成不必在我”。

时间的脚步似乎越走越快，作为医院人才队伍的守门人、服务生、管理者，我们殚精竭虑、任重道远。我们希望自己能够保持青年人的激情、中年人的沉稳、年长者的智慧，坚定信念，不断学习，加倍努力，以感恩心陪伴着所有东方人为下一个荣耀的十年贡献自己一份的微薄力量。

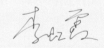

上海市东方医院儿科主任
乔　荆

孩子，让我们为你的健康保驾护航

儿科有多苦？根据2014年国际知名权威杂志《Pediatrics》上发表的一篇题为《中国儿科医生现状：坚守，还是逃离？》之中国学者调研论文，彼时中国儿科医师的数量居然只有9.6万，就是说中国1000名儿童只有0.46名儿科医生！2019年新华医院院长孙锟所撰重磅深度专题调研论文在《Pediatrics》上刊出，其以更精确的数字显示中国有135524名儿科医生，每10000名儿童对应4名儿科医生。

不难想象，儿科日常人满为患当属常态，儿科医生不堪重负、身心疲惫也早已习以为常。我们正是其中一群连小鸟都不愿俯视之儿科苦海中的见证者与坚持者，但我们更是当代儿科不畏困境、不惧艰难走出今天苦海的创造者与奋斗者。让我由衷地说一句：孩子，让我们为你的健康保驾护航。

在砥砺前行中厚积薄发

作为上海乃至全国第一家由中国人自己集资创办的西医院，东方医院自1920年起就开始为儿童提供医疗服务，上世纪八九十年代，儿科最高年门诊量20万人次，单日门诊最高1500人次，是当时浦东地区最大规模的儿科就诊中心。

近三十年来，随着浦东开发开放的迅猛发展，儿科医疗服务的对象也随之进一步从浦东、上海扩展到国内、国际儿童；同时儿童医疗服务需求的快速增长与儿科医生资源保障相对不足的矛盾渐渐凸显并呈日益加剧之势。为有效缓解矛盾、加快突破瓶颈，全力适应儿童医疗服务需求，重振新时代东方儿科雄风，力保儿科医生不流失、少流失，2017年和2018年，在上海人大会议上，刘中民院长曾一次次呼吁："提升儿科医生奖金"，达到每月1万元以上。

2016年以来，东方儿科在砥砺前行中渐渐呈现厚积薄发的稳健发展态势。

2016年，得益于院主要领导整体创新思维的有力驱动，在系统调研、反复论证的基础上，比较圆满地完成了儿科多功能布局的规划、设计与修建工作。

2017年，院领导高瞻远瞩，敏锐瞄准当代医疗创新融合模式—新型医联体，主动与国家级上海儿童医学中心牵手合作、资源共享、战略融合。

2018年，我们通过"走出去，请进来"的开放政策，一方面选派优秀的医师和护士去外院学习、观摩，同时积极引进新的技术和理念，使儿科各亚专业学科进一步达到了与国家级儿童医学中心一样的同质化、规范化、标准化医疗质量要求。

2019年，又以独占鳌头的成绩夺得上海市卫建委第二批综合医院儿科门急诊示范建设项目，获得562.5万立项资金。在刘院长的亲自部署与指挥下，经过三个月的除旧装修，以崭新、大气、亲和、活泼的面貌重新开张。

今年疫情期间，科室医护人员全员在岗，不畏艰难，坚守临床第一线，其中3名儿科医护工作者荣幸被领导和组织上选中，派驻浦东机场第17疫情点严守国门，严防协控国外输入疫情。

棒棒糖见证着我们的医者仁心

每年冬季，都是儿科医生最忙的季节，日复一日看不完的儿童，时时刻刻都是对医生的考验。如果碰上几位重症病人，几乎全科医护人员都不能按时吃上饭、睡着觉，上不了厕所、顾不上家更是常态。

2019年的冬天，上海流行甲、乙流感病。我院新建好的儿科重新一开业日门诊量就快速剧增，超荷运转。有一天来了一位高热3天伴呼吸困难、气喘一天的女童，仅10个月大。到我儿科门诊预检台后，富有经验的穆护士立即引领家长抱着小家伙入抢救室面罩吸氧。紧急开通绿色通道后，高洁、冯洁两位护士默契配合，迅速报请正在处理其他患儿的当日值班王雪娣医生与其上级殷骏主任火速赶到抢救室主持抢救，经两位医生问诊、体检及床边化验、检查后明确

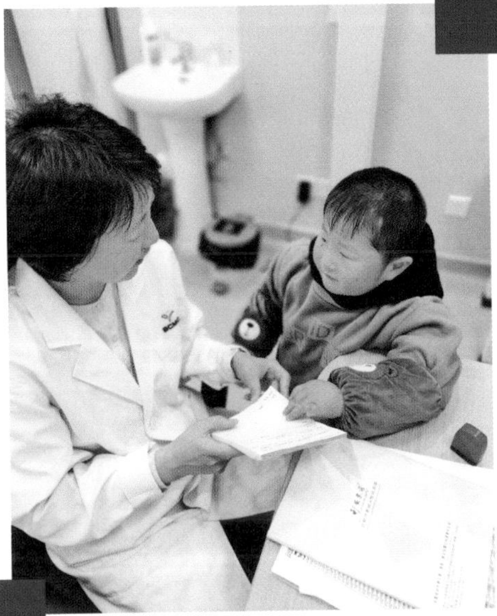

诊断为“小儿重症肺炎合并呼吸衰竭”，主要病因为甲型流感病毒感染所致。随即有条不紊地实施重症监护护理、物理降温、测血氧饱和度、抗病毒、支持、对症等一系列紧急处理。一天后，患儿呼吸困难获得纠正；两天后，气喘获得纠正；3天后，高烧全退。

该患儿整个持续治疗过程共达6天，我科蔡主任、秦医生、金医生、曹医生等11名医生，和李护士、林护士、王护士等13位护士均参与了对该患儿的持续救治。估计家长只是认识初诊的王医生而已，很难知晓其余参与救治的医护人员。等患儿长大了，一般很难知道曾经挽救过他（她）生命的救命恩人是谁，这就是默默无闻的儿科医生呀！所以在我们儿科医护人员之间一直传递着一句充满情怀的话：儿科医生最好的红包就是棒棒糖！

知难而上也是我科一以贯之的工作风格。2018年，我们邀请儿童医学中心的沈永年教授来我院参加一场大型的有关儿童生长发育疾患的大型义诊活动，当天义诊现场盛况空前。有一个9岁的男孩由妈妈带来参加义诊，当时，这个孩子话不多，比较内向，缺乏他这个年龄段孩子应有的活泼。呈现的体貌特征是黑黑的、壮壮的，有点小肚腩，貌似并没有太多的异常。

义诊结束时，我告诉孩子的家长，孩子患有矮小症和小儿肥胖症两个疾病，也就是我们俗话说的”小胖墩“，可以到我们的生长发育门诊诊治。一个月后，在我的专家门诊上再次见到这个孩子，我帮孩子测量了身高、体重及出生年月，发现孩子实际年龄9岁10个月，按我国2005年的男孩生长标准，他已经矮了13cm，体重重了9.3kg，脖子皮肤呈现黑棘皮样，生殖器呈现小阴茎。之后，我给孩子进行了骨龄拍片、化验、B超肝营养代谢等一系列检查。由于孩子的骨龄仅5岁6月与实际年龄差3岁4月，且身高差13cm。我提出了需要进一步做GH生长激发试验和垂体MRI，家长没有迟疑地表示同意。当生长激素激发试验结果出来后，孩子妈妈又来了我的门诊，我根据结果告诉她，孩子确实有GH缺乏症，同时垂体MRI结果显示有垂体微腺瘤，又处青春期发育状态，还伴有高胰岛素血症，肥胖症。使用GH是有风险的。至此，孩子的治疗难点及难度展露在我们的面前。此时，妈妈终于说了句："乔大夫，你救救我的孩子！其实，我们去过新华、儿科、儿童医院"。

面对家长的请求，想给这孩子希望就只能多学科联合诊治（MDT），为此，我们邀请神经外科大咖钟春龙教授，一起为综合救治该患儿研究对策、协商方案，并定期评价用药安全性、治疗效果。3个月后，孩子高胰岛素血症纠正，肥胖症控制，小阴茎恢复中；6个月后肥胖症纠正；12个月后追赶身高5cm，垂体微腺瘤无增大；18个月后处于青春期发育状态的他成功增长身高达10cm，在多位不同专业特长医生的协力护送下，该男孩已重新步入正常生长发育的人生轨道……

感恩同仁

岁月荏苒，人间有情。感恩每一位东方儿科的指导者、建设者和参与者，在此特别感谢：上海儿童医学中心江忠仪院长、赵列宾副院长，医务部董斌主任以及内科王莹主任、张斌主任对东方儿科的大力关怀与指导；深情感谢无私助力东方儿科不断成长的上海儿童医学中心章依文主任、孙克兴医师以及每一位参与儿科医联体工作的医务人员。

院庆寄语：东方儿科，百年传承，经历几代儿科人矢志不渝的不懈奋斗，不断发展壮大、走向成熟，成就今天！

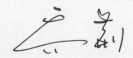

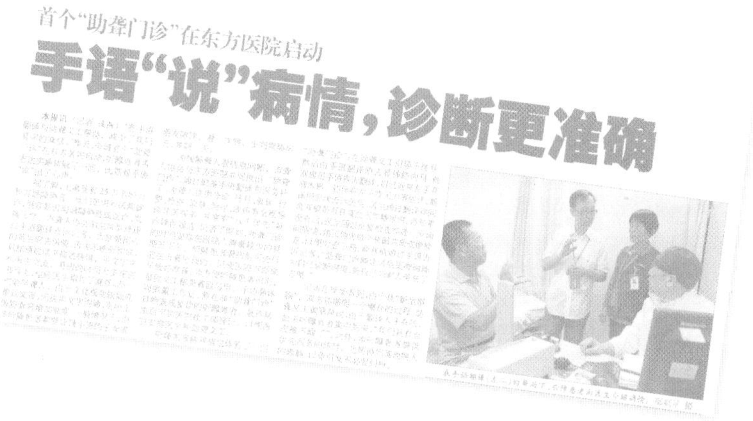
首个"助聋门诊"在东方医院启动

手语"说"病情，诊断更准确

4 生命之光　贴心守护

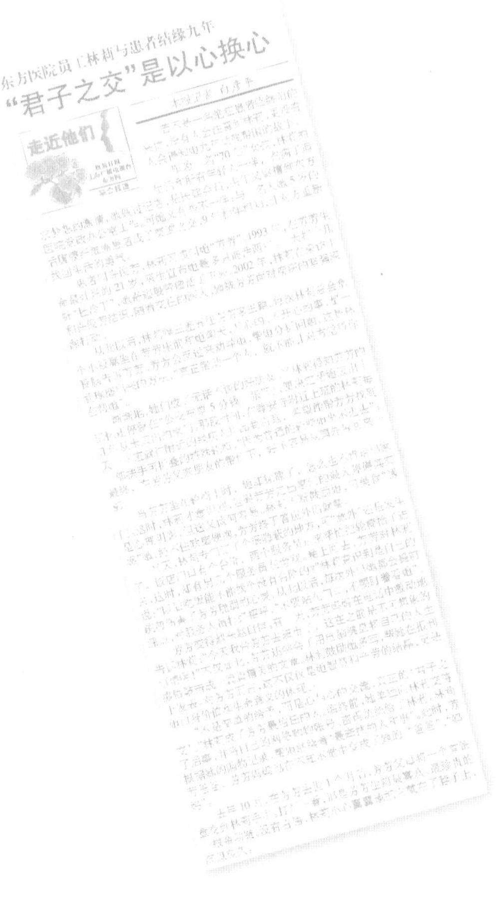
东方医院员工林莉与患者结缘九年

"君子之交"是以心换心

走近他们

1920-2020

100

上海市東方醫院

同济大学附属东方医院

上海市东方医院急诊内科
刘显东

一场与死神的争夺战

在中国人的眼里，“百”是个伟大的数字，百里挑一、百年好合，等等。今年恰逢同济大学附属东方医院建院百年。在急诊室里，与“百”相关的事情也很多，百岁老人的故事、百年不遇的罕见病，而最让急诊科医生敏感的“百”，恐怕要数心电监护仪上每分钟100次有规则的心跳了吧。

最近的青年演员高以翔猝死事件，让大众的注意力再次回到了此类疾病上来。记得去年的初春，一位正在执勤的37岁男性保安无任何征兆地倒在学校门口，正好被身边的校医看到，当场进行了心肺复苏，并由支援的人带来AED（自动体外除颤仪）现场进行了2次电击除颤，120到达现场后一边复苏按压一边转运到我们医院，东方医院南院急诊科唐伦先主任立即开通绿色通道直接将患者送进了EICU（急诊重症监护室）。

这个身高1米82毫无任何基础疾病的男性，在进入EICU后的第6分钟开始，频繁出现心室颤动。这是一种死神十分喜欢的心律失常！可以说，这个男性的半只脚已经踏进了鬼门关，在这种情形下，任何医生都想尽全力阻止进一步加重，急诊科医生更是第一冲锋队员！“150J非同步电除颤”“按压”“200J非同步电除颤”“持续按压”“插管”“按压”“注意按压质量”“除颤”“按压”……在跟死神争夺战的过程中，我们的总指挥——白建文主任，沉着冷静地进行着抢救指挥和人员调度。“2分钟一组循环”“一组循环30次按压”“3分钟推1只肾上腺素强心”……坚决执行上级医生指令的同时，大家时刻在关注着监护仪上方跟心脏有关的数字，只要那个有规则的心跳过百不出现，在场抢救的医生护士就不敢有一丝懈怠，因为大家永远知道，只要一停下来，就意味着这场战斗的失败。

在急诊监护室的门外，他老婆撕心裂肺的哭喊撼动了一样等在门外的其他病人家属，有过来安慰的，也有上前打听劝解的。而他上小学的女儿战战兢兢地站在角落里无助抽泣，东方义工们见状拿来了玩具小熊安慰小姑娘。他年迈的父母拄着拐杖踮着脚尖朝窗户里面张望，似乎每个人都在关注着我们的每一次按压以及心电监护仪上每一次的心跳。此时此刻，我们最希望的，大概就是这个患者早点恢复规则的心跳，减少心脏停止时间过长引起的其他器官损害了。

高强度的持续按压始终不敢停下来，一批医护手臂酸了，换第二批上，第二批人腰酸得直不起来了，换第三批上。很多医护虽然在家里是掌上明珠，但是在医院干起活来却丝毫不含糊，按压的时候头发乱了也顾不得形象了，衣襟湿透了也顾不得更换，唐伦先主任更是组织了相关科室的名牌大专家前来会诊，这是一场跟时间赛跑的战争，也是一场恒心、耐心、决心的宣誓，更是一场体力、脑力、耐力的比拼！时间一分一秒地流逝，终于，患者出现了自主心律，有规则的脉搏出现了！血压量出来了！心跳100次了，规则了！“太好了！”胜利的声音传到了门外，家属一下子跪到了地上喜极而泣，总算是活下来了！

然而，事情远远没有结束。心肺复苏术后，患者出现了急性肾衰竭合并难以纠正的代谢性酸中毒，此时此刻，患者还有脑水肿、心律失常、低血压……困难重重，治疗风险极大，患者虽然有了自主心跳，但不意味着我们的抢救就完全成功了！唐伦先主任当机立断，急诊血液透析治疗！要知道，在血流动力学不稳定的前提下，这样的决定需要承载多少使命与担当。冒着风险上血液透析，一旦失败，有的家属会恶语相加，医患矛盾也可能因此加深。成功了，不会有人在乎你有多么难才做下了这样的决定！“救人要紧！”唐伦先主任再次命令大家进行透析治疗，于是大家火速穿刺置血滤管、血滤液上机，李珂护士长更是带队守在床边看着血透机每一转的血滤置换情况，时刻观察滤除液的情况，及时调整透析速度。

终于，在压低温治疗、缺血再灌注治疗、血液透析治疗等一系列后续治疗后，在经历了78小时的复苏后，患者的意识逐渐清醒，肢体也逐渐有了自主动作。在他睁眼的那一刻，床边每一位医护心中的担子终于放下了。这是因为，大家知道，从此年轻的妻子有了丈夫，上小学的女儿有了爸爸，耄耋老人有了儿子，家庭有了支柱。在继续稳固了一周之后，他站了起来，成功出院。

这其实只是一场普通的急救，不能说很伟大，因为医院几乎每天都在上演着类似的死神争夺战。然而，这也可以说很伟大，因为这是一次东方急诊的伟大胜利，如果没有快速有效的绿色通道，没有科室主任的运筹帷幄，没有全科医护的积极配合，没有呼吸机透析机的支持，没有其他科主任的鼎力相助，我想，也不会有这场胜利。这，大概就是东方百年的精华，百年的沉淀吧……

上海市东方医院呼吸重症监护室
王　洁

请让我来守护你

医院是个充满人情冷暖的地方，而医务工作者刚好拥有了这个世界上最柔软的内心，在这里，我见过因为辅助检查多但觉得自己没什么问题而责骂医生无能的，见过因为手术并发症而诬陷医生故意把手术做差的，见过因为治疗费用超过预期而辱骂医生黑心的，同时，也有痊愈后万般感激医生的病人，也有见过了你的辛苦付出之后在你值夜班的时候给你送来水果的病人。健康所系，性命相托，面对劳累，面对不解，情感让我们不放弃，而职责让我们不逃避。

监护室，一直以来实施的是24小时无家属陪护制度，所有的生活护理和专科护理都由当班护士和当班护工阿姨完成。在这里，大部分的病人都带着呼吸机，不能说话，而近90%的病人都有意识障碍，不能通过说话与护士交流，每天我们要做的工作除了专科护理之外还包括翻身、喂饭、喝水、口腔护理、洗脸等非常日常的事情，由于多数病人都插了管，用了呼吸机，因此，这些看似很简单的事情却需要更多的技巧和细心。

当病人意识清醒过来的时候，非常急切的想表达自己的想法，但由于气管插管，不能说话，此时，沟通就变成了一件很困难的事情，而作为护士，我们需要去安抚病人的情绪，以防止病人情绪过分激动导致身上的管道脱落或者移位，影响治疗。

在这里，我们需要24h守在患者的床旁，密切关注患者的病情变化。由于患者病情较重，因此护士对患者的病情监测十分重要。对于气管插管的患者，定时吸痰也尤为重要，很多时候在吸痰的过程中，由于患者的呛咳反射会瞬间将痰液喷出来，如果一个不注意，痰液就直接喷在了护士的脸上或身上，但是，当看到监护仪上趋于平稳的生命体征，瞬间觉得这一切都值得的。

岁月更迭，时光如梭，也记不清病人的痰液飞溅了多少次脸庞，家属的不解又带来多少的无奈，繁忙的黑夜见证了多少不倦的身影，这样的日子就像夏天理涌动的河水，川流不息，却也乐在其中。

繁忙的工作中，病人的理解与认可就是对我们最大的奖励。有一次，监护室收治了一位54岁的女性患者，由于病情较重，所以医生告知她要绝对卧床，也就是吃喝拉撒全部要在床上进行，这对于一位之前从未有过这种经历的人来说是十分痛苦的。所以，刚开始的时候，患者十分拒绝要在床上进行大小便，在整个护理过程中，通过护士耐心的开导，这位患者也慢慢接受了，而我们护士，也做到了保护患者的隐私，照顾到患者的内心感受，每天随叫随到的帮助患者放便盆，等她解好大小便，帮她先用纸巾擦干净，再用温水毛巾洗干净。一次，等我们做好这一切为她整理被褥时，却发现她已经湿了眼眶，她说：“你们真好，我家里人都没有这样照顾过我。”当听到这些话时，瞬间觉得一切都是那么美好，那么值得。

在生命的单程列车上，正是因为每位医护工作者的高超服务，将使人生旅途的终点得到延伸。

提起医院里的每位辛勤工作者，上到技术高超的主刀医生，下到默默无闻的护工人员，每一位都是医院日常工作中缺一不可的重要组成部分，也正是有他们的付出与坚守，才能让那些病患早日脱离苦海，迎接健康美好的人生。在这里，不分白昼与黑夜，不论春夏与秋冬，更没有节日与假期，在每个时间段，都有要做的检查，要送的标本，要拯救的生命。

在外人看来，或许夜晚的医院会安详许多，但事实却截然相反，医院里彻日彻夜的灯光都是为生命而亮起的。请允许我给大家介绍一下在东方医院工作了十几年的大黄阿姨。由于监护室无家属陪护制的特性，所以有不少工作需要阿姨的辅助，作为新入科人员，护工大黄阿姨照顾病人的一举一动我都看在眼里，并且感悟颇深。她对待病人就像对待自己的亲人，病人用过的餐具她都会洗了又洗，然后擦干放在病人床头柜干净的地方。喂饭的时候，她是无比耐心的，一小口一小口的喂，有些患者会大小便失禁，经常会把小便或大便弄在床上，为保证患者的舒适度，大黄阿姨都会很及时地为他们更换干净，这也大大减轻了我们护士的工作量。

虽然大黄阿姨做的都是一些最平常的小事，但远远的都能感受到她的细心与耐心。甚至有些病人，由于长期卧床而导致的便秘，开塞露也无法缓解，这时的病人会觉得特别的痛苦，大黄阿姨竟然直接为病人用手抠大便，没有任何的嫌弃，又有多少子女，愿意为自己的父母做这些事情啊。后来，我问了大黄阿姨，“是什么让您做这件事情的时候没有半点嫌弃，毫不犹豫的就去做了这件事情”她告诉我“她使不上劲，大便大不出来，憋着多难受，我们都是有父母的人，看到自己妈妈这样，我们肯定也很难过，她也是别人的妈妈”。在这个医院里，又有多少像大黄阿姨这样普普通通的护工阿姨，为了病人的健康做着不平凡的事情。

其实，我们每个人都是平凡的，但是，平凡的人，可以有不平凡的坚守，我们仿佛一只平凡的蜗牛，背负生命之重，凭借那一点属于自己的执念，缓慢前行，让我们一起努力在平凡中坚守，在奉献中成长，配合医院的发展，打响品牌的名号，平凡的脚步也可以走完伟大的行程，正如丘吉尔所说，“我所能奉献的只有青春、热血、辛勤与眼泪”。

王洁

上海市东方医院护理部
王文静

黑暗中的那束光

第一次见到她，是在孕产妇心理健康咨询室里，当我打开门说下一位患者请进时，她立即起身离开候诊长椅，走了进来，起初给我的第一印象，她有些着急，30岁左右，腹部微微隆起，看上去怀孕五个多月，扎着马尾，刘海遮住了部分脸颊，让人看不清她的表情。

我请她在沙发上就坐后，询问她前来咨询的原因，她抬起头，语速很快地说出了她的困扰和担忧。随着她的讲述，我也逐渐知晓了她的经历。这是一位孕30周的准妈妈，曾经在怀孕前两年因为抑郁症病史而服用过药物，经过一段时间的治疗，因为病情好转便停止服药。但是在怀孕后，她发现自己的情绪却逐渐变得紧张，时刻充满着担心，担心腹中胎儿是否健康，担心自己的身体是否能承受怀孕，担心丈夫会因为自己变形的身材而离去，担心……听完她的讲述，我明白了这是一位孕期焦虑的准妈妈，在孕期患有焦虑和抑郁的准妈妈并不少见，但是能够主动前来寻求帮助的却不多见，大部分的孕妇因为缺乏相关的孕产期心理健康知识或者不知晓求助的方式，即使感受到情绪的糟糕已经影响到家庭关系的和谐，还是依然默默承受着压力与担心。

而眼前坐着的她，却主动来到了咨询室寻求帮助，这也不由让我有些好奇，询问她为何主动而来的原因，她的回答却让我有些意外，原来她之前已经在心理咨询机构里进行了一段时间的心理咨询，但是因为遇见的咨询师并没有相关

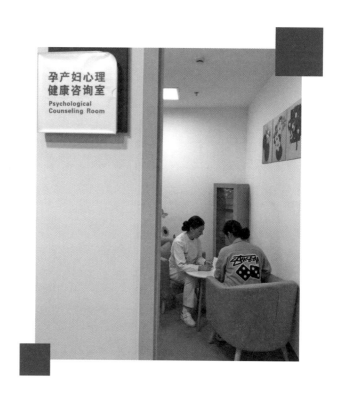

的妇产科医学知识，往往不能很好的对她解释关于怀孕后对身体及胎儿变化的担心。她也求助过产检医院的医生，然而产科医生太忙，一个上午要看几十名孕妇，和她沟通的时间往往仅有短短的几分钟，匆匆的几句交谈，下一位孕妇就要进入诊室了。随着孕周的增大，她的担心越来越多，日渐增加的压力也影响到睡眠，很难入睡，很容易半夜惊醒，睡眠不足又会影响到情绪，恶性循环下，她的脾气越来越差，家人也觉得她越来越不可理喻，有时像个火药桶，一点就炸；有时又像林妹妹，随口说她一下，她便开始流眼泪。由于在孕期，考虑到胎儿的安全，医生不建议她使用药物。因此一段时间以来，她都没有得到满意的治疗。一次偶然的机会，她得知我们医院妇产科开设了孕产妇心理健康咨询门诊，抱着试一试的态度，便来到了这里。

听完她的述说，我内心生出了几分感慨，在国外，针对孕产妇心理健康的筛查早已普及，孕妇们在孕产期会定期接受心理量表的筛查，如果筛查出情绪问题，会有相应的专业机构进行下一步处理。而在国内，这一切才刚刚起步，仅有为数不多的医院会对孕产妇进行心理健康筛查，而更加缺失的是对筛查出情绪问题的孕产妇的下一步治疗，这群特殊的群体，往往会遭遇到这位孕妇所碰到的情况，妇产科医生不懂心理，而心理机构缺乏妇产科相关知识。在兜兜转转中，孕妇陷入焦虑抑郁的情绪中，犹如戴上了黑漆眼镜，看不到光明的存在。

“王护士长，你能帮助我么？”她焦急地询问我：“我已经和我老公吵架好多次了，他总是说我杞人忧天……”说着说着，她轻轻的抽泣起来。“看得出来，你很担心和丈夫之间的关系，我们先做一些量表来了解你的情绪状态，好么？”我温和地与她进行着沟通。经过心理测量，她确实是焦虑和抑郁的分值高于正常水平，所幸的是，经过10次咨询会谈，她的情绪逐渐好转，而心理测量的分值也恢复到正常水平。

金秋是收获的季节，而她也顺利的分娩了一个可爱的女宝宝，那是一个有阳光的午后，我接到了她的电话，电话那头的她充满着喜悦和幸福：“王护士长，真的很感谢您，在我怀孕觉得最没有希望的时候，感谢您给我的帮助，我一直记得您对我说，那时的我就像是走在深夜里没有灯光的田野上，看不到前方，只能看见黑暗，但是只要我相信，我的家人和您会陪着我慢慢走下去，直到光明的出现。现在的我真的看见光明了，谢谢你！”

挂上电话，我走到窗前，深秋的阳光十分灿烂，小径两旁的树叶已经变黄了，在阳光的映射下散发出金灿灿的光芒，三三两两的行人们走在小径上，慢慢地散着步，时不时低头交谈着，沐浴在午后阳光中的这一切，温暖而又美好，而我的脸上，也不由得漾起了快乐而满足的微笑。

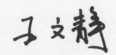

王文静

上海市东方医院护理部
陈　晨

点亮生命之光

“办入院！”一个气冲冲的声音打破了午后护士吧台的宁静。这是我们的第一次见面。

李姐，是一名退役国家运动员，曾经还代表国家队获得过摔跤亚洲锦标赛的冠军。

“我知道了，我住院就是了。”她一边颇为不耐烦地对着家人嚷道。这构成了我对李姐的第一印象——一个抗拒治疗型病患。

李姐入院的第二天，我看着病床上的她一直两眼无神地盯着天花板，凭借医护人员的本能，直觉告诉我，这样的消极情绪是无益于病患治疗的。于是本着给病人做心理建设的初衷，我走近关心的问到“忙习惯了，突然换一个节奏，是不是一下子适应不来？”

“我一直不明白，为什么生病的是我，我是运动员，身体这么好，怎么偏偏就是我？”李姐似乎十分懊恼，不断重复着这句话。

原来，自2016年至今，她已经大大小小做了3次手术，腹部还有肠黏液造口和人工肛门。为了不受旁人异样眼光，平时，她只能穿着宽松的运动服掩饰。

“我不能胖，如果胖了，我的造口袋就会向外顶，那样，大家就都看出我生病了。”

李姐的话让我不解。“生病并不是什么见不得人的事情，养好身体快点恢复才是最重要的，又何必太在意旁人的看法呢？。”我一说到这，她就沉默不语，摇头叹气。

“小姑娘，你不懂呀，我有七八十个孩子要养啊，我是他们的依靠，如果我倒下了，他们可怎么办？”

“七八十个孩子？”这个数字令我一下子有些错愕，“李姐，您也就年长小陈我几岁啊”

原来，自从退役后，她就开始从事体育相关的工作，建体育馆，承办赛事，目的就是为帮助体校的孩子们有更好的锻炼场地和体育器材，同时也为一些曾退役的运动员创造收入，她口中的七八十个，便是这帮跟着她的大小孩子们。

“我是一名运动员，病痛对我来说并不可怕，我放不下的是我这一大帮孩子。”听到这，我就想办法鼓励她，“正是因为这样，你才不能倒下，要更积极配合我们的治疗流程，而不是每次到了不得不住院的时候才来，只有病情得到有效抑制，才能让你把精力无后顾之忧地投入在所献身的事业里，才能让那些需要你的孩子们得到更可靠的保障，你说是吗？我相信孩子们也希望你能更快好起来的。”

后来，李姐在我们几个医护人员的劝说下，同意入院并接受我们的化疗。

众所周知，化疗的过程是极其煎熬的，脱发、皮疹，以及体肤之痛，我们作为陪伴在病患身边的医护人员，也最为感同身受。去年，在进行第三次化疗时，李姐的癌细胞发生了病变（或扩散），也让治疗的前景变得更不乐观，疼痛中的李姐逐渐变得心灰意冷，反复问着我，“小陈啊，你实话告诉我，我是不是时日无多了？”

我拉着手对她说，“李姐，你要相信我们医生的经验和医院的实力，之前有个病患，转院到我们这边都已经被告知‘剩下三个月时间了’，但来我们医院后，他积极配合治疗，现在都过去三年多了，人还活蹦乱跳。你要相信，除了我们的药物治疗，李姐你本身自己也要有信心，多想想你的家人朋友，还有七八十个孩子们，他们都需要你，你又怎么可以自暴自弃呢？你要坚持每天锻炼，按时吃药，多想想那些开心的事情，这样才会有助于治疗。”

最终，在第四轮治疗时，医生为李姐更改了化疗方案，她的病情得到了好转。虽然治疗中开始大面积脱发，但李姐却乐此不疲地几天换一个新发型。“小陈呀，你上次带我去的那家假发店真棒，我以前好多次想要尝试又不敢剪到发

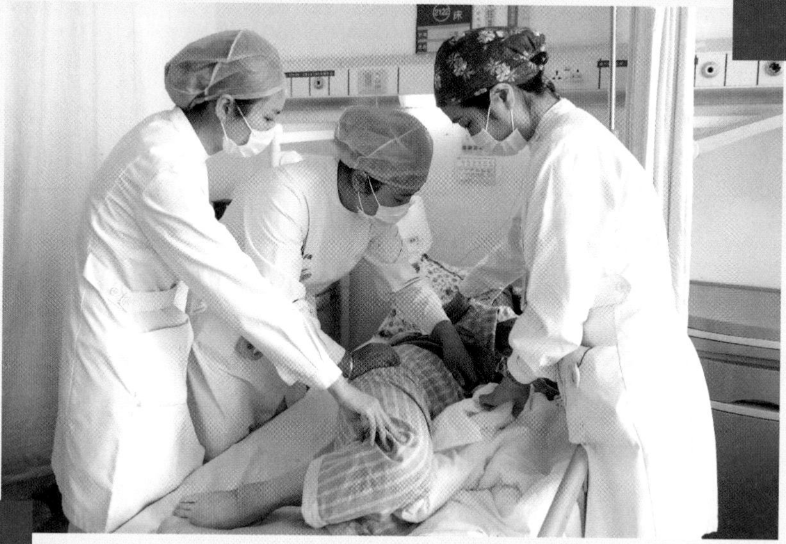

型，现在几天就可以换一个了，还不影响我工作。”

多年的医护经验告诉我，病患除了药物和术疗之外，也要通过不断的鼓励和有效的心理辅导，让他们始终保持积极乐观的心态去配合治疗，这样才能达到最好的效果；而往往消极的情绪更容易加剧病情的恶化。所以，作为医护人员，在患者治疗过程中如果出现不理想的情况，我们要更有耐心地去帮助患者做思想工作，避免他们产生更多负面的消极情绪。

现在的李姐已经成功接受了我们的10次化疗，病情得到了非常有效的控制，每当身边的病友出现病情恶化的时候，她都会主动拿自己的亲身经历去鼓励对方。

作为南丁格尔接班人，我们有义务悉心照料每一位病患，点亮生命之光。而我相信他们又将化身为新一代的南丁格尔，用这生命之光，照亮更多世人。只要我们用青春和热血，付诸于我们所热爱的事业，我相信南丁格尔之光，定会照亮更多黑暗中的人，给予他们希望，给予他们与病魔斗争的勇气。

上海市东方医院呼吸重症监护室
闫巧云

小小重症守护神

10年前，辅导员一口纯正的美式英语震撼了我，这是我大学生活的第一堂课，后来我才知道，这就是著名的南丁格尔誓言！翻译成中文：“余谨以至诚，于上帝及会众面前宣誓：终身纯洁，忠贞职守，尽力提高护理专业标准，勿为有损之事，勿取服或故用有害之药，慎守病人及家属之秘密，竭诚协助医师之诊治，务谋病者之福利。”大学毕业，我成了一名护士，南丁格尔精神照耀着我每天的工作与生活！

2012年深秋，我有幸加入到了东方医院护理大家庭，凭借扎实的基本功与勤奋好学的态度，我被安排在ICU工作。

在ICU工作，除了体力的考验，还要承受心理压力，重症患者的死亡，猝死，尤其是年轻患者，家属无法理解，甚至会无理取闹，无休止的纠缠，被打骂的护士小姐妹也有！这是一个生死与悲喜交加的地方，当你看到一个经过你无数个日夜精心治疗，精心护理过的重患康复脱机的时候，你的疲劳与委屈早已一扫而光，数天都会好心情，风儿也柔柔的，阳光也暖暖的，仿佛所有的人都在朝你微笑！

然而，在ICU每天都会有突发状况。去年春节节前，收治一例甲流的危重病人，对于开张的新科室、年青的新团队这是一个巨大挑战。这不是普通感冒，

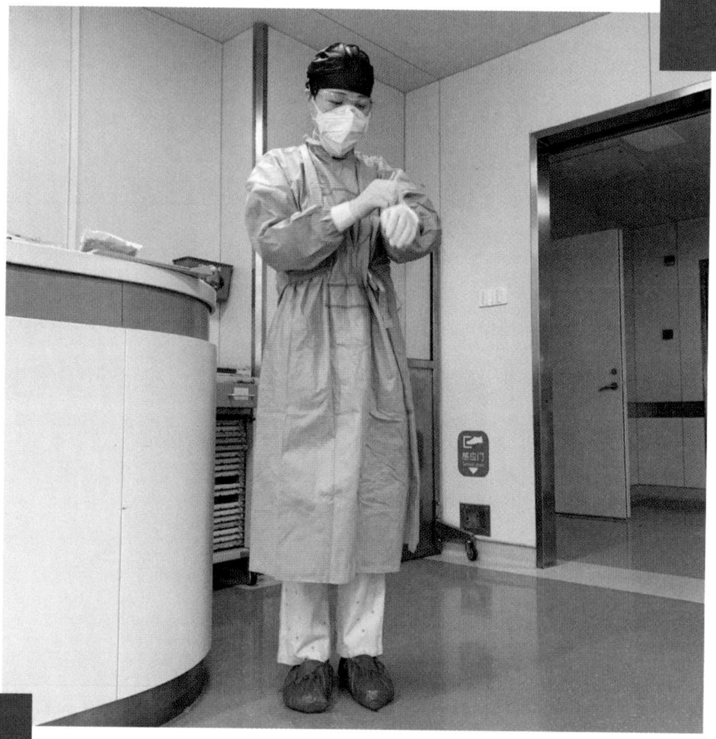

在甲流病毒的侵袭下，患者几乎90%的肺失去了呼吸功能，高热，憋喘，呼吸衰竭……组织全院专家会诊，激素，抗病毒，插管，呼吸机…气道管理对于患者来说是重中之重，吸痰、Q2H翻身、QH尿量、Q4H血糖、每天两次的口腔护理以及管饲营养护理…当然还有隔离措施。十几个日夜过去，死神退却了，在全力抢救下，不顾自身安危护理着的病人最终痊愈，步行出院。拯救了一个生命，也团圆了一个幸福的家庭，这就是我们的护理工作，累并快乐着。奋斗在临床一线，随时会被感染，可是我们没有畏惧，这是我们神圣的职责，选择了医务工作就意味着风险，牺牲。那时候，我们人手一盒达菲，预防性口服，人人监测甲流病毒…所幸大家平安无事。

今年的10月份，来了一个疑似埃博拉病毒感染的患者住进了我们的vip（单间）。世界卫生组织已将埃博拉病毒列为对人类危害最严重的病毒之一，其生物安全等级为最危险的第4级（艾滋病为3级，SARS为3级，级数越大防护越严格）。

看着这个刚从国外回来的胖胖的病人，难道厄运真的降临？如果真的是这个病，如果这个病人再传染了我，真的是死定了！那一瞬间，我如同被闪电击中，大脑一片空白！我还不想死，我有幸福的家庭，想起年迈的父母，想起年幼的女儿，想起还有很多的梦想没有实现……那一刻我真的怕了！

为了不影响患者的情绪我们对患者的病情进行隐瞒。因为隔离，所有的治疗实施以及生活的照护都由护士来完成，在有条不紊的完成常规治疗和护理的同时还要给予患者心理疏导…介于此病的高传染性我们采取了一系列严密的防护措施，层层隔离衣、护目镜下让原本熟练的操作变得笨重和模糊起来，这无疑是增加与患者接触的时间，增加感染暴露的风险！

然而作为责任护士的我，还是冲在了第一个，不为别的，只因他是病人而我是他的责任护士！我不是一个人在战斗，后边有强大的东方医院，有专家，有医生，有护理团队，怕什么，我顿时有了勇气。病人被隔离了，我也被隔离了，那几天没有回家，真正体会到了生命的珍贵，度日如年！虚惊一场，患者并非是埃博拉病毒感染，警报解除。

2012年来到东方医院，见证南院开张，东方医院吉安医院成立、本部新大楼的筑城和科室搬迁…在领导与同事的帮助与支持下，发表和参与发表核心期刊3篇、撰写专利十余项，取得高等教育教师资格证，取得主管护师资格、CRRT上岗证、ICU适任证。我知道，成绩不是一个人的，离不开东方医院这个大舞台。

百年东方，我愿继续努力，做一个小小的重症守护神！

闫巧云

上海市东方医院护理部
卢文文

一支失控的胰岛素

“情绪”在英文字典里是emotion，普通解释为agitation（扰乱），disturbance（骚扰），并且本身字里包含一个“motion”动字，说明情绪在人体里是波动的。曾经看过一本书这样写到“大脑里负责掌控情绪的是额叶，额叶的位置接近大脑表面，额叶也会受到年龄增长等各种影响而老化（退化），使情绪管理变得困难”。每次遇到特别难搞的患者，我都是这样告诉自己，他们年龄老了、器官失控了，不能管理自己的情绪了。

一次夜班接到了一通电话让我改变了这个想法，电话接通，一个年轻的女声带着哭腔告诉我：“护士，我妈妈把一支胰岛素打进去了，要紧吗？”我顿时心中一紧，想着电话那头焦急等待的家属，我再次确认是否把一整支胰岛素都打进去了，答案是肯定的。专业知识让我冷静，不能慌，首先让家属确认她妈妈人是不是清楚，清楚的先喝糖水，勤测血糖，多多说话，带上水果糖马上来医院的急诊。电话哪头传来一阵争执大概是我没事，不用去医院之类，这时值班的内分泌医生也被我叫了起来，她立刻要求患者来医院急诊就医，否则这一支胰岛素在体内起效，后果我们都不堪想象，在医生严肃要求下老人拗不过同意来医院急诊。挂了这一通电话我们的心情迟迟不能平复，怎么会打一支胰岛素下去呢？内分泌科的患者出院前宣教指导确保每一个人都会打针才能出院，另外每周还有糖尿病护理门诊指导胰岛素的注射。怀着疑问的我们一直等待在电话旁边，怕倔强的老太不肯来院，怕她们来的路上耽搁了，更等待着急诊科的会诊电话，终于在50分钟后，急诊科的电话来了，需要内分泌科医生下来看一个病人。

时间已经过了凌晨，通常睡前的胰岛素一般是晚上十点注射，距离注射完毕已经过去两个小时了，在糖水持续静滴的情况下，我们需要从十分钟、半小时、一个小时、两个小时的频次检测血糖48小时。由于老人的血糖波动比较大，最低只有2.6mmol/L，测出这个数值我们的心都紧张了一下，值班医生得知后，立即说："快给予50%葡萄糖注射液40ml静推"，糖水随着注射器缓缓流入，再通过心脏不停地跳动泵至全身，这一慢一快的节奏，仿佛我们在与时间不紧不慢的争取着。让我们心情再一次纠结的情况又出现了，老人复测的血糖一下子到了32.7mmol/L，老年人机体各项功能不断退化，自然也包括胰腺的功能，控制血糖的"总司令"不灵了，这也增加了我们稳定血糖的难度。老人的心情也变得焦虑，从刚开始的拒绝入院到低血糖时接受住院，然而看着现在即将测不出的高血糖，说话之间老人朝床里面翻了个身，肩膀的抽搐，出卖了她。看着手指密密麻麻的针眼，记录本上高高低低的数值，墙面滴滴答答的时光，医生必须马上作出决定：血糖这么高了是否需要停掉葡萄糖？但是停掉了血糖是否又会下降的很快？一整支长效的胰岛素对这个老人究竟会产生多大的作用？医生经过反复讨论决定继续维持糖水静滴方案但减慢速度并加强监测。一次次监测的数值，没有感情的落在纸面上，还好有我们的关爱不断温暖着老人，大家就像一支训练有素的军队，各司其职，共同对抗"敌人"。最终老人的血糖终于稳定了下来，没有再出现跳水现象，我们紧张的心情随着时间而逐渐放松。

事后我们和家属、患者讨论这次事件的原因，最终在我们轮番聊天包围下，老人卸下了内心的戒备，告诉了我们其中的原由。就是因为流感季女儿们都忙于自己的家庭，导致这一次睡前胰岛素无人帮忙注射，就来了一通电话让老人自己打一下。女儿们想着老人已经看了注射很多次，这一次自己动手应该问题不大，老人想着如果自己没有生病或者自己学会打胰岛素就好了，结果谁都没想到的事情就这样发生了。本想着减轻子女的负担，但却惹出了这么多事，老人觉得自己太没用了，在心理上产生了落差，内心充满了自责、愧疚与不安的小情绪。

其实糖尿病作为慢性疾病，在管理过程中病程长，需要控制好饮食，药物治疗，定期复查，这些无形中给患者增加了很多负担，很容易导致患者情绪波

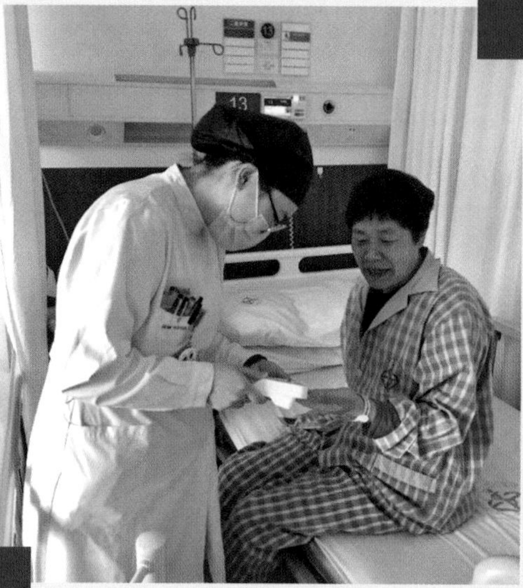

动甚至失控，尤其是在我们发现不到的情况下，想要确诊就更加困难。这种情况在老人中会更加明显，他们为子女操劳了一生，到了安享退休时光的时候生病了，不但不能继续帮助孩子，还可能成为孩子的负担，治疗的费用也让他们自罪感满满。糖尿病也是最需要心理和行为管理的慢性疾病，当面对血糖控制不佳、治疗依从性差、常伴有其他疾病及家庭关系不良的糖尿病患者更要加强情绪监控。

大道理人人都懂，小情绪却难以发现，有时候患者自己也迷失在这些小情绪里。所以为了更好的进行慢性疾病的管理，将带病生活的影响降到最低，需要用专业的知识稳定血糖，用真诚的关爱消化情绪。在治疗间歇，线上可以在微信群组内进行糖友心得分享，线下可以参加俱乐部的活动，组织户外郊游，让我们一起积极地拥抱美好的生活。

卢文

上海市东方医院肿瘤科
周　俊

让希望照耀抗癌之路

从常规的肿瘤化疗方法，到靶向免疫的精准治疗，再到最前沿的新药开发临床试验，这就是一个肿瘤内科发展最快捷最有代表性的模式。东方医院肿瘤医学部，便按照这个模式飞驰着。

两个故事，便能说明这一切。

故事一

李保保，26岁。

父母说，“他是国家的儿子”；三个姐姐说，“他一直是家里的顶梁柱”。

18岁就进入武警上海总队，在新疆执行捕歼严重暴恐袭击事件歹徒的任务时，他与战友、特警公安配合击毙和抓获暴恐分子数十名，为保卫人民作出巨大贡献。

谁也想不到，噩耗在2017年传来。晚期胃癌，医生说，只有半年的时间了。

2016年，前往新疆进行援疆任务的李保保开始出现反复腹痛的情况，由于医疗条件的限制，在当地的医院检查后未能找出原因。作为军人，一直身体硬朗的他并未在意，依旧选择坚守在岗位上。可伴随着腹痛的反复、加深，他开始意识到情况可能不太乐观。2017年4月，李保保在部队的安排下回到上海进行检查，经过胃镜、PET-CT检查，他被告知自己患有胃恶性肿瘤并腹腔广泛种植转移，胃镜报告显示胃低分化腺癌。

难以接受的打击。躺在病床上他，总戴着一顶黑色的棒球帽，把虚弱、痛苦藏在阴影下。左侧侧腹部与腰背部时不时的疼痛折磨着李保保的意志，曾经开朗、坚强的年轻人渐渐变得无助与迷茫。

医者仁心。为他制定治疗计划的肿瘤医学部主任李进轻轻拍拍他，安抚他的情绪，鼓励并告诉他不能着急。作为会诊的专家之一，李进与会诊团队针对李保保的病情开展讨论，并为其制定了SOX方案一线化疗6周期的治疗策略。在化疗后，疾病获得了部分缓解。此后，李保保用S1维持治疗三个月，但到了12月，他出现了腹水和腰大肌转移，于是再改用DX方案化疗3周期和腹腔灌注化疗3次。

抗癌的道路注定是一波三折。2018年3月，除了胃恶性肿瘤晚期并伴有腹盆腔、腰大肌多发转移，李保保同时出现了肝功能异常、高尿酸血症、左肾积水等情况。在东方医院泌尿外科行膀胱镜下输尿管支架管置入术后，李进团队围绕李保保的病理分型、分期、分化程度、年龄、体质等特点，制定个性化的精准医疗方案，先采用介入治疗来快速缓解患者痛苦，再跟进化疗、靶向药物、免疫治疗，为患者提供最大的医学支持。

治疗后的李保保精神状态不错，偶尔会看看视频来打发时间，不知不觉，距离最初医生告诉他可能只有半年时间那会已经过去近一年。

故事二

体验临床研究开发的新药，免费用之，疗效良好，邵彤的生活又有了欢笑。

那是在2019年春节后的医院检查。病理报告：腺癌，Ki67 65%，Her-2阴性，PD-L1低表达（≤5%）。对于在宁波打工的东北人老邵来说，只剩下一个问题：还能活多久？老邵收入虽然不高，但和八十多岁老母亲在一起过的日子，平淡踏实。没想到一开始肚脐上的一个不起眼的硬疙瘩，竟宣告了晚期胃癌的到来。

赶紧来到东方医院，预约李进教授。看完门诊，老邵放心了，有办法治，还不需要花什么钱，因为有几项一线治疗胃癌的抗肿瘤新药临床试验正在东方医院进行。“这么好的教授牵头做的试验，总不是随随便便就能上得来的”，很快，老邵就签了知情同意书，决定参加“一项比较甲磺酸特拉替尼片联合卡培他滨/奥沙利铂（XELOX方案一线晚期胃或胃食管结合部腺癌）（VEGFR2+PDGFR）与安慰剂联合XELOX方案一线治疗HER2阴性晚期胃或胃食管结合部（GEJ）腺癌患者的疗效和安全性的多中心、随机、双盲、Ⅱ期临床研究”。

胃窦增厚，几乎堵塞了整个胃通往十二指肠的道路；肝转移瘤，最大的54.7mm；罕见，脐转移瘤，39.1mm；左侧腹壁还有一个转移瘤，15.8mm。老邵发病的时候，着实有些吓人。

经过严格的筛查，老邵符合临床试验的入排标准，成功入组。他开始在医院化疗、吃药，出院后同样按时服药。过了一周，没有什么不良反应，老邵以为这样就能慢慢地把肿瘤控制。没想到又过了十来天，老邵的口腔、咽喉长出了好几个溃疡，一吃东西就痛。他马上告诉了研究者，并在指导下服用贝复济等促进溃疡恢复的药物。可又过了几天，溃疡越来越多、越来越大，连说话都痛，只能喝稀粥，人也越来越没力气，甚至还到了家附近的医院输液补充营养。研究者得知后，立刻上报了SAE（严重不良事件），并安排老邵住院。

经历了这些天的溃疡折磨，老邵觉得“赖活不如好死”，并打算放弃第2个周期的用药。但研究者周俊医师对他检查身体后，发现他肚脐上的肿块变小、变软了，颜色也变暗淡了。周俊医师对老邵说：“肿瘤在做了一个周期的治疗就开始退缩，说明这个方案的疗效是很不错的，溃疡会慢慢康复，但抗癌可不是那么容易的。”听完这话，老邵想起了自己渐渐好起来的胃口，又仔细看了看肚脐，发现肿瘤真的缩小了。最终，老邵下定决心继续治疗。

在后来每一次的评估中，老邵的肿瘤都在缩小，肝内转移瘤也变成一包水了，这在医学上叫做“液化坏死”。老邵也变胖了一些，每次来医院的时候，话也多了，嗓门也大了，常常能听到他与病友们爽朗的笑声。

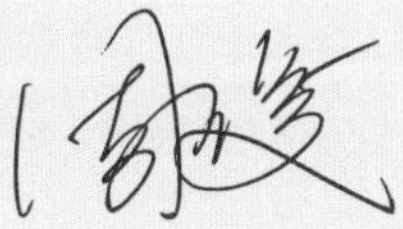

上海市东方医院内镜中心
王　玉

保“胃”之战

你曾对我说　相逢是首歌
眼睛是春天的海　青春是绿色的河
相逢是首歌　同行是你和我
心儿是年轻的太阳　真诚也活泼

你曾对我说　相逢是首歌
分别是明天的路　思念是生命的火
相逢是首歌　歌手是你和我
心儿是永远的琴弦　坚定也执着
——《相逢是首歌》

一提起青春，我的脑海里就浮现出这首歌。

歌曲是电视剧《红十字方队》的主题曲，剧中描写的是一群朝气蓬勃的军医大学生的故事。

那里面有我理想的青春的样子，也正是这部电视剧，坚定了我最初学医的信念。

但选择了医学以后，我终日与医学书籍为伴，与消毒药水的味道为伴，经常白班连着夜班，有时连星星也看不见，几乎没有节假日。

累时我会问自己，我们的青春是什么呢？

想象中，青春似乎是想唱就唱，是最美的年华；青春是说走就走的旅行；青春是沸腾的热血，是一团火召唤着我们勇敢前行；青春是旗帜，充满无限的生机和可能。

青春里没有纠结和伤痛，可是，是这样的吗？

今天，让我来讲述一个有关青春的故事，看看另一种青春的样子，看看我们真实的生活……

故事发生在今年“五一”前夕，一位24岁刚刚毕业成为老师的姑娘突发呕血、头晕。当地医院检查发现姑娘有“胃底巨大间质瘤”，因为瘤体太大表面破溃出血。除了呕血，瘤体表面破溃往往提示肿瘤偏恶性。

姑娘还如此年轻，当地内镜医生说无法微创切除，胸外科及普外科说可以腹腔镜或者开刀，但是要切胃，同时贲门功能肯定保留不了。术后不仅没有胃，还会经常反流、夜间不能平躺睡，会反酸、烧心，剧烈胸痛……

可是她才24岁！没有了胃以后怎么生活？

家属接受不了这个结果，努力千方百计打听，终于听说有位内镜高手徐美东教授可以做其他人做不了的手术。

这给了这家人一线生机。辗转之下，患者家属找到了当时刚刚就任同济大学附属东方医院内镜中心主任的徐美东教授。

徐美东主任履新刚刚2个月，工作上持续全力冲刺，本来这个“五一”小长假是准备全科室休息一下的。但病人的病情似乎等不及了。

于是，徐美东主任立即接收病人，并在“五一”劳动节的前一天安排了内镜手术。

虽然患者在当地医院已经反复做过胃镜、超声内镜以及强化CT等检查，但这次麻醉后一进镜，徐美东主任就发觉病变不仅仅体现为胃底3cm大小的粘膜下肿瘤，病变其实起自食管下段，一直向下延续长到胃里，病变大小远远超出预计。

内镜下做，难度太大；不做，不论腹腔镜还是开刀，这个病人的胃肯定保不住了。

24岁的年华，这样的疾病，怎么办？难题摆在徐美东主任眼前。

徐美东主任出去和家属再次交代了病情和手术风险，交代了包括开胸等替

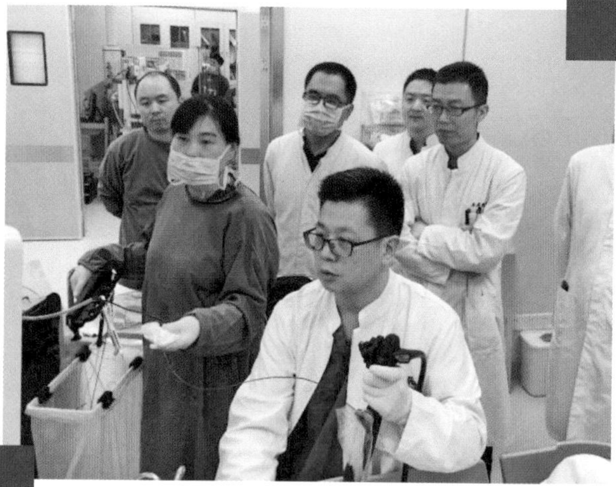

代方案，家属听后目瞪口呆，怎么也没想到病变更大，只要求全力保胃。

我们不知道当时徐美东教授的心里掠过了什么念头，只见他很快开始了他几乎每天都在做的内镜手术—STER（经隧道内镜食管粘膜下肿瘤切除术）：利用内镜技术将消化道粘膜与粘膜下层之间人工打出一条“隧道”，然后通过该隧道将深部的病变切除，之后将“隧道入口”缝合。

食管病变内镜术后最大、最可怕的并发症，是胸腔纵膈瘘和感染。徐美东主任在国际上首创的STER技术，是利用切开部位与真实病变所在部位错开的“错位”效应，避免胸腔纵隔瘘及感染等严重并发症的发生。该技术短短几年就已经在国内几百家大大小小的三级医院推广实用，并且STER作为治疗来源于食管固有肌层的粘膜下肿瘤的标准手术方式，已经两次被写入一向为欧美及日本专家垄断的ASGE（美国胃肠内镜学会）的治疗指南，并推广至全世界，为学界接受。这是迄今为止华人内镜医生在内镜学界零的突破。

STER的最佳适应证，是直径在3cm以下的粘膜下肿瘤。但这个病变却远不止3cm大小，手术开始后，手术室里的人都凝神屏气。

“嘟嘟……”内镜手术室里的电切机持续、稳定地响了起来，节奏像平时一样干脆利索，但多了些谨慎。不论徐美东主任、配台护士、麻醉医师都全神贯注，各自凝神做着自己的工作。只见内镜通道下的一把小小电刀在他手里抽丝剥茧一样一点点地将巨大的病变预止血、游离、电切，最终完整地将这个病变切除下来。术后的标本8.3*3.7cm，将近一个巴掌大小。

这么大的肿瘤切除后，患者食管上留下的大洞也在内镜下严密地缝合了起来。

手术结束了，众人长出一口气，手术全程大约一个半小时。

回到病房，小姑娘一觉醒来没有感到预想中的疼痛，身体上也没有丝毫刀疤，看起来完全就像个正常人，一家人相视而笑。

手术做完了，术后恢复开始了……

内镜病房从3月份筹建以来，手术日程排得满满当当，新的年轻团队全力以赴完成术前术后护理工作，大家的辛苦徐美东主任知道。在新内镜病房团队组建以来的第一个小长假前夕，徐美东主任承诺给大家放假，姑娘们也都按照排班规划好了出门行程，准备来“一场说走就走的旅行”。

可这位重点病人回到科里后，病人更需要她们。

于是，大家调整休班日程，通宵巡视监护仪、更换补液，严密监护做起来，床头心理疏导做起来……每个当班的护士都去和这个与自己同龄的“不幸但又幸运的”女孩子聊几句，安慰几声。看着病人一天天恢复，姑娘们交接班过后对视一下蓬松的头发、熬红的双眼，互相加油打气！

这样一班班下来，姑娘们完成了工作，却也在病房度过了“五一”劳动节和“五四”青年节。

最终，24岁的年轻的胃保住了，患者一周后顺利出院，生活良好。

这场保“胃”战之后有人问：生命是什么呢？

我想说，人生总有意外，生命就是尽可能绽放，人间也有真情在。

为了病人的健康，我们时常放弃休息，但既然选择了学医，热爱生命、热爱工作就是我们的使命。

其实我们也爱美丽，更热爱生活。

只是自从入学宣誓的那一天起，为了更多人的健康，我们愿意付出无悔青春。

学以祛疾，德以扬善

日出东方，爱在东方！

上海市东方医院南院神经内科
顾小卉

使　命

人生——生老病死，这四个程序总归是要经过医生的手以及护士的手。

用自己的左手温暖右手是一种自怜，用自己的双手去温暖别人的双手，是一种奉献。医生和护士就是需要奉献的这样一个伟大的职业。

人的一生需要经历许多跌宕起伏。你也许永远也不知道明天和意外哪一个会先来。

G小姐也许正在经历她人生中最大的意外。

G小姐——，浙江丽水人。2015年，三四月份她去往泰国旅游。愉快的行程结束后。回国大约一周，G小姐的家人发现她有些不同以往的冷漠：不喜与家人沟通、反应迟钝。然而家人未引起重视。他们以为是出国旅行的疲惫使得G小姐有所反常。

一个月后，不同寻常的症状更加严重了。G小姐居然时常自言自语，夜半唱歌！这下她的家人吓坏了。赶紧将G小姐送往当地医院进行医治。在丽水人民医院，进行了一系列常规检查后，其建议送往上级医院进行进一步治疗。

于是家人将她送往浙江大学附属第二人民医院。在那里，医生建议家人去往精神科治疗。G小姐的家人怎么也不相信一向坚强乐观的G小姐会有精神方面的问题。眼看着G小姐症状逐渐加重，她的家人情绪也逐渐焦虑了起来。正在不知所措的时候，她的家人在朋友的介绍下将她送往了上海——东方医院南院

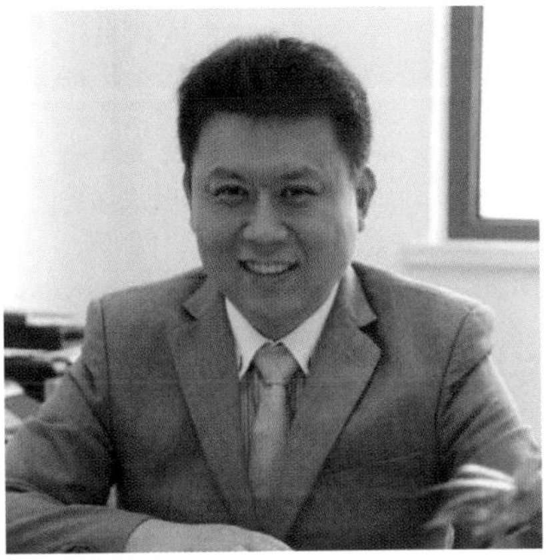

神经内科主任　李刚

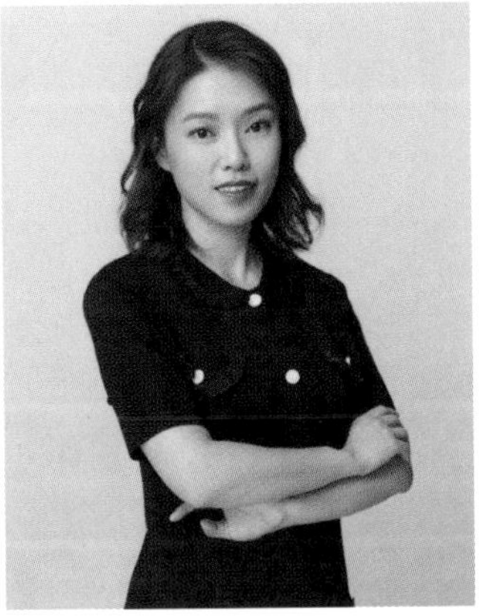

神经内科护士长　徐卓珺

神经科——进行治疗。

在详细的检查过后。我们终于发现G小姐的病因——抗CASPR2（接触蛋白相关蛋白）抗体相关脑炎。

李刚主任带领医生团队对G小姐的治疗方案做了各种尝试，竭尽全力想要治愈她的疾病——查阅各种文献，尝试了各种药物，免疫球蛋白、癫痫药物、精神方面的药物治疗等。

与此同时，徐卓珺护士长则是带领着优秀的护士团队对这个“夜半歌声”的G小姐进行了全方位的护理与照顾。每天的基础护理更是重点护理症状加重逐渐无法自理的G小姐。也许人生充满了各种意外。然而还有那么多的人，用着自己的双手带给别人温暖。不论何时都不可轻言放弃。

李刚主任以及医生团队深夜查询文献的身影，徐卓珺护士长以及护理团队日日夜夜的照护与陪伴。如同蜡烛一般，用自己的光和热点燃他人的生命之光！

功夫不负有心人，在PET-CT的引导下。我们终于发现了导致G小姐“夜半歌声”的元凶——胸腺畸胎瘤！

在胸外科、ICU、多方会诊后择期予以手术切除。术后第二天，G小姐就再也不唱歌了！

病愈后三个月，G小姐神采奕奕地自行至我院门诊复诊。并且带来了她的真挚感谢——一面锦旗！

感谢赋予她新生的医院！感谢赋予她生命中崭新的光和热的医生以及护士！

L先生，福建人，在上海经营水产生意。2018年的冬天，素日健壮结实的他在商谈生意时突然倒地抽搐起来。L先生随即被同行的朋友送至我院急诊。入院诊断癫痫收治我院神经内科病房进一步治疗。一天晚上，正在病房中治疗的他，突然与探望他的家人发生了争吵。使得他癫痫大发作！他神志不清地冲出了病房，正对着护士吧台里的值班护士雷晶护士，言语不清地破口大骂。正当雷晶护士努力安抚患者情绪时，值班医生汤医生闻声从办公室查看。

只见L先生突然倒地，浑身抽搐起来，顿时鲜血从他口中流出，在场的医护人员的心都提了起来——他的牙齿咬伤了舌头！当天值班的医生与护士都是身高一米六左右的瘦弱女子，她们却仍然勇敢的冲上去。对癫痫大发作的L先生就地展开了抢救。

雷护士将缠绕纱布的压舌板垫于L先生齿间！汤医生按住了L先生胡乱抓挠的双手，身为弱女子的医生无法完全控制住他的动作，L先生的手抓伤了医生的胳膊，但是医生仍然没有放开他的手。隔壁病房的护工黄阿姨此时也义无反顾的挺身而出，帮助医生固定患者的双手以便于用药。医生下达医嘱，护士执行医嘱！镇静剂的使用立刻发挥了效果！ L先生的发作很快缓解了。

在经历了系统治疗之后，L先生很快康复出院了。

也许此次发病是L先生生命中的一道插曲。

然而，在场的所有医护人员都记忆犹新。至今历历在目。

有时，去治愈；常常，去帮助；总是，去安慰。——这是长眠于纽约东北部撒拉纳克湖畔的特鲁多医生的墓志铭。如今虽然科技日新月异，然而很多时候，面对疾病我们仍然束手无策。面对患者的求医问药，很多时候，也只能尽人事。

鲁迅在《随想录》中说过：有一分热，发一分光，就令萤火一般，也可以在黑暗里发一点光，不必等候炬火。此后如竟没有炬火，我便是唯一的光。

医生和护士，伟大而渺小。他们散发的热量与光亮，如同隔着几千万光年的星，如此小而微弱。然而在黑暗的夜里，却又如此明亮。

如果我们的医院是一颗参天大树，我们则是与树干相连的一片片绿叶；

如果救死扶伤的事业是一条奔腾不息的河流，我们则是激流中悄悄绽放的朵朵浪花；如果我们的医院是一轮夜空中的皎皎明月，我们则是与之环绕的点点小小的星辰。

人生的旅程就像提着小小的灯笼行走在黑暗的小路上。未知的危险在道路

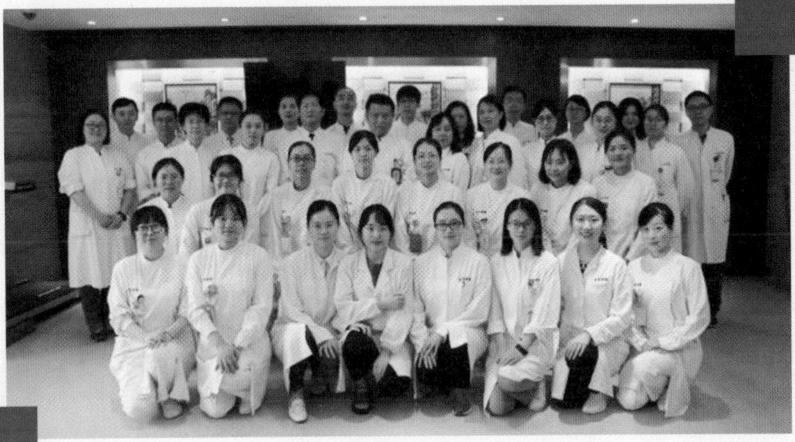

两旁不停地试探着你。当生命之光微弱时，危险便可能吞噬你。如果有人愿意以自己的光亮为你照亮，你就能继续前行。

也许身着白衣的天使们来到人间的使命便是如此

——为你照亮前路，为你延续生命的长度。

手里的灯笼虽然熄灭了

但我不畏惧黑暗

因为——总有群星在天上

一句话献给百年东方医院：为你照亮前路，为你延续生命的长度

顾小卉

上海市东方医院社工部
彭雁楠

微 光

我出生在一个医学家庭，外婆和母亲都是医生，从小就和医院有了千丝万缕的联系。父母给我取名“雁楠”，希望我长大后“大雁南飞”，回到外公、外婆和母亲的故乡——上海。高考时，我选择了上海的高校作为志愿，被华东理工大学的社会工作专业录取，由此开始了社会工作之路。原本我以为选择了文科、选择了社会工作，便无缘继承母亲的衣钵，然而上海医务社工的发展为我打开了新的大门。大二时，在政策的影响下，医务社工如雨后春笋般遍地开花，作为新中国成立后大陆首个成立社工部的东方医院被写进课本，这是我和东方医院的第一次“见面”。

而我，是一个习惯于医院环境又懂上海话的“医三代”，为什么不做一名医务社工呢？于是，在专业实习时，我早早接触了临终关怀、社区义诊、医院志愿者服务管理等医务社工的服务内容；在读社会工作专业的第五年，我确定了医务社会工作作为自己的研究方向；在进入东方医院社工部的第一天，便决定要在这条路上走下去。

2016年，我进入东方医院社工部实习，成为当年庞大实习生队伍中的一员。我接触的第一项专业服务是“相知相伴，美丽人生”乳腺癌病友支持小组。尽管社工部的老师们都有着丰富的实践经验，但她们面对小组工作时，仍会反复讨论方案，推敲用语，将在小组中要说的每一句话写在纸上。我被社工部老师们严谨、专业的态度深深打动，也在小组中见识到了课本里各种理论和技术的实际应用，这些对于一个社会工作科班出身却缺乏实战经验的我来说是一笔无价的财富，我唯有更加刻苦努力，尽快赶上东方社工专业化的步伐。

在一次乳腺癌病友支持小组活动中，我遇到了年轻的病友——阿兰（化名）。自我介绍刚开始，阿兰就抑制不住地流下了泪水，尽管手术已过去一年，但她仍然无法走出失去乳房的阴霾。第一节小组活动结束后，我始终放心不下阿兰，便找到她和她单独进行了交流，倾听她的经历，抚慰她内心柔软的伤痛，再鼓励她通过分享和学习进行排解。果然，在第三节小组的“我与疾病的故事”这一环节，阿兰鼓起勇气主动分享了自己在小组中的改变：“还记得第一次自我介绍时，我痛哭流涕，这一次，我终于能把自己的故事分享出来，要感谢姐妹们和社工部的鼓励和帮助。”小组活动结束后，阿兰还报名加入了东方医院志愿者团队，她告诉我，她想要将这份互助延续下去，帮助更多的人。

2017年，我正式成为一名“东方”人，像其他社工老师一样拥有了自己的重点服务科室——胃肠肛肠外科。我的主要服务对象是肠造口患者，肠造口患者又被称为“玫瑰人”。我要做的就是像翻译员一样，从患者的语言、表情、行为、家庭背景中翻译出他们存在的困扰，并运用专业方法为这些有心理情绪困扰、认知问题、家庭问题的患者及其家属提供服务，以使他们得到身、心、灵、社的全面关怀。由于排便方式和身体形象的改变，“玫瑰人”不仅需要面对造口护理的难题，还面临着心理与社会问题。对于很多新“玫瑰人”来说，污秽的排泄物、自我照护难题以及家庭和社会关系问题就像玫瑰茎上的泥土与刺，如影随形。要呵护好这朵玫瑰，绽放玫瑰人生并不容易，阿云就是其中的一位。

经过胃肠肛肠外科护士长的转介，我与阿云的家庭见面了。由于全家都无法接受造口，他们表现出了强烈的抵触情绪，阿云的丈夫甚至拒绝社工服务！“走走走，我们不需要你的帮忙！”虽然被家属拒绝让我备受打击，但也正因为他们有如此过激的反应，让我看到了这个家庭深处潜藏的恐惧和迷茫，我决定“迎难而上”，帮助他们。

第二天，我刚到病房，正想着怎么让阿云打开话匣子，没想到她主动上前跟我交流：“小彭，昨天我的丈夫态度不是很好，我代他向你道歉，其实，我有很多话不知道该跟谁说……”原来，阿云的丈夫性格暴躁、不善言语，很少关心她，女儿则忙于工作，照顾她的责任都落在了姐姐身上。但有一次，她的姐

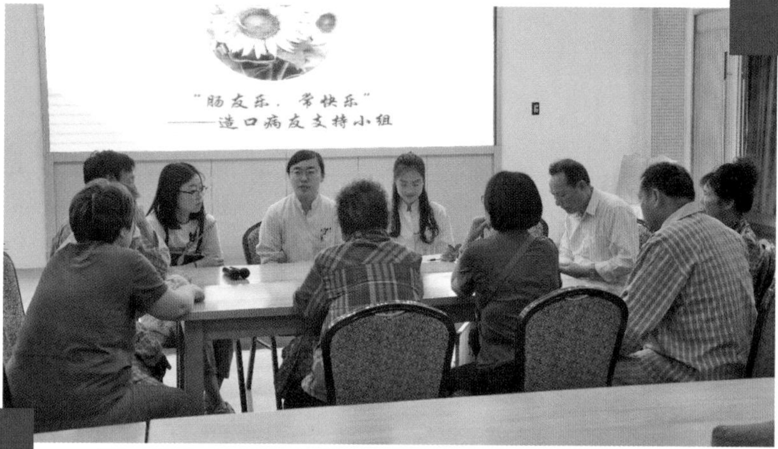

姐在往返家和医院的途中不慎摔倒，阿云深深地感到自己成了家庭中的累赘。我静静地听着，时不时宽慰她，这些深藏内心的独白终于得以倾诉，我看到她的神情放松不少。

然而几天后，阿云又遇到了新的困境——她从来医院探望的亲友口中听到了许多关于疾病治疗的负面消息，亲友再三提醒她不能出游、不能工作，以往喜欢吃的食物也不能再享受……阿云顿时感到自己彻底成了一个“废人”，原本燃起的希望之光又再一次黯淡下来，等到探视的亲友离开后，她才忍不住流下了眼泪。为了帮阿云纠正对疾病的认知，重新树立对未来的信心，我一方面协助她识别和处理“灾难化”的非理性信息，挖掘她被疾病掩盖的个人潜能，并为她提供自我照护的知识；另一方面，我也为她连接了同病种的志愿者资源，同时鼓励她参与病房中的护理讲座。

“谢谢你们对我的陪伴和支持，出院后，我要尽快康复！”在我们的共同努力下，阿云慢慢走出了疾病的阴霾，对未来的人生更加自信。

为了让更多“玫瑰人”获得支持，我们与临床合作，连接“玫瑰之友”志愿者资源，定期面向住院病人开展病友支持小组，通过教授自我照护技巧、交流康复经验，提升“玫瑰人”的照护能力和康复信心。

2019年，在服务之余，我将自己的服务经验转化为科研论文，在院内外的专业会议上汇报，进一步推动医务社工理论和实务的发展。未来，我也将在这小小的医务社工岗位上继续前行。

在偌大的医院中，在生与死的面前，医务社工或许只是一个平凡的存在，但相信每一名医务社工，都愿意用自己的微光，照亮阴霾，一起迎接黎明的到来。

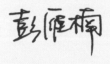

彭雁楠

上海市东方医院护理部
康　燕

我们始终要与时间赛跑

我是一名儿科护士，曾在三甲儿童专科医院工作10余年。原本以为综合性医院的儿科可能只会接诊一些诸如感冒、支气管炎、腹泻这样的儿童常见病，直至我就职到同济大学附属东方医院，我才明白即便不是儿童专科医院，也同样要面对来自临床的无数危机与挑战。

刚来东方医院（南院）儿科的那3个月里，我们接连接诊了3例高热惊厥患儿，他们意识不清、面色发绀、四肢抽动……家长们各个都焦虑不安，甚至失声痛哭，但儿科的护理姐妹们却淡定无比。心电监护、吸氧、开放静脉、肌注镇静剂……流畅的抢救、专业的照护、精准的用药、耐心的解释……“生命所系、性命相托”完全就是我们儿科的工作写照。

我们是一群与时间赛跑、与死神抗衡的人，我们的每一天都是撸起袖子加油干。孩子的健康、家庭的美满永远是我们的初心，我们也在这细水长流的岁月中留下了爱与被爱……

在《危急值报告制度》中清晰地注明血糖＜2.2mmol/L会危及病人的生命，而2018年11月10日那天我们救治了一名20月龄的低血糖昏迷患儿。一位30来岁的年轻母亲，镇定地抱着孩子坐在我们的儿科门诊候诊厅。虽然那日的预检工作极其忙碌，除了维持就诊秩序，还要应对患儿家属的各种咨询，但我们心细的预检护士却发现坐在对面候诊的孩子在其母亲的怀里显得异常安静，一种不安的直觉立刻涌上心头，果然在打开包被的当下，预检护士震惊了。

20月龄的孩子面色苍白、软弱无力、呼之不应，抱入抢救室不久便开始抽动，追问病史才知这孩子纳差3天，测血糖0.8mmol/L。患儿微循环极差，面对细如发丝的静脉，儿科护士在危急之中争分夺秒，依靠扎实的护理技能快速开放静脉通道，地塞米松、苯巴比妥钠、10%葡萄糖……通过2个小时的急救工作，这个孩子总算恢复了意识，木讷的患儿母亲才知自己的孩子已从鬼门关走了一遭。心有余悸之时，紧握住我们护士姐妹的手不停地低头说着“谢谢”，而看似镇定自若的我们，其实心里早就波涛汹涌，就怕这小小的生命会离我们远去。

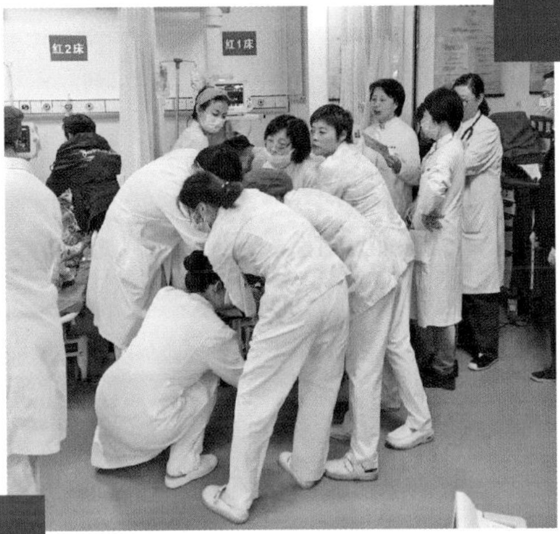

儿科医护人员在救治高血压插管患儿

2019年11月6日13:25我们接诊了一名由120送来的12岁男孩，该患儿意识不清、大小便失禁、面色苍白、四肢抽动、牙关紧闭，追问病史无癫痫史、无中毒史、无外伤史……

12岁！75kg的“大块头”！上压196！下压97！心率143！陈霜慧护士长立刻紧急调配人力，资深护士立即到岗。患儿一入抢救室，心电监护、氧气吸入、开放静脉、肌注鲁米那、快速血糖监测、防止舌咬伤……护理人员在短短2分钟内几乎完成全套抢救流程。

10分钟左右，患儿抽搐虽略有缓解，但血压飚升至200/101mmHg，SpO_2由97%快速下降至75%，儿科护士经气道内吸引、调高氧流量至5L/min后缺氧状态仍无法改善，立即行血气分析，并快速启动院内会诊。

心内科、神经内科、麻醉科很快到场，各科医生齐心协力、临危不乱，安定、甘露醇、碳酸氢钠、丙泊酚、面罩吸氧、床边心电图……各项抢救工作有序进行，但由于患儿抽搐时间已持续30分钟以上，最终在麻醉科的帮助下进行气管插管。

因高度怀疑高血压导致的脑血管意外，儿科医护人员与各科会诊医生一路飞速护送患儿至急诊行头颅CT，但0.1g鲁米那、10mg安定、15ml丙泊酚仍然没有“放倒”这个“大块头”。患儿再度烦躁，氧饱和度也随之下降，情急之下立即转至成人急诊抢救室接呼吸机继续观察。

由于我有儿科ICU的工作经历，护士长特地安排我随120一路护送患儿至上海儿童医学中心进一步诊治。在颠簸的车厢内，患儿间歇性烦躁，我与同行的儿科医生虽然竭尽全力保护气管插管不滑脱，但仍逃不过外周静脉滑管的结局。为了保证用药，我第一次在摇晃的车厢内、在患儿间歇性抽动的肢体上成功进行静脉穿刺，并于15:38安全抵达上海儿童医学中心进行交接。

2个小时“跨学科、跨专业，跨团队”的急救工作环环相扣，不容迟疑、不容退缩、不容失误，我们始终要与时间赛跑，尽全力为患儿的健康保驾护航。也正是这样及时而专业的救治，这名12岁男孩在儿中心痊愈出院。事后，患儿家属来院高度赞许我们的救治工作，而我们却为听到孩子的康复而深感庆幸。

生命是脆弱的，但也是坚强的。365天，我们在儿科遇到过10楼坠楼伤的孩子、遇到过重症肺炎合并心衰的孩子、遇到过交通事故而生命垂危的孩子……面对日均门急诊量在300人次左右的儿科，我们牢记“南丁格尔誓言”，尽力提高护理之标准，慎守病人家务及秘密，竭诚协助医生之诊治，务谋病者之福利。

日复一日，年复一年，我们立足于临床，练就一身护理技能，无怨无悔、任劳任怨地照护着那些需要我们的患儿们。因为我们心怀大爱、我们永葆初心、我们竭尽所能，所以我们有爱才换来被爱，当听到家长的那一声声谢谢、当看到孩子们那一张张笑脸，我们便心满意足。

我们是东方的儿科护士，也将永远是东方的骄傲。我们愿用一腔热忱服务于患儿，服务于社会。相信我们的专业技能敌得过时间的考验、敌得过死神的挑战、敌得过岁月的蹉跎。

我们精益求精、追求卓越，永远在为儿童健康事业的道路上加油努力。我们铭记“学以去疾、德以扬善、同舟共济、求实创新”，永远用我们的青春不断谱写东方之大爱！

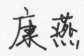

康燕

上海市东方医院助聋门诊手语翻译
边海桢

成为他们的耳朵，成为他们的口

我叫边海帧，是东方医院一名志愿者，是“无声有爱”助聋门诊的手语翻译，亲历其中七年，在服务他人的同时，也深深地浸润于“东方之爱”中。

缘　起

2012年在一次偶然的家庭聚会中，当时在上海市聋协工作的姐姐提到：东方医院和聋协沟通如何帮助听障人就医，成立助聋门诊，你有懂手语的优势，是否愿意参加协助翻译。姐姐的建议引起了我的思考：作为残疾人家庭的子女，深切感受到这些特殊人群无论在工作和生活中都面临着比我们常人更多的困难，如果能以自己的微薄力量助他们一臂之力，应该是一件善事。于是，带着试一试的心情，我走进了助聋门诊，我的工作是将聋人的手语转化成语言告诉医生，再将医生的语言转化成手语传递给聋人，成为了聋人和医护人员之间沟通的桥梁。

亲　历

2012年10月至今，我参加助聋服务已坚持整整七年，每周五下午我都来东方医院，冬去春来，风雨无阻，每次接待病人二、三十位，病人中有门诊治病的，也有入院治疗的，涉及的科室十分广泛，病人的年龄从三、四十岁一直到七、八十岁，他们带着病痛而来，也带着希望而来……

聋人黄阿姨三年前突感身体不适，经常腹泻，几经服药治疗无效，无奈之下走上了就医之路。老夫妻偶然听朋友介绍，东方医院开设有助聋门诊，于是决定尝试一下。

我陪着黄阿姨来到了肠胃科，黄阿姨告诉我：有了你的陪同，我的心情放松了不少，不再担心被医生和其他病人误解，也不再害怕因讲不清病情而影响治疗，病还没看，心却放下了不少。

不幸的是，一轮检查下来，黄阿姨确诊患了肠癌，为方便就医她选择了家附近的医院手术。术后黄阿姨盼望着病情能所改善，可实际的情况不如人意，依然常常腹泻、身体虚弱乏力，看着老伴每日辛苦照顾，这一切让黄阿姨的情绪跌倒了谷底。

在几乎已经绝望的时候，老伴想到了东方医院，二位老人再次光顾东方医院。作为手语翻译，同情之余，更多的是一份责任。我耐心聆听了她的叙述，将前后病情详细而又有重点地表达出来，为医生分析病情，制定治疗方案打下基础。随后又将医生的治疗要求转告黄阿姨，其中涉及医疗专业知识、治疗程序、治疗中的禁忌等多种细节，手势表达必须清晰准确，确保黄阿姨看得懂，记得住。在东方医院的几个月治疗过程中，我每次全程陪同，看病之余和她聊聊，给予安慰和指点，黄阿姨有疑问和不懂都能得到及时解答。在大家的共同努力下，黄阿姨的病情日益好转，目前已得到控制。

戴女士是位老病号，患上胃溃疡十多年，多次到其他医院求治没有明显好转，经聋人朋友介绍来到东方医院看门诊。于是患者、医生、手语翻译三者之间展开了一次“特殊”的就医过程：患者和翻译用手语表达，翻译和医生用语言交流，仔细地询问、耐心地翻译，并陪同她做各项检查。

检查后，确认戴女士的胃里长了肿瘤，她一下就愣住了，十分紧张。她用手语告诉我，她很担心自己的病情，也害怕进行手术会有很多障碍，我马上用手语开导她：“担心，虽然检查出来是肿瘤，但是能早点确诊就是不幸中的万幸，可以进行手术治疗就说明你有救的，要相信医生。”我又陪同她办理了住院等一系列手续，但她对于手术仍是犹豫不决，“我的儿子在国外，我怕我和医生沟通不了会影响手术。”为了打消她的顾虑，我坚定地告诉她：“别担心，我会陪你进手术室。”

手术当天上午，戒备森严的手术室破天荒让我一个“外人”进入，我站在戴阿姨的对面，她看着我的眼神和手势，按照医生的嘱咐一一完成，麻醉过程顺利进行，看着她轻轻闭上眼睛，渐渐进入睡眠状态后，我轻轻舒了一口气，“刚刚我们还在担心如何与病人沟通，所幸有你在，谢谢了！”顺利通过第一关后，医生全身心投入手术之中。

七年来助聋团队得到了医院和社工部的关心和指导，尽管团队成员来自社会各方，服务也是公益的，社工部老师经常组织我们交流研讨，平时微信互相沟通，团队成员之间也是互相关心，互相帮助，成为一个温暖的团体，东方医院是我们的又一个“组织”。

回 味

用真心去服务。我们的服务对象是身有残疾的听障人，他们内心敏感，容易猜疑，又由于自身原因，对病情症状的描述往往不够清晰，在就医时存在很大的沟通障碍。这对手语翻译和助聋志愿者提出了更高要求，我们必须不厌其烦，要有足够的耐心进行换位思考，真正理解他们才能帮助他们。这不是一份容易的工作，如果没有过硬的心理素质和一颗热诚的真心，就很容易产生急躁情绪。

助聋门诊的服务人员正是怀着这样的一份真心帮助他们，不管听障人提出任何问题或要求，我们都耐心细致地解释，直到他们满意为止。有不少志愿者甚至放弃休息，跟踪到病床慰问。七年来，400余次的助聋门诊服务超过8000人次的聋人，服务投诉保持零记录，我们以此为傲，也感觉无愧于聋人、东方医院对我们的信任。

在服务中收获。从表面看，我们是在为聋人提供帮助，是一种付出，但实际上我们的收获同样多。服务中，我们看到了许多医务工作者的辛苦与不易；看到了聋人生活中的实际困难，和对关心与帮助的渴望；看到了助聋志愿者身上的乐观品质，有些志愿者本身也是肿瘤患者，但他们精神坚强，心怀感恩，用积极阳光的心态感染身边的人。

在陪伴病人就医的过程中，我也学到了不少基本的医学知识，我会用这些知识去做一些讲座，传授给更多的聋人。为了提高服务质量，我放弃双休日的休息，继续进行手语培训学习，不断学习初诊的判断、熟悉就医流程、研究与

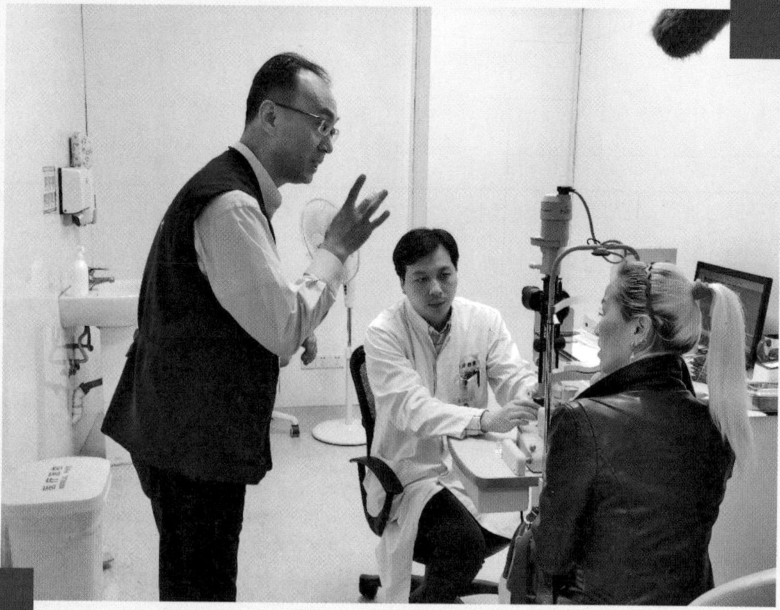

病人、医生之间的沟通技巧。

时光飞逝，回味七年“助聋门诊”的经历，有辛苦、有犹豫，但看到听障人们的疾病都能获得救治，身体一天天好起来，我们由衷地感到高兴，所有的付出太值得了！上海是一个现代化的国际大都市，也是一个有温度的城市，感谢东方医院为我们提供了“爱的舞台”，让普通人能奉献无私的爱心，将爱传递给更多需要的人。

赵海桢

上海市东方医院病理科
宋　樱

我和我的“东方”故事

岁月不居，时节如流。时光悄然走进2020年，同济大学附属东方医院迎来百年华诞。作为“东方”的一员，我感到由衷的骄傲和自豪！

结缘“东方”时间并不长。5年前，当我决心放弃青岛高校临床教师的工作，勇闯“上海滩”的时候，我从网上第一次认识了“东方”。

“东方”是一座历史悠久的医院，创立于1920年，至今已有百年历史。“东方”是一座有着优良革命传统的医院，1950年，东方医院抗美援朝医疗队先后两次奔赴朝鲜战场，为中国人民志愿军救治伤员。2008年汶川大地震，刘中民院长亲自带领医疗救援队第一时间奔赴灾区，抗震救灾。“东方”在历次大灾大难的考验与磨砺中日益发展。

“东方”是幸运的，上世纪90年代以来，伴随着浦东开发开放和陆家嘴的崛起，“东方”抓住机遇，厚积薄发，跨越式发展，一跃成为集医疗、教学、科研于一体的综合性三级甲等医院，全国百强医院。“东方”是强大的，雄厚的自身实力吸引了一大批海内外的专家学者倾情加盟，傅传刚，胡海，李进、李强等教授大咖们纷纷选择“东方”。而我也做出了最正确的选择。

记得面试考场上，刘中民院长问：“青医附院我很熟，它是山东省最好的医院之一，你为什么要加盟东方？”我干脆利落地回答：“悠久的医院历史，良好的发展平台和可以预见的光明未来！”在刘院长爽朗的笑声中，“东方”，我来了！

虽然我没有见证“东方”近百年发展的风雨历程，但我亲历了东方中德病理诊断中心的起步和发展壮大。2016年，几经波折，“东方中德病理诊断中心”成立。德国魏尔啸病理实验室资本的引进，不仅带来了先进的仪器设备，也带来了先进的管理理念。高金莉主任的加盟，不仅提升了病理科的业务水平，也凝聚了全体成员的心。病理科从此走上了加速发展的快车道！

病理诊断是疾病诊疗的重要环节，在多学科讨论（MDT）中日益受到重视。记得我刚来病理科不久，受胃肠外科傅传刚教授邀请和科室指派，我加入胃肠外科MDT团队，参加“扬帆起航”全国结直肠癌MDT挑战赛。面对这一全新的比赛形式，我经验不足，不经意间掉进了对方预设的陷阱，本该我犀利质疑的时候，我选择了沉默不语。由于我的失误，我们止步首场比赛！我心中的懊悔和自责可想而知。

赛后，我的队友们安慰我，队长韩俊毅主任主动承担了失利的责任，观看比赛的傅传刚主任发来微信鼓励我。我想对大家说一声：对不起，谢谢！可我一直没有机会说出口，我被“东方”MDT团队的温暖包围着！随着肿瘤科李进教授的加盟，每周一早上，东方医院MDT早已成为必修课，并通过网络向全国直播。经过日复一日地锻炼，我的病理分析能力大大提升，发言自信精准！我期望却不敢奢望再次代表“东方”比赛的机会。然而，最令我意外的是，第二年，傅教授的团队依然选择了我，我深深地感谢这份沉甸甸的信任。而我终于不负众望，随队赢得了一场又一场比赛的胜利！在全国MDT的舞台上展示着“东方”的魅力！

从加入东方的那一天起，“学以去疾，德以扬善，求实创新，同舟共济”的院训便深深刻在我的脑海里，指导我做人、做事、做学问。病理科的工作责任重大，大多数时候是一项幕后工作，偶尔也会直面患者。

有一次，一位年轻的女患者拿着我发的病理报告“宫颈原位腺癌”来找我。原来，她刚刚去上海一家著名医院找权威专家治疗，专家说：“按照原则，切除子宫！”而她还没有孩子，不想因此失去做妈妈的权利。于是，她回来咨询有没有一丝保留子宫的希望。

当前医患关系紧张的形势下，我的第一反应是：我不是妇科医生，多一事不如少一事！但是，当我看到她恳切的眼神，“学以去疾，德以扬善”这几个字便跃然眼前。我耐心地跟她解读了病理报告中病变的范围和距切缘的距离，然

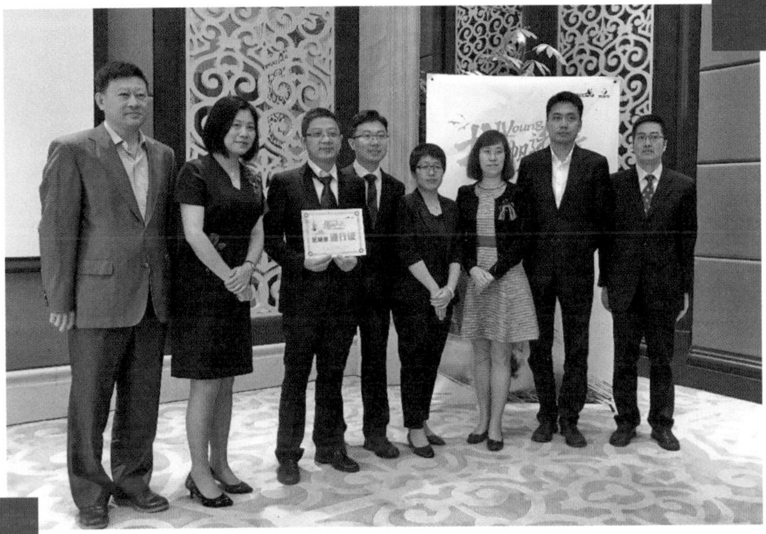

右三为宋樱

后告诉她，切除子宫的原则没有错，但医生也会以人为本，具体情况具体分析。你去我们“东方”妇科找专家，告诉她你的诉求，如果你愿意承担一定的风险，可以咨询一下有没有在密切随诊下先尽快怀孕的可能，你愿意去试试吗？当我说完这段话，她的眼里闪现出希望的光芒，转瞬，满含泪水。她恭恭敬敬地向我鞠了一躬，嘴唇颤抖着对我说：“谢谢您，宋医生，能治我的病的医生很多，但‘东方’医生是真心为我提供帮助的，遇到您，我很幸运。”我说，“应该的，这是我的本职工作！”

望着她远去的背影，我的眼睛也湿润了。我想起了特鲁多医生的名言：“有时去治愈，常常去帮助，总是去安慰。”作为一名病理医生，我除了给病人一份正确的报告，还可以给予更多的帮助和安慰。在工作中，多一分耐心，多一点微笑，就能在恶性肿瘤患者阴霾的天空中洒下一缕阳光！

2019年，我有幸被评为东方医院“优秀共产党员”。习总书记说：不忘初心，牢记使命，为中国人民谋幸福，为中华民族谋复兴。望着大屏幕上滚动播出的巨幅照片，我对党旗映衬下显微镜前工作的自己说，在“东方”这片热土上，我将只争朝夕，砥砺前行，用自己的学识救治患者，用自己的爱帮助患者，这是我最大的幸福！

光阴荏苒，弹指一挥间，同济大学附属东方医院走过了她的第一个百年。历史即将翻开崭新的一页，我愿把个人梦想同“东方”梦想紧密结合在一起，为创建公益性、学术型、国际化的精品医院贡献自己的一份力量，见证“东方”百尺竿头更进一步，从辉煌走向更大的辉煌！

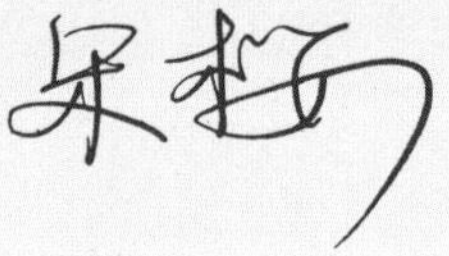

上海市东方医院社工部
程欣玮

山高路远　未来可期

花开花落几度寒暑，百年时光弹指一挥；月满月亏潮涨潮落，百年历程岁月章回。

1920年的东方医院是什么样我无从知晓，但从一些零星的文字碎片可识得一二。从“浦东医院”“浦东同乡会附设浦东医院”、到“市立浦东医院”“市立第三医院”，在百年历史长河中，东方医院栉风沐雨，砥砺前行，迎来了自己的百岁生日。

我的妈妈在东方医院工作，是一名护士。1998年9月1日，是我第一次与东方医院相遇，凡是相遇总有原因，对我来讲，这一次的相遇是恩赐。事实上当时太小，我对发生了什么一无所知，后来从父母的只言片语中知道了一些，因为前置胎盘，我出生后，妈妈术中大出血，血压直线下降，是医生护士拼命把妈妈从鬼门关上拉了回来，21年过去了，我仍不敢想象，如果当时没有那些医生护士，现在我的家庭、我的生活会是怎样。这一次的相遇，若说是刻骨铭心、念念不忘，那一定是骗人的，但与东方医院的第一次相遇，说是一份恩赐，绝不夸张。感谢东方医院，感谢东方医院敬业、医术精湛的医生护士。

之前有说过，我的妈妈是东方医院的护士，小时候我经常生病，自然而然的总到东方医院报到，每月一次，从不缺席。去看病时，那时候就觉得穿白大褂的医生很忙，啥都知道，很厉害，还有儿科大厅里的滑滑梯好玩。妈妈在外派医疗点上班，虽然工作相对有规律，但也很忙，经常在外派医疗点和医院之间往返，领取物品和药品，预约检查，收取报告；也经常加班，各种会议、活动的现场保障，完成晚8点的治疗；周末参加体检或上课提升自己。尽管事很多，不过她仍会利用一些碎片时间和我说说医学小常识，上幼儿园的我，就知道早晨洗脸是要用冷水，需要做深呼吸的，早餐是要吃鸡蛋的，人是要多喝水、吃蔬菜的，每天是要跑步、学习的，晚上9点是要睡觉的。人体真的很神奇！我经常和我的小伙伴分享，他们羡慕的小眼神……每当这个时候，我总是偷着乐，哈哈~~特别神气。之后长大了，经常在餐桌上听妈妈说一些医生救治病人，把病人从面见死神的队伍中拉出来，回到家人身边。医生，一份很有价值的工作，对医生的这份职业好感大概就是这样一点一滴积累起来的。在高考填志愿的时候，当妈妈得知我想选择医学类专业，给我仔细分析了学医的辛苦，包括学习、医疗环境、医患关系等，但我依然坚持，现在就读于医学影像学专业，希望未来的自己也能成为一名白衣战士，驰骋在救死扶伤的战场，再用一句文艺一点的话，星河滚烫，你是人间理想，未来可期。

今年暑假，我在东方医院做义工，穿着蓝马夹在门诊大厅忙碌。从高考结束的那个暑假开始，这是我来东方医院做义工的第三年。三年来，东方医院每年都有新变化，专家越来越多，介绍栏越来越大，大咖专家、国际级教授来坐诊，门诊病人越来越多，门诊大厅越来越挤，来东方医院学习的外国学生越来越多，来东方医院看病的外国脸越来越多，新大楼落成启用，25楼会议室举办的学术会议越来越多，研究成果展示越来越多，新增了检查仪器，病人预约检查的等候时间越来越短。同时，我这个小义工每年都要适应新的工作环境，也慢慢在成长。

我是老资格义工，对就医诊室，流程比较熟悉，我是流动岗位，经常有机会帮助就诊有困难的病人。有一次，我看见一对盲人老夫妇互相搀扶，挂号后在问心内科在哪里，我主动上前打招呼："您好，我是东方医院义工，我带你们去心内科吧。"他们如释重担般频频点头，回答道谢谢谢谢。我搀扶他们上自动扶梯，并嘱咐："上电梯，慢慢的哦。"

一路上，盲人阿婆说："老头这里两天有时好像心跳快，怕心脏病，高血压，到医院来看看，进医院时还在担心，今天看医生怎么办，还好遇见你们义工，你要在我们身边哦，我怕找不到医生，"边说边摸索着拉着我，"放心吧，阿婆，一会儿到心内科，我们先量血压，我和别的病人商量下，能不能让老先生先看。"

心内科的候诊大厅聚集着很多病人，看见我搀扶的两位盲人，纷纷说："来来来，先量血压，量好去看医生吧，"我心里一阵感动，刚才还在想怎么开口商量呢，连声道谢。我把夫妇俩搀扶进诊室坐好，医生耐心地问了情况，听了心率，并做了简单的体格检查，然后和蔼地说："血压在正常范围，现在心跳也正常，没有早搏，先做心电图检查看看吧。"心电图检查后回到诊室，医生看好报告，耐心地说："放心吧，心电图正常，目前没啥，再观察观察，天热，回家多注意休息，如果再出现心跳快就来看，做进一步检查。"老先生和阿婆微笑着一个劲地点头，"嗯嗯，好的好的，谢谢医生啦。"

从诊室出来，阿婆连声道谢："谢谢你啦，小姑娘，东方医院有你们真好。小姑娘，医院旁边有超市，我给你买饮料，你为我们忙了大半天的。""哦呦，不用，不用，没事的，我是义工，应该做的，不用客气啦。"边说我边把两位老人送出门诊大厅，送过马路后，他们慢慢走回家，我回到岗位继续帮助下一位需要帮助的病人。此时的我，心里满满的幸福感。

以前在学校，做完一些诸如校园清洁志愿者活动都要写心得，每次写来写去无非是"志愿者活动倡导团结友爱、助人为乐，"赠人玫瑰，手有余香。"云云之类，虽然没有错，但终究是不走心的场面话。在东方医院里做义工，帮助就诊病人挂号并引导，让他们及时就医，与医生进行良好沟通，解惑释疑，缓解自己的病症和焦虑情绪，或是引导需要检查的病人，让他们早点到达检查科室，又或是帮助不会使用自助机的老人打印报告，及时复诊。虽然工作简单，但让我很高兴，充满成就感。我觉得医院的义工工作相对于学校的志愿者工作，更能服务于社会大众，更需要换位思考，用心倾听，有效交流。

作为学生，尤其是医学生，应具有同等高度的社会见识，学会敞开心扉去回馈社会、拥抱世界。三年在东方医院做义工，也算是我在医院提前一年、换一个角度的见习。当我刚被医学院录取时，只有"春风得意马蹄疾，一日看尽长安花""一点浩然气，千里快哉风"的少年感。当我走入医院，才知道什么是真正的医院，不止那心中的一点"浩然气"。检查室的门口，有吵闹的小朋友，有不理解的家长，需要与患者、家属进行充分沟通，做好解释，体会到患者的情绪和想法，学会从患者的角度去思考问题，让言行充满人文关怀，从而顺利解决问题，我也感受着医学的神圣与伟大，感受着职业的获得感和荣誉感。

我在写这篇文章的时候已经接近九月开学季，我今年的义工活动已结束。但

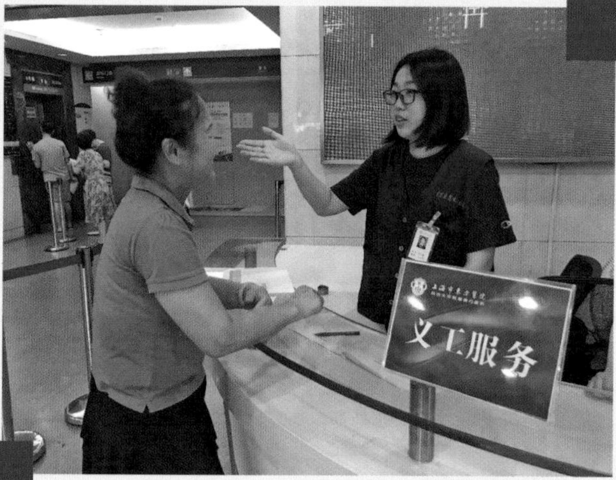

是写下这些文字的时候，我依然能记得，义工老师们对初来乍到的我，给予的很多帮助，问完路的病人一句由衷的称赞和鼓励，以及我指错路时的愧疚，利用午休再实地勘察。这才是生活，由细碎的感动和各种各样的甜和苦堆砌起来，什么味道都有，把感动和甜味收藏起来，把苦味变成动力，成就更好的自己。

医院是一个神奇的地方，一支笔写尽生死。知乎上有人说，如果真的有天堂，那么医院大概就是一个浓缩版的人间吧。感谢东方医院的医生护士，每天兢兢业业，辛劳忙碌工作，就是为了把走向天堂的患者拉回到人间；感谢这些年在东方医院发生过的故事，从亚信峰会、进博会保障，到南极科考随队医疗保障，让五星红旗飘扬在地球的最南端，再到援滇工作的长期开展，医疗技术输出到革命老区，在东方医院看见的，不仅仅是病人机械地找医生看病，更多的是人性的善良、关爱和照护；依旧感谢东方医院，感谢社工部，见证了一个小义工的成长。

100年的风雨兼程见证了东方医院的不断发展壮大，愿东方医院在期颐之龄，依旧花开如火。

桃李不言满庭芳，弦歌百年今又始。

山高路远，未来可期。

上海市东方医院护理部
赵静磊　卢曦莉

勇　士

人们会对一些职业赋予特殊的称谓，以表示对这些职业的赞美，如教师会被称为“辛勤的园丁”，建筑高墙清洗工会被称为“蜘蛛人”，而我们护士则会被亲切地称为“白衣天使”。多么浪漫而又美好的词语！但我却更想称我们自己为“勇士”。

“勇士”这个词，可能会让人感到些许不解——每天身穿一身洁白的护士服，踏着轻盈的脚步，穿梭在病房中，没有风吹日晒，更没有战火硝烟，就连说话都是那样的轻声细语，不用与人搏，也无需流血……就这样，还能称自己为“勇士”？

南丁格尔曾说“护理工作是一门艺术，护士都有一颗同情的心和一双愿意工作的手”。在生命的单程列车上，护士真诚甚至无条件的付出，使患者人生旅途的终点得到延伸。有时治愈，时常帮助，除了医疗护理，护士还意味着对患者的一种贴心陪伴。

此前，我们收治过一位特殊的患者。她由于突发车祸全身多处骨折，其中右下肢最为严重。当时家属拿着片子请外院医生会诊，医生建议她行截肢术，如果按照此方案执行，她此后便会成为只有“一条腿”的“特殊人士”。但患者正值中年，生命旅程只行进了一半，还有未知且长久的另一半，她如何能够接受这个方案呢？

肉体的疼痛，比不上内心的煎熬。刚入科室时，她拒绝与人交流，不肯吃饭，每天只是两眼空洞地盯着天花板，不断重复着那句：我不想截肢。一天天的接触下来，她绝望的双眼和言语深深刺痛着我们的心。为此，除了常规的医疗护理，我们还立刻组织了专门的护理小组对她进行心理护理，请住院期间康复的患者现场开导交流，以增强她治愈的信心，点燃她内心希望的火种。同时，主治医师也反复研究手术治疗方案，力求不放过任何一种可能。经过多方会诊讨论后，最终决定冒险尝试保留患肢，圆她可以用双腿完整走完生命旅程的愿望。

治愈的过程漫长而又痛苦。每次术后换药，患者都痛得眼泪簌簌，我们能做的便是全程在旁陪护，握着她的手轻轻地给予鼓励。我们每天都会讲不同的小故事来分散她的注意力，密切观察患肢的末梢循环情况、她的心理状态及情绪变化。在家属的协助下，渐渐地，患者开始敞开心扉与我们沟通，主动询问每日自己的用药情况，自己需要注意些什么，如何可以更快地恢复，同时也会告知我们她每日伤口的感受，当天的康复训练情况等。

在团队的精心护理下，患者一天天地恢复起来，脸上的笑容越来越多，人也越来越精神了，奇迹在我们共同的努力下得以实现。至今我们都忘不了她出院那刻的笑容，她的笑容感染着身边的每一个人，她眼里迸发的光芒仿佛能照亮整个世界。那一刻，我们终于感受到了她发自内心深处的欢乐，我们也体会到了自我工作的价值，我们的陪伴为患者带来了战胜疾病的勇气。

曾几何时，我们放下了万家团聚的日子奋战在护理一线；曾几何时，我们将亲人期盼的眼光和埋怨的声音悄悄放在心中，去守护着医院里的患者；曾几何时，我们打乱生物钟的作息规律，在夜深人静的时候陪伴患者，在无数个漫长的夜晚用自己那双像是灌了铅的腿，巡视着病房，打针、发药、输液，呵护着患者的生命安全；交班、接班，白天、黑夜，我们在苦累中感受着生命的价值。

作为一名护士，我看到过患者应对病痛的无奈，我目睹过无数悲欢离合的场景，我感受过患者信任的目光，也遭遇过“秀才遇见兵，有理讲不清”的尴尬场面。虽然辛苦，虽然劳累，但是依旧感到充实、快乐！

是什么样的力量让我们如此痛并快乐着？是夜深人静巡视病房时那一张张安然入睡的脸，是在我们精心护理下得到康复的病患热泪盈眶的道别，更是病患的那一声“您辛苦了，谢谢！”

“身在井隅，心向星光，眼里有诗，自在远方。”我认为做好自己，承担好自身的责任与义务便是我所寻找的诗与远方，便是生活与工作上的“勇士”，愿

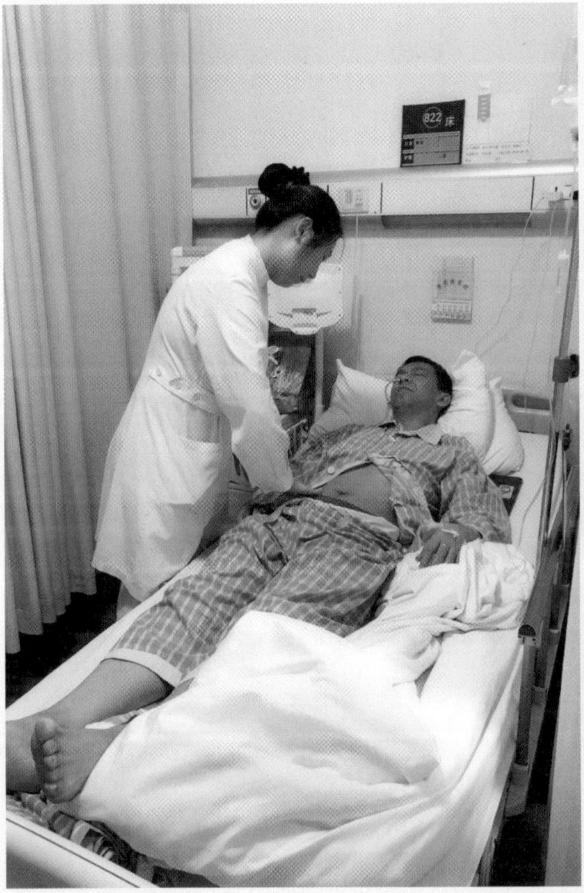

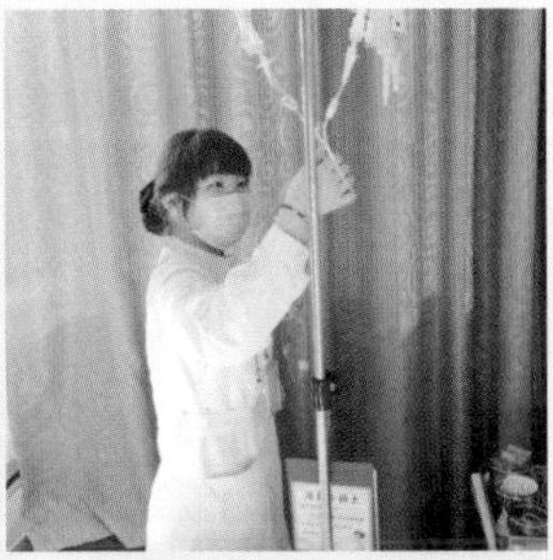

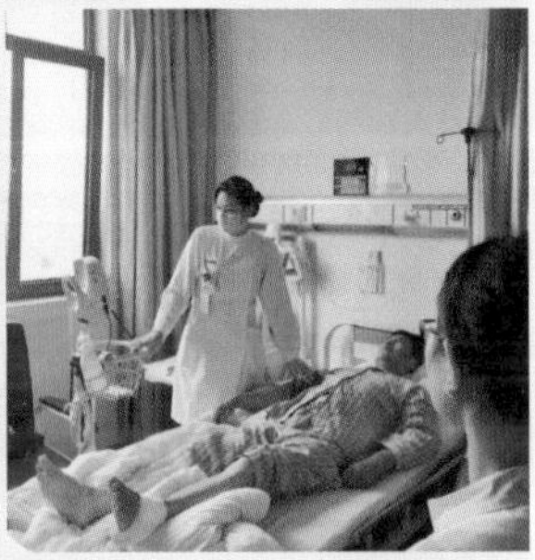

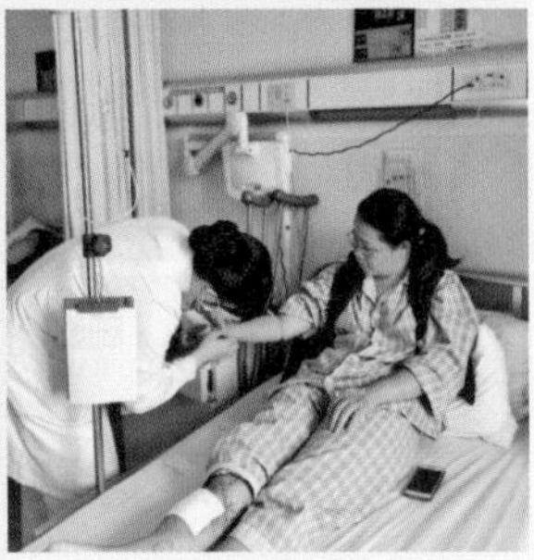

你我都能成为最美的“勇士”！

献话：“愿你身在何处都能天高地迥；愿最终试炼之果是花开万里；愿微渺启航能终于灿烂宏大。”

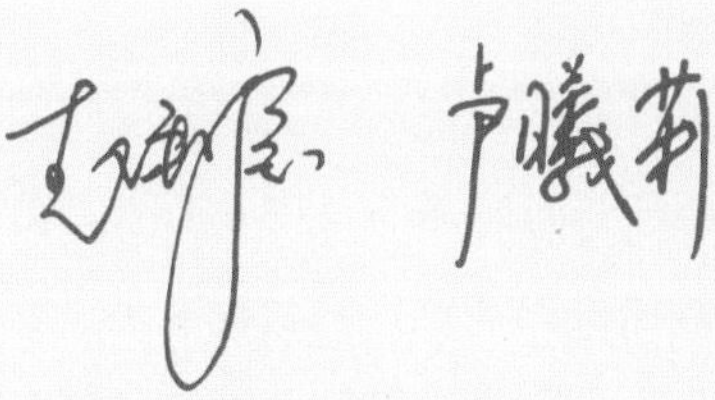

上海市东方医院志愿者
邹锦仙

我要到隔壁的医院去做志愿者

“我就住在医院隔壁，我想成为东方医院南院的一名志愿者”，七年前发生的这一幕至今还记忆犹新，难以忘怀。

2002年我退休了。退休前，我将自己最美好的芳华岁月献给了祖国边疆的建设，退休后，我回到了我的故乡上海，住进了东明路街道金光小区，我没有闲赋在家，安心享受退休生活，而是依然怀着青春岁月时的理想、追求、信念，成为一名社区志愿者。

金光小区门前有一块大大的空地，听周围邻居说，这以后将会建一所大型的医院，我们期盼着早日建成，解决大三林地区居民看病难的问题。伴随着一墙之隔的医院新大楼拔地而起，我就萌生了一个念头：我要到隔壁的医院去做志愿者，为医院里的患者提供服务。

黄金三小时

经过面试和岗前培训，我成为南院首批34位志愿者中的一员，并以志愿者的身份参加医院的开业仪式，我穿上了蓝马夹，每周三服务在南院门诊的每一寸土地上。东方医院南院是在三林地区最大的综合性三级甲等医院，门诊患者多、病情复杂，就诊时间集中，流动量大，随机性强。所以上午是志愿者服务的“黄金三小时”，在这黄金时间内我坚守岗位，毫不懈怠，渴了就从口袋内取出水杯喝上一口，腿脚酸痛就来回走上几步，凡是以工作为重，轻易不休息。

“噢，老伯伯，泌尿外科在A区，请往前走”，“阿姨，自助挂号不会操作没关系，我来教你如何操作，没有微信、支付宝支付没关系，自助机上有现金支付”，“请大家依次排好队，先在检验2号窗口登记取号，等一下叫到号后就去抽血窗口抽血……”我为患者提供引路导诊，维持秩序，提供信息，忙的不亦乐乎。

记得有一位90多岁的老伯独自来医院看眼科，我凭借多年服务的经验从这位老伯缓慢的脚步、困惑与寻找的神态中读出了这位老人的需求，于是主动迎上去，搀扶他到眼科去就诊，从测眼压、眼底照相、付费到拿药，耐心陪同他完成整个就诊流程，到最后放心不下这位老伯，将他送上了公交车，并嘱咐驾驶员提醒这位老者到站下车。

我以最大的热情凭一已之力为患者提供力所能及的服务，一天的服务体力消耗很大，真的好累好累，但是患者的一个笑容、一声谢谢、医护人员的一声问候让我忘却疲劳，成就满满，快乐无比。

无声有爱

位于陆家嘴的东方医院本部开设了全国首个“无声有爱”助聋门诊，助聋志愿者为聋人提供手语翻译和陪同服务，成为无声世界和有声世界的沟通者，全市的聋人闻讯后纷至沓来，困扰聋人多年的病痛得以治愈和缓解。

几年的志愿服务经历让我对医院的服务流程了如指掌，学到好多医疗知识，也了解患者的心理特点。东方医院给我提供更广阔的服务平台，2年前我又多了个“助聋志愿者”的头衔，我是个半路出家的助聋志愿者，以前从未接触过手语，是个名副其实的手语盲。但我不服老、不服输，要想成为一名合格的志愿者，必须具备“爱心在左，技能在右”的素质，那段时间手语成为了我的第二语言，从一个字开始，到一个词组、一个短句开始学，我利用中午休息时间缠着手语老师传授技巧，回到家里对着镜子照着视频练习手语，将自己的手语视频发给老师，还报名参加手语辅导班，渐渐地我的手指舞动灵活，与聋人的交流畅通多了。由于交流障碍，大多数聋人性格孤僻和急躁猜疑心强，所以，我在服务中保持耐心，多用眼观察，用手指比划，尽可能满足聋人的需求。我的服务得到聋人和医院的认可，不久我替补成为助聋门诊的志愿者组长，我是一名党员，以党员模范带头作用，夯实助聋队伍的团队建设，用有效的沟通激活助聋团队，不仅仅充当了团队领袖的角色同时还是团队的润滑剂，努力提高大家的凝聚力，我始终认为良好的团队氛围是为患者更好服务的基石。

今年8月的一天，天气特别炎热，助聋门诊就医人数突破了历史最高记录，有一位患有心血管疾病的聋人，她看到我胸前的党徽，指明要求我为她服务。我陪着她挂号、就诊、检查，医生说马上需要住院治疗，她当时急得哇哇直吼，手不停地比划着，见此情景，我一边安慰她，一边急忙帮她跑上跑下，为她办理住院手续，送她到病房安顿其躺在病床上，并将她的情况告诉医护人员；一边联系其家属，一直等到她家属来院后我方才安心离去。这位患者由于及时治疗，不久就恢复了健康，她逢人便讲是东方医院救了她，是助聋门诊救了她！

在助聋服务中，我常常说得最多的一句话就是："我是一名党员，为聋人患者服务，是我应该做的，我愿意！我高兴"！这也许是我对聋人患者的一种牵挂吧，更是一名助聋组长的责任和付出！

初心依旧

在东方医院做志愿者已经足足有七个年头了，无论刮风下雨，寒冬酷暑，我始终坚持每周二天到医院服务患者。社工部十分关心我们，定期对我们进行各类培训、拓展活动和年终表彰，我犹如又回到年轻的时代，为社会、为患者奉献我的光和热。

2018年10月市委副书记尹弘来到东方医院视察，我作为义工代表参加，尹弘与我亲切握手，问我在东方医院做义工的感受时，我说："我虽然退休了，但作为一名党员在思想上不能退休，要与时俱进，所以我积极参与志愿活动，服务于患者，在志愿服务岗位上恪守一名党员的先锋模范作用。"他鼓励我说："党员志愿者，了不起，大家要向你学习！"

"落红不是无情物，化作春泥更护花。"人并非为获取而给予；给予本身即是无与伦比的快乐；对人来说，最欢乐和幸福的是把自己的精神力量奉献给他人。从工作到退休，从单位到社区到医院，我始终秉承"退而不休、退而有为"的精神，用点点滴滴的实际行动，真心付出，真诚奉献，发现爱心、散播爱心。

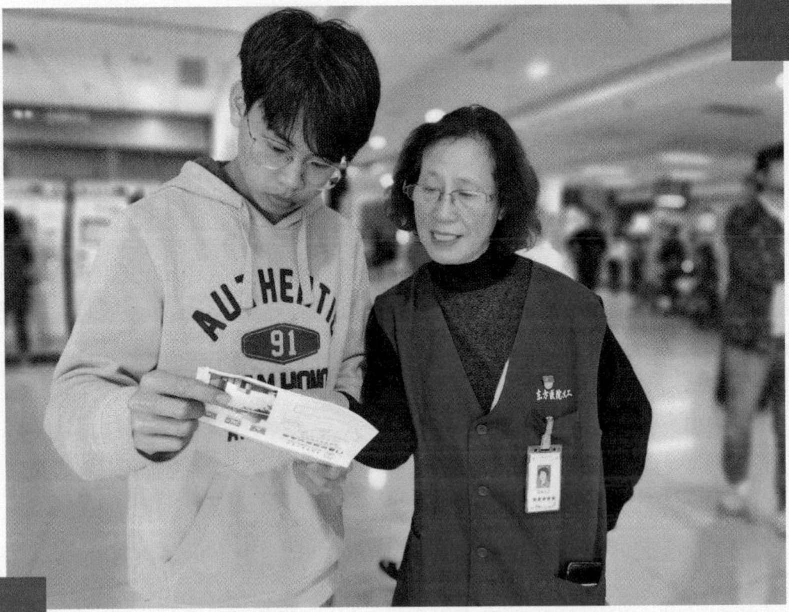

有一种晚年生活，只有经历过，你才知道其中的艰辛；有一种艰辛，只有体会过，你才知道其中的快乐，只有拥有过，你才知道其中的纯粹”。这就是我的晚年生活，志愿者生活也诠释了这种纯粹。

莫道说，我将我的第一个芳华岁月奉献给了祖国的社会建设，我将我的第二个芳华岁月奉献给了医院和患者，芳华依然，奉献依旧。

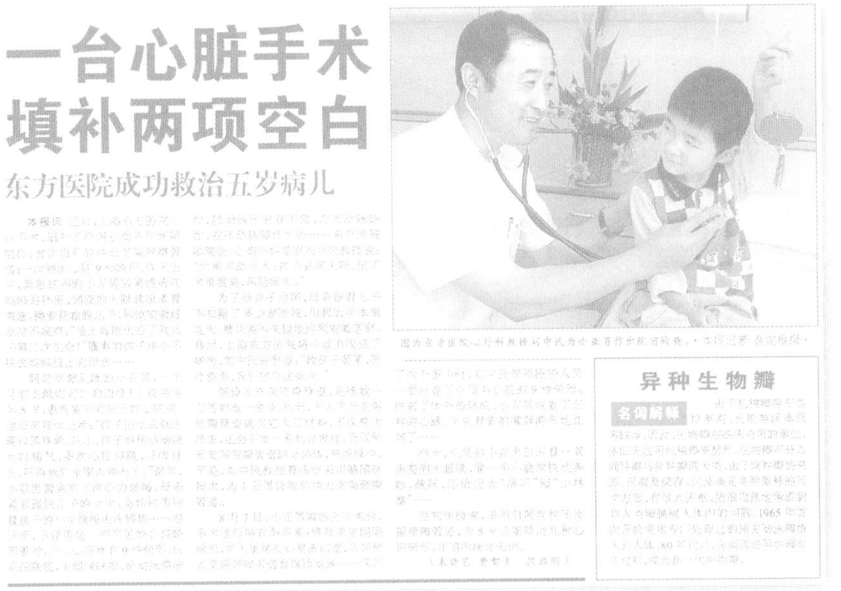

一台心脏手术 填补两项空白

东方医院成功救治五岁病儿

异种生物瓣

名词解释

5 感谢有你 携手同行

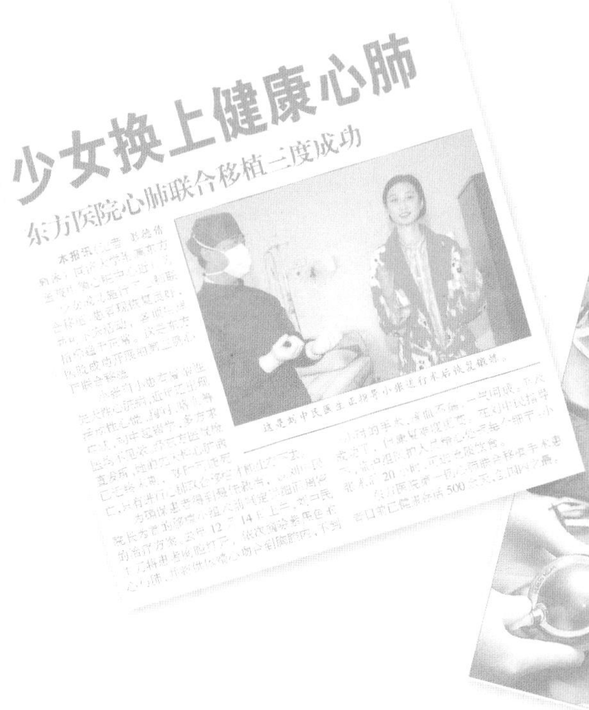

少女换上健康心肺

东方医院心肺联合移植二度成功

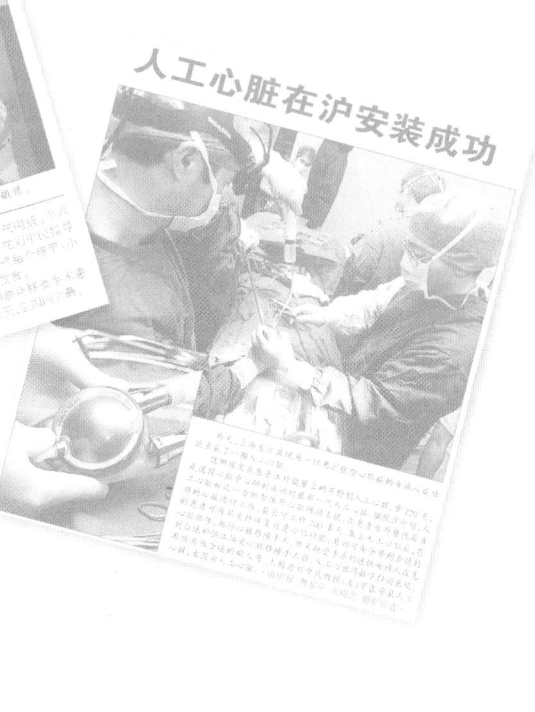

人工心脏在沪安装成功

1920-2020

100

上海市東方醫院

同济大学附属东方医院

上海市东方医院妇产科
杨晓菊

信任之重，生命所托

——重症监护室里的VORENICA

初冬清晨的宁静被妻子的抽搐躁动和呕吐声打破，慌乱中开灯看到的是在自己身边怀孕不到8个月的VORENICA（人名）因为抽搐而变形的脸，以及床上及地上的呕吐秽物。在送去医院的120车上VORENICA神志时清时混，仍是呕吐不已。作为一名已在中国定居8年的俄罗斯人，内心充满了无名的恐惧，旁边是15岁的儿子，也瞪着一双惊恐的眼睛注视着突然得病的妈妈。

终于到了医院，丈夫的心瞬间放松了一刹那。看着中国医生、护士迈着急促的步子围了上来，用移动病床把妻子从120担架上推进产房监护室，他换好隔离服也跟了进去，打针、吸氧、导尿、连接心电监护，测血压，接输液泵，抽血，一切进行得有条不紊，血压180/120mmHg，天哪，什么状况？当血液化验出结果后被告知VORENICA患有高龄孕妇最危重的子痫和HELLP综合征，立即要实施剖宫产手术，那一刻也做出过内心的挣扎，能不能再做观察，胎儿还那么小？但看到医生坚定的眼神和口气，他也认同了！

从这一刻起，已经不记得在医生的病历中签了多少个“Agree”了，术后VORENICA被推进了重症监护室，再次当父亲的喜悦被10小时后出现的死亡率高达80%的全身凝血功能障碍即DIC带来的恐惧冲走，在后面的7天左右的时间里，年轻的，年老的；男的，女的；医生，护士；内科，外科，介入科，数不清有多少人和他谈话，让他签字，看着全身上下插满管子，发黄浮肿的妻子在镇静治疗之中昏睡着，偶尔醒来也是半睁着一双哀求和坚定的眼神看着自己，爱她的丈夫，已15岁好几天没看见她的未成年的儿子，同样在重症监护室的小儿子，一切的一切都是那么令她留恋这个美好的世界！昏睡中看见死神一遍遍地召唤着她，拖曳着她往天堂路上行进，多么的残忍啊！一次次的输血，下胃管，气管插管，介入治疗2次，CT室3次，超声室做检查记不清几次，全身的暗紫色的瘀斑，鼓胀的肚子，这种情况下，无需医生多做解释，他也知道情况是多么的危重，上帝啊，救救可怜的VORENICA！

一位没有医疗背景知识的外籍男人，面对处于死亡边缘的妻子，他需要一次次做出决定，同意吗？同意请签字……但他始终坚信中国医生的每一个决策，每一次操作都是为了把妻子从死神身边拉回，无需多言，平静地签字，再签字，再签字，作为主管医生我也无数次地被他蹩脚的中文，有时甚至幼稚的问题所感动。炼狱般的7天过去了，VORENICA终于度过了众多磨难和险象环生的多重难关，神智逐渐清醒。胃管、气管插管、导尿管被陆续拔出，VORENICA的当牙医的母亲从俄罗斯老家远道而来，探望病重的女儿，做着VORENICA最喜欢吃的牛肉饭，牛肉汤，妻子重获新生，从医生护士洋溢在脸上的喜悦看得出来，VORENICA变回了原来乐观自信的VORENICA了！

13天后，VORENICA离开了重症监护室，夫妻俩唯一能对医生说的就是两个字："Thank you"。作为主管医生我也很开心，在这个目前中国医患正在失去相互信任，充斥着患者对医院和医生的不满和抱怨的时代，国际友人用他们的最简单、最坚定的信任，支撑着我这一段时间悲伤着她的悲伤，欢喜着她的欢喜的跌宕起伏的心境，同时也一次次在内心鼓励着自己，鼓励着这一家远离故乡的外国人，陪伴着他们。

谢谢你们！我坚信世界会越来越美好，因为没有任何医生想伤害自己的病人！

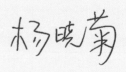

杨晓菊

上海市东方医院呼吸重症监护室
涂利琴

平凡中的坚守

重症监护室的大门缓缓打开，展现在眼前的是大多数病人身体上插满了各种管道，各种仪器设备运转中在发出的有规律的声响和医护人员异常忙碌的身影，这更加衬映出病区的肃静。查房、翻身、擦身……床边复杂的仪器一旦显示出微小变化，医生和护士们当即快速反应，全力投入到抢救之中，与死神战斗，挽救着一个个危重症病人的生命。

刚分到重症监护室这个科室时很紧张，尽管我拥有工作经验，接受过系统训练，也顺利通过了考核，但还是担心自己做不好。相比普通病房，这里工作节奏快，劳动强度大，心理素质、理论知识全面、技术要求和工作标准都更加严格，但随着时间的推移和能力的不断提高，我渐渐爱上了这个温暖的集体，来到这里的每一天都过得很充实。

刚来时，在宽敞明亮干净整洁的环境中，看着前辈们每天都在忙而有序地工作着，每次遇到接收新病人、抢救时，医护间的配合是那么默契，正是这支出色的医护队伍让患者一次次转危为安。这一幕幕都让我惊叹医护工作的神圣，而此时我内心是多么希望自己有丰富的专业知识与临床操作能力，能尽快成为这个优秀的团队中的一名，能捍卫脆弱的生命。

当我对ICU的仪器设备、专科技术与理论感到不那么陌生的时候，我将分管病人。这将意味着一个个脆弱的生命在我手上，病人身上是气管插管、胸腔引流管、胃管、尿管等各种管道，而我身上是沉甸甸的责任。我担心烦躁、意识不清的病人把身上的管道拔掉；我恐惧病人病情变化，需要抢救；我生怕遗漏自己班上的工作，而给接班的同事带来麻烦。当我在为这一切忧心忡忡的时候，老师们无私的帮助让我慢慢成长，步入积极充实的工作岗位。虽然我独立分管病人，但是我感觉到老师们的眼光从没离开我和我分管的病人，我很感谢老师的“放手不放眼”，既能让我学着独立，也让我内心少了恐惧。每当我遇到疑惑，老师们总在我身边并耐心地为我讲解。

还记得分管患者后的第一个抢救患者，17床，85岁“呼吸衰竭”收入院的男性患者，发现患者突发呼吸急促，意识改变，血氧饱和度下降，当时慌乱无措，只能立即向老师求助，主班老师收到后，立即安排通知医生，准备抢救物品，其他分组的老师也迅速赶来，给患者吸痰，畅通气道，简易呼吸器辅助患者通气，记录生命征，医生到达后立即汇报患者情况，遵医嘱予患者抽血气分析，准备插管，连接呼吸机管路……每位老师都有条不序，从容镇定，忙而不乱，从她们身上我看到了自己的不足，反思自己，把抢救过程不断地在脑海里回放，推敲，下次遇到同样情况该怎么处理，能不能做到和她们一样，甚至比她们更好，所幸，这一年的辛苦没有白费，虽然说还比不上前辈们，但是与之前相比进步很多，再也不是那个慌张，不知所措的我。我已经熟练掌握ICU各种日常设备的使用方法和注意事项，在常见危重病人的抢救中能做到有条不紊地配合好医生，充分铭记多种危重病例的护理注意事项，真真正正地从一个普通护士向一个优秀重症监护护士成长，并为此一直奋斗下去。

这一年里，不但有成长，也充满了些许辛酸，在工作中我经历思想观念的转变，更经历了诸多挑战，在这个过程中，我深切体会到了护理工作的神圣和伟大。

从毕业到现在，我有很多同学陆续离开了护理岗位，身边也有很多朋友问我，为什么选择这么辛苦的工作。我也曾质疑过，是否甘心一辈子做这样平凡的工作，让青春流逝于平凡之中。转眼一年多过去了，这段时间的护理工作生涯却让我的内心起了变化，我发现平凡的工作中处处有着感动。

一次在为一个病人做护理后，一个口插管接呼吸机的病人突然吃力地举起手比划着，我不明白他想要什么，便把纸和笔递到他的手里，当我看清他纸上那歪歪扭扭的"谢谢"两个字时，心中的感动难以用语言来形容。作为护士，再没有比受到患者的信任和认可更高兴的事情了，这感动再次激起了我的责任心与使命

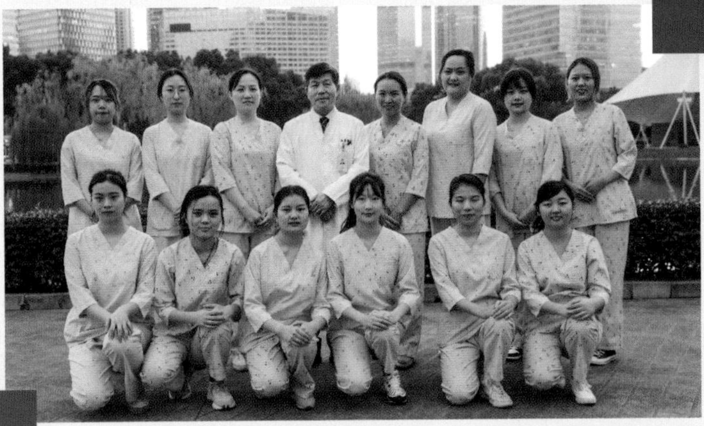

感。我是一名护士，我不后悔自己的选择。虽然护理工作经常加班加点，也有时因为不能一针见血而遭受埋怨，但是，当我看到通过我们的努力而展现的那些失而复得的生命和那些来之不易的笑容时，我就会感到欣慰，我无怨无悔！

当然，不是每一个患者都能被治愈，特鲁多名言：有时治愈，常常帮助，总是安慰，说的是由于人体、疾病的复杂，医学的局限，医生仍然对许多疾病是没有多少有效手段的。众多疾病中，只有一部分能够治愈，很多情况下只能做到缓解病情，减轻痛苦。医患都应该对此有所了解。但是，作为一个医护，尽管做不到使所有患者痊愈，甚至有时连使病情缓解也无能为力，但总是能够做些沟通解释，采取些必要的措施，用关心帮助、安慰到病人，尽可能地让患者身体上、心理上更舒适一些。

有人说我们是没有翅膀的天使，因为我们用爱心和笑容去抚平病人所受的痛苦，有人说我们虽然没有美丽的容颜，但是我们有着一颗温柔善良的心，其实我们从来都不认为自己是天使，因为这些都是我们应该做的工作。我们将用我们的爱心，真心、细心、关心，耐心来对待每一位病人，让他们感到不是亲人却胜似亲人的温暖，漫漫人生路，悠悠天使情，我们是生命的捍卫者，我们是健康的守护神，在属于自己的岗位上默默耕耘和付出，坚守着自己心中的信仰和责任。

涂利琴

上海市东方医院神经外科护士长
徐　励

那些我永远铭记的美丽瞬间

东方百年院庆，心中百感交集。

看着科里新来的、朝气蓬勃、连叫声“老师”都能感受到年轻爆棚的“小护士”，不禁想起刚来东方报道时的自己，有点傻、有点忐忑。

如今的我，是逐渐喜欢回忆了么？确实！

因为，回忆常常是美丽的，带给我感动，鼓励我前行。

那么，请听我讲述20年来职业生涯中难忘的事、和认真的人儿们……

致敬心脏外科ICU最认真的人儿

回忆在心脏外科ICU的岁月，一直都心存感恩。

在那里，我从懵懵懂懂到自信满满，从打打下手到护理骨干，从一开始被大家叫做“小党员”到后来的“徐老师”，一晃十年。

印象最深的有两件事情：

2005年，我被选中护送一名在旅游节受伤的澳洲籍跳伞运动员回国，同行的还有同事郭建华医生和何华颖护士。出事后，这位重型颅脑外伤病人在ICU接受了两周多的多学科救治。从开始策划跨国转运到最后出发，整个过程没有超过72小时。要知道，当时我还是一个没有护照的“孩子”！

任务很特殊！护送一名昏迷、气管切开辅助通气中的外伤患者，乘坐民航飞机飞行十多个小时，其实，每个人心里都是没底的！刘院长带领ICU团队，深刻分析了途中可能出现的问题，制定了各种应急预案。从充了20多个氧气枕、备了各种急救药品，到一副封管用的5ml针筒，护士长陈老师都协助我一项一项过目，打包妥当，箱子外面列好清单，不敢一丝疏忽。那晚，从救护车离开医院直接驶向虹桥停机坪，到拆除民航座椅、安置病人担架，刘院长都全程随行，一再嘱咐我们仨要确保途中安全，完成国际交接。

飞行途中，漫漫长夜，至今历历在目。

因为病人自主呼吸弱，氧饱和度不理想，我们仨轮流坐在地上球囊通气，内心是紧张的！起身、坐下、给药、吸痰，动作都必须非常轻，丝毫不敢惊扰了不远处休息的乘客。最后，病人是安全交接了，而我的右手掌大鱼际处，因为捏皮球，破了很大一块皮，又红又水。看着当地救护车载着病人驶出悉尼机场，我们眼神呆滞，只有唯一的念头：完成任务了，真好，谢谢！想到支撑我们出行的院长、各级领导，医生、护士长，他们给予了那么周全的准备和思虑，我们如释重负。

在心脏外科的日子里，我也参与了不少重大手术，很多还在江苏、安徽等地完成。记得第一次在宿迁做小儿先心手术，手术很顺利，术后安顿好小病人，准备常规拍床边X片。这时，大家伙才醒悟到这个楼没有电梯。手术室、监护室都在4楼，放射科在2楼，胸片怎么拍？刘院长过来，“狠狠”批评我们不动脑筋，并二话没说，让人找来担架。于是，几个大男人抬着小病人、捏着皮球、护着胸引管拍片去了！这在当时，来自上海滩条件优异监护室的我，是完全没有心理准备的一个场面，所以至今印在脑海中。

扪心自问：只要想做，还有什么做不到的？

克服困难，认真做每件事，是每个医务工作者的责任，这是当时我能彻底感悟到的！

致敬认真的神经外科医护团队

时间来到了2018年，我做护士长第10年，神经外科发展最快的一年，感觉压力从未减少过。这份压力，来自于工作忙碌但精益求精的团队，有铁人般事

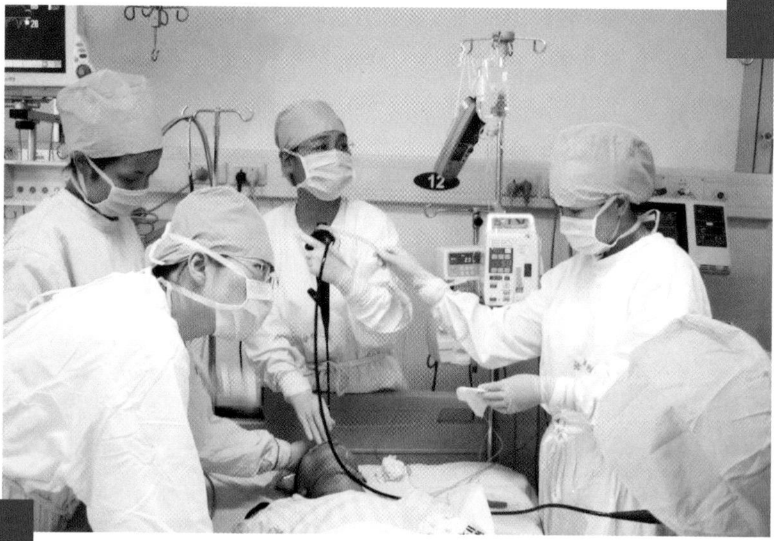

无巨细的主任、有三天一个值班，仍打起精神在交代病情的医生、也有凌晨两点，陪着睡不着觉的术后病人一起走路的夜班护士们……

所以，我不敢放松。我们，必须成为认真的我们！

年初，收治了一名20出头的ACTH垂体瘤女病人，症状典型：肥胖、满脸痤疮、水牛背、闭经……她跑了多家知名医院，因为病情凶险反复被拒，最后来到东方。钟春龙主任团队、徐巳奕医生、张燕飞医生为了确保术后平稳，术前多次讨论，做了详细的检查计划。各个时间点、各种激素试验、各类血、尿标本数值都画了曲线图。为了在有限的术前时间内完成多项检查，医护紧密合作，合理安排顺序，逐一确认结果。

手术非常顺利，但预料中的激素水平低下状态还是来临了！

小姑娘在术后激素水平血化验一直临界偏低，第三天开始出现情绪低落、落泪、不吃饭。正值周末，主管医生们都赶来了，上至主任亲自来安排激素替代治疗，下至“小住院”看到学习机会难得，跑来“观战”。激素怎么补，补到什么程度，大有学问。期间，教授们一直陪在旁边，不断询问病人感受、查体、监测生命体征……

这样的激素水平波动不止发生三次。因为一次次全身心地缜密处理，一次次又都化险为夷。最后，感动的不仅是病人和家属，还有我们自己。这种感动和自豪感，是发自内心的声音。

术后半年复查，小姑娘特地从专家门诊跑来病区看望大家，当时连我都没认出她来！变化太大了，正常的激素水平使她容貌发生惊人改变：秀气、纤瘦，微笑里洋溢着满脸自信！

真是为她高兴，为我们认真、严谨、技术高超的团队打Call！

护士长工作牵涉很多条线，与很多人打交道。有时候，我自嘲“赚着卖白菜的钱、操着卖白粉的心”！有时候，真的觉得累！但，经常感受着身边人的努力、敬业和各种认真劲儿！所以我，也不断激励着自己……

我没有华丽的辞藻，但还是想说：认真的人儿最美丽！

因为一群美丽的人儿，百年东方，势不可挡！

徐劢

上海市东方医院胃肠肛肠外科
江期鑫

一位耄耋老人的艰苦求医之路

那年南方的冬季一直是阴雨绵绵，不见阳光，也正如当时这位97岁老农民的心情，满是绝望，似乎在等待死神的降临。他那双布满了老茧的手微微颤抖着，着急着想要擦去即将落下的眼泪。三个儿女围坐在一旁，有的叹气摇头，有的低头啜泣，一次次下跪恳求都被我们一次次扶起。

女儿说，家里老母亲去世得早，老父亲一个人在山东辛苦种地一辈子，每日省吃俭用，连一件新衣服都舍不得给自己买，攒钱供他们读书。如今，儿女们都在大城市找到了工作，但正当老父亲可以安享天伦之乐的时候，却健康不再。

当时，因解不出大便伴大便出血，老人被送到当地医院就医，并被诊断为直肠癌伴不全性肠梗阻。长久的排便困难导致老人食不知味，日渐消瘦，并且老人有多年冠心病及老慢支，通气功能存在障碍，急需手术治疗。然而，当地医院认为手术风险极大，不敢接收治疗。之后，子女们便带着老人开始了艰苦的求医之路，辗转了国内多家知名医院，但医生多是以同样理由拒绝收治。有些医院愿意收治，但需要进行开腹手术挖除肛门后做永久造口，对于高龄患者而言，传统开腹手术切口长约15至20cm，创伤大、疼痛感强、术后切口感染和并发症风险大，甚至会出现肺栓、心梗、脑梗、切口裂开等并发症，再加上漫长的术后卧床时间会大大增加下肢静脉血栓的风险，老人所面临的不仅是高额的手术费，更是极低的术后恢复可能性。

老人绝望了。半年多的求医问诊，老人已将家中钱财消尽，儿女们实在不知该如何是好。偶然的一次机会，老人的女儿在央视的《健康之路》节目上看到了傅传刚教授正在讲解直肠癌的相关知识，心中万分欢喜，全家人买了票直奔东方医院。

傅传刚教授门诊接诊后，详细询问了老人家的病。得知与傅教授是同乡后，老人家原本忍住的眼泪突然决堤，紧紧抓住傅教授的手跪着不肯起身。由于病人年事已高且病情复杂，傅教授立即汇报院领导并开启了绿色通道，多科室联合会诊。经过一系列的术前检查评估，老人被确诊为直肠癌（低位）伴不全性肠梗阻伴有冠心病及严重肺通气功能障碍。

风险是显而易见的。手术需要在短时间内尽快完成，并且需要清扫肿瘤侵犯的淋巴结和系膜组织，而术后病人的恢复也是关键性难题。顶着重重困难和巨大压力，傅传刚教授主刀，我们整个团队一起通过3D腹腔镜进行腹部无切口直肠癌根治术。最终，手术不仅保住了肛门，且彻底切除肿瘤侵犯肠管，同时精准地扫除了相关系膜和转移淋巴结。整个手术仅用时1小时20分钟，减轻了心脏和肺功能不全的压力，出血不到10ml，完全做到“白色无血”。由于手术腹部无切口，仅有几个穿刺孔，术后病人几乎没有疼痛，减轻了高龄老人的痛苦，也大大减少了术后并发症的发生。

手术麻醉苏醒后，我们去看望老人家，老人家下意识的摸了摸自己的肚子，又摸了摸自己肛门的位置，眼泪不知不觉已经浸湿了身旁的床单。我替他擦去眼泪，点点头示意他好好休息。令人难以置信的是，术后第二天，老人便可以下床行走。看到我们，老人走上前来，用布满皱纹和血管的双手紧紧抓住了傅教授的手，热泪盈眶，老人家的儿女们也哭喊着连声道谢。我们也几度落泪感动。所有的艰辛和无助都烟消云散，几句简简单单的“谢谢”，却是人间最感人的话语。

古话说“山中难寻千年树，世上难得百岁人”。医者仁心，每一位病人康复的时候，都是我们最欣慰的时候。其实，在国内的多家医院推行传统的开腹手术和2D腹腔镜手术时，傅传刚教授便已经在国内甚至国际上较早且成熟地开展3D腹腔镜腹部无切口结直肠癌手术。目前，在刘中民院长的大力支持下，同济大学附属东方医院胃肠肛肠外科每年开展3D腹腔镜手术800多例，其中3D腹腔镜无切口大肠癌根治手术已十分成熟，明显降低手术风险，提高了根治性肿瘤切除率和保肛率，并降低了术后并发症发生率，给更多像这样的老人带去了体

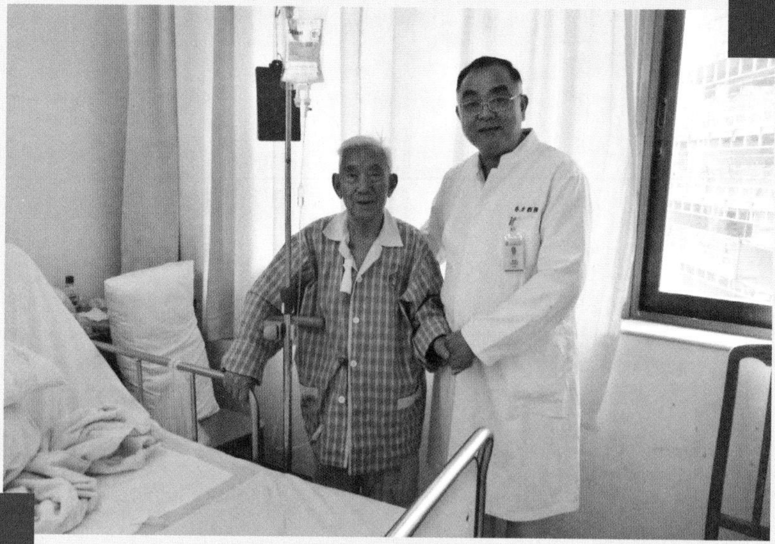

傅传刚与患者

面生活的尊严。

在东方医院百年院庆之际，我们收到了老人家的来信：“妙手扶桑梓，高医攀新峰。感谢傅教授，感谢胃肠肛肠外科的每一位医务工作者，因为专业的你们，让我一个耄耋之年的老人有了享受生命的第二次机会。最后在东方医院百年诞辰之际，送来锦旗和感谢信给可爱的你们，以表达我们的祝福和感激！”

“这里是东方，每一次日出，都是对笼罩生命黑暗的划破，都是对天地之间新生的付托。”每次唱起东方的院歌，都能感受到那一份激励。健康所系，性命相托，救死扶伤，不辞艰辛，献身医学，爱在东方。

上海市东方医院呼吸重症监护室
余丹红

一个危重症护理人的一天

冬日的清晨，来得着实晚了些。早晨5点钟，天空似乎还没有鱼肚白，漆黑的空气，让人依然喜欢倦怠在暖和的被窝里。然而，RICU的病房，似乎没有过黑夜。大夜班的护士们，布满血丝的眼睛里依然盛满着病患们跳跃的生命迹象，手脚间穿梭着日常的琐碎：留取各种标本，补钾、补液，翻身拍背吸痰，血糖监测，出入量的评估，护理文书整理等等，一切不亦忙乎！

电话铃声，直击每个人的心房，“急诊科马上上来一位疑似甲流病人！”大家来不及思考太多，护士长立即通知值班大夫及每位护士。护理组长几分钟内准备好呼吸机及抢救设备。来的是一位严重憋喘，几近紫绀的青年小伙。医护人员丝毫不顾感染风险，在呼吸治疗师的配合下与气管镜的引导下，为患者置气管插管，进行呼吸支持。看到患者指尖氧饱和逐渐归于正常值，生命体征渐渐平稳，年轻的护士们不由得松了一口气，沉浸在救治病人成功的喜悦中，完全忘却了夜班的辛苦。

早上7:30，很准时，白班护士各就各位，集体交班、床边交接。一颗红心，准确、高效、顺利地将这些危重病患接到自己的双手中。刻不容缓，立即进行必需的治疗与护理。静脉输液、注射、皮内、肌注、血糖测定、泵速调节、口腔护理、会阴护理、鼻饲等等。在这尺寸见方的病房中，你见到的是脚不沾地的护士；你听到的是各种仪器的工作声，时而夹杂着刺耳的报警声；你感受到的是一种凝重、专业、慎独、高度责任感的工作气息。不错，这就是我们RICU人的战场！

11:05，NR0614床多发伤的小伙子，脑室引流突然引出近100ml的血性液体，且还在一直不停地流出，引流袋里几乎是热乎乎的血液！心率快至150次/分，血压降至80/60mmHg。责任护士十万火急地遵医嘱加压输液，晶体、胶体，通知输血科立马备血。外科值班医生予去甲肾上腺素盐水注入，夹闭保守治疗，密切观察。还好，再打开时，引流液没有刚才那样凶猛，心率血压暂时稳定。

然而，不幸的是，13:30，脑引再次引出鲜红色液体，病人极度烦躁，大汗淋漓，心率快至180次/分，血压70/40mmHg，病人进入休克前期。眼睁睁地看着一条鲜活的生命即将消逝，两个幼小的孩子即将失去爸爸，年轻的妻子即将失去挚爱，年迈的父母即将失去唯一的儿子，这个完美的家庭即将支离破碎！我们每个人，立即投入到最紧张的战斗状态，没有多少语言，只有双手、双脚。气管插管接呼吸机辅助通气，升压药泵入，加压输注红细胞、血浆、冷沉淀、晶体、胶体，术前准备，电梯约定，一气呵成。13:50，顺利将病人飞奔推到手术室。每个人，终于，松了口气，悬着的心踏实了许多。责任护士清点所有的血袋，及时补充抢救药品。

下午3点钟，每天半个小时的探视时间。COPD的老人有了些许精神，同女儿、老伴打着招呼，诉说着自己一切安好；脑出血的中年人，在家属撕心裂肺的呼喊声中，手指头仿佛动了一下；尿毒症的病人，在CRRT机与无创呼吸机的运转中，也慢慢恢复了意识，安宁地听着亲人们的安慰；重症肺炎的年轻人暂未脱离呼吸机，虽然极度不耐管，见到亲人后，也勉强露出了丝丝笑容，满眼的泪水在灯光下晶莹剔透，散射着对生命的渴望……

16:35，14床的小伙子顺利归来，出血已经止住，生命体征渐趋稳定。一阵繁忙有序地安置后，继续输血，升压，镇静镇痛，维持循环，谨防DIC，呼吸机辅助通气，对症支持治疗。那一刻，我们满怀希望，希望我们的努力能够换取一个完整的家庭，接下来的日子里，你能够一切安好！

时钟很快划到了19:30，冬日的夜晚似乎走得快了些，抬头望窗外，天色已经漆黑。

20:00我坐上了回家的公交，回望，东方医院的大楼依旧灯火通明，在繁华的上海市中心，在一堆高耸的摩天大楼之中，它给了我别样的温暖。看着公车

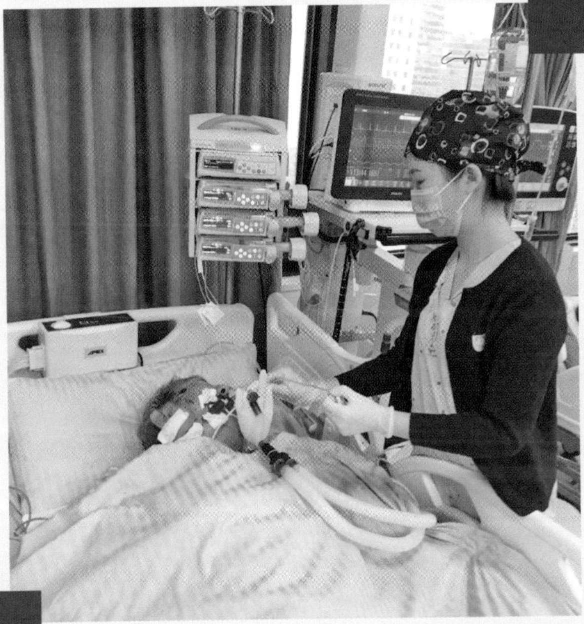

上的学生，不禁回想起自己也从一名学生转变为一名正式的医护人员。日月流转，我从刚来时候的懵懵懂懂，到现在慢慢成长，在护士长、科室老师的帮助和鼓励下，我成功度过了我的“菜鸟”时期。其中最要感谢的莫过于护士长，我人生中的第一个护士长。

泰戈尔曾经说过：“果实的事业是尊贵的，花的事业是甜美的，但是让我做叶的事业吧，也是谦逊地专心地垂着绿荫的。”护士这个岗位是平凡的，但在平凡的岗位上默默奉献，把爱化为动力，把爱付诸行动，也定能将自己平凡的人生书写得饱满而富有意义。

余丹红

上海市东方医院护理部
李　灿

重生的奇迹

什么是奇迹？我们通常理解的奇迹就是不可能发生却发生了，站在医学角度来看，奇迹是绝处逢生，奇迹是起死回生。

我，是一名神经外科重症监护室的护士，接下来我要分享一个真实的故事。2018年4月18日的晚上，急诊收治了一名车祸外伤的30岁年轻女性患者，被送来医院的时候，鲜血淋漓，面目全非，CT显示脑部大面积出血，全身多发性创伤，肋骨、骨盆多处骨折，生命危在旦夕。医生立即决定进行急诊手术，凌晨二点手术结束，由于处理及时暂时保住了患者的生命。随后转入重症监护室，不到一个小时患者的心率血压就像过山车一样上下起伏，颅内压也在逐渐升高，患者的病情瞬息万变，医生和护士围在床边，不断地调整着血管活性药物，输血输液降颅压，观察出入量的变化，调整着机体内环境。

在患者基本平稳以后，医生向家属交代了病情，手术虽然保住了一条命，但后期恢复极有可能成为植物人，希望家属也能提前做好心理准备。

通过了解得知，患者是一名优秀的人民教师，也是一位年轻的妈妈，父母身体健康，家庭幸福美满，可谁能想到一场意外摧毁了这一切，整个家庭瞬间陷入一片黑暗。

通过精心的治疗，患者生命体征慢慢趋于平稳，但是神志不清，且逐渐出现烦躁不耐管的现象，患者身高将近一米七，一百六十多斤的体重，为了帮助她早日脱机，我们三四个姑娘一起平均每两小时就要帮助患者翻身拍背，为了预防肺部感染的发生，定时吸痰，一天要完成六次的口腔清洁护理，患者躁动不安，汗水把身上病衣打湿，我们不厌其烦的帮她换床单、换病衣。就想让她能更舒服些。

尽管如此，由于患者身上多处骨折，做了支架固定，导致无法彻底翻身，意料之中的皮肤问题随之而来，背部臀部生出了大面积的湿疹，于是，在每天的护理中又增加了一项，在长满湿疹的背部涂上炉甘石，大家都知道炉甘石的流动性大且不好吸收，需要两个人帮忙扶着身体，一个人用吹风机慢慢地吹干。保持皮肤干燥，一套完整地做下来，再起身时腰都会直不起来。

在护理患者的同时，我们也一直在鼓励着家属，抱着不放弃的决心陪伴她。有一天，我发现他的爱人拿了一个录音机放在她的耳边，里面时不时传来一个孩子奶声奶气的呼唤声“妈妈，妈妈”。不停地不停地反复呼唤着，每天的内容都不一样，有时候是孩子说一些在幼儿园发生的事情，有时候是他今天吃了什么，爷爷奶奶又带我去哪里玩了，最后总不会忘记说“妈妈，我想你了，你要快点回来哦”我想孩子肯定还不知道她的妈妈现在正躺在病床上没有醒来，他甚至还不懂什么叫生死离别。

日子一天天地过去，一个清晨，我惊喜地发现她紧闭的双目中流出了泪水，此时她的枕边正放着儿子的录音，原来她听得到！她都知道！惊喜之余，也觉得不可思议。

所谓奇迹，大概就是这样吧，历经五个多月她醒了过来，所有人都抱着那么微乎其微的希望，但她就这样奇迹般地醒了过来，沉睡了太久，思维有些混乱，刚醒过来的时候像一个初生婴儿一般打量着这个世界，只有在听到儿子的声音时才会露出笑容，但不管怎么样，这都是一个很大的进步，后期经过专业的康复锻炼，慢慢地能下床走路。当再次看到她走着来医院复诊时，我们为她拍了这张照片，可以看到她满脸的笑容，是对重生的喜悦，每每看到，都会收获感动。对这个家庭的不舍和爱，这是一个妈妈的魔法，无法用科学解释的奇迹。

当童话里的故事发生在现实生活中时，作为一名重症医学科的护士，所做的无非就是我们力所能及的事情。在病人那么无望的时刻里，最需要的是我们坚定的守护。可能不是每一个患者都能像这位妈妈一样那么幸运，但我们要做的就是内心坚定，尊重每一个生命，守护好每一位患者，我见过奇迹的模样，

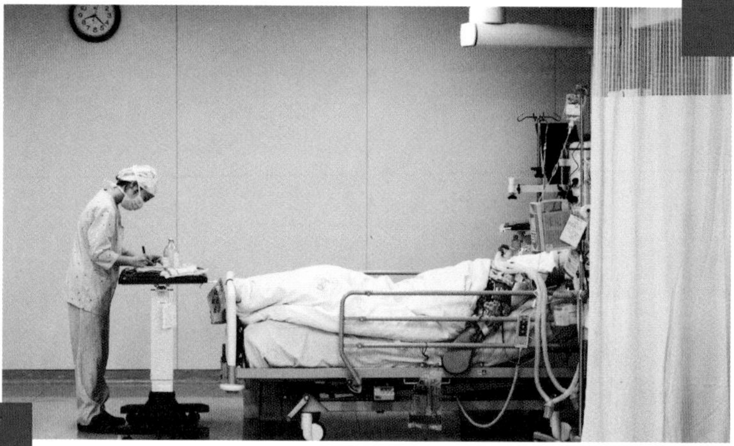

也相信会有更多的奇迹发生。

说起妈妈，不由得又让我想起另外一位身患抑郁症在深夜纵身一跃的妈妈，被年迈的父母送到医院，颈椎受损，瘫在床上不能动弹，整个人没有求生欲望，不愿交流，好在没有伤中要害，躯体可以慢慢恢复，但心理的创伤却难以治愈，每天年迈的父母会从家里做好她爱吃的饭菜送过来，给她按摩四肢，我们也会每天陪她说说话，聊一些生活中的趣事，慢慢地，她愿意说话了，或许，经历了生死，也想明白了很多事情，有一天，在医院大厅遇见穿着病服溜达的她，那天阳光明媚，照在她的脸上，仿佛开出了一朵花，鲜活的让人想落泪。

生命总是美好的，但不是每个人都有幸安享这份美好，你见过刚出生的患有先天性心脏病的孩子吗？我见过许多，印象中最深的是一对大山里来的父母，老来得子，大儿子患有脑血管畸形，这个小儿子是全家的希望，孩子有先天性心脏病里最严重的一种:法洛四联症，记得当天下午术后回来，全身插满管子，整个人那么小小一只，一动不动，仿佛睡着了一般，治疗搬动时都生怕弄疼了他，当晚情况不是很乐观，生命体征极不平稳，临近清晨，突然心率直线下降，所有人都紧张起来，床边立即心肺复苏，也通知了守候在门外的父母，我从来没有见过那样绝望的眼神，仿佛没了一丝丝光亮，了无生气，他们踉踉跄跄地走到床边，或许是不舍和诚心感动了上天，在我们全力抢救下最终从死神手里夺回了这个孩子。

当看到自己用尽全力把一个个生命垂危的患者从死亡线上拉回来时，那些失而复得的的鲜活生命，那些来之不易的欢笑和眼泪，都像这冬日的阳光一样，温暖又热烈，深深地照进了我内心的最深处。正是这些值得珍藏一生的美好，让我可以坚定地走下去。

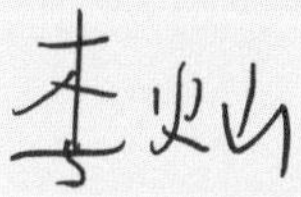

上海市东方医院检验科（本部）
吴　飞

最美的时光

5分钟

5分钟能做什么？

看一段新闻？刷两段抖音视频？唱一首歌？给一个难抽血的门诊病人抽出一管血？

在上海市检验青年医生健康演讲科普大赛上，每个参赛者的展示时间就是5分钟。抽血、肺结核、疟疾、尿酸指标……平日里低调、踏实的同事，一上台讲起自己熟悉的检验医学领域，轻巧、有趣，脸上泛着诱人的光彩。身为同行的我只看了几分钟就觉得，爱了，爱了。

前一天，我还想着，5分钟能讲什么呢？除去寒暄、代入主题，能提供多少详实的内容和科学知识呢？比赛现场才发现，5分钟能讲的东西很多，除了一个完完整整的主题故事，还有丰富的背景介绍、生动的医学起源、疾病的发生发展、多样的临床应用……甚至一个人参加比赛，科室群里积极帮忙，心暖。

15个小时

15个小时，刚好是一个检验科急诊夜班的时长。

一个大夜班，一般要至少处理上百个病人（包括急诊和住院病人）的血液和体液检验。大部分夜班，需要整夜睁着眼睛忙碌。以前每次上夜班前，需要回忆一下自己的前半生、展望一下后半生，心一横，才敢踏上去上夜班的路。

上过夜班的人都知道，夜深人静，睡眠被强制剥夺后，有多痛苦。然而，有次凌晨1时，遇到一个急诊病人，却特别暖。她等报告时看到后面的老人腿脚不好，眼睛也看不清，便热心地带着老人去交费，再带回来化验。老人活动不便、膝关节不好，走两步停一下，来回一趟，20分钟就过去了。凌晨1时这个时间点，人大多疲惫、烦躁，这个姑娘却一直很有耐心。

这一幕始终记在我心里。它使我感到，虽然这个社会偶有浮躁，可还有很多人很善良，很温暖。

在学习成为好医生的路上，我们也需要善良、温柔、有同情心，需要用坚强的意志去面对困难……

5年

工作了5年，有一些细小的故事很难忘记。

有个冬天的晚上，上海蒙蒙细雨，我去体育馆找花友依依妈妈拿郁金香。看到她时，面色红润、发黑步稳，气色非常好。不同于一年多前在曹家渡遇见时带着厚厚医用纱布口罩的她，现在她已经不用吃抗排异的药了。真心替她高兴。

她患血液病的事让我想起，刚工作那年，遇见过一个腿长、肤白和我同岁的小姑娘。她因发热来做血常规，机器复检、人工复核后，检验报告显示白细胞明显异常。我们只敢保守地告诉她，建议尽快去血液科做进一步检查。但其实科室的叶老师已经在显微镜下清清楚楚地看到大量白血病细胞，基本可以明确诊断。下班路上碰到她在医院门口的拐角处蹲下大哭，男朋友在旁边讲电话。那时她还不知道自己得了白血病，只隐约觉得可能有不好了。

5年的工作中，目睹了无数人命运的重大转折。罗曼·罗兰说过，“世界上只有一种英雄主义，就是认清生活真相后，依旧热爱生活”。学医为医者，看多了生老病死，知晓生命珍贵，更觉当珍惜当下，珍爱工作，珍惜眼前人。

100年

一个个医务工作者的5分钟、15小时、5年……时光汇聚成了东方的100年。

一个个微小、认真、严谨的瞬间，共同凝聚在东方。

100年，可以创造美好，可以实现自我。100年里，一代代东方人共同的奋斗、精诚协作，也让我院成长为现在的三级甲等综合医院。一个世纪走过来的，是荣耀峥嵘的百年，是开拓进取的百年，是解放与创新的百年，是成长与蜕变的百年。

花开花落几度寒暑，一百年风雨曾经，坎坷几何。一百年的时间不可谓不沧桑。在守卫生命的过程中，我们东方医院始终朝气蓬勃。

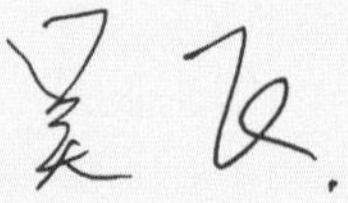

上海市东方医院呼吸重症监护室
王郁林

暴风雪中，我们带你前行

“余谨以至诚，于上帝及会众面前宣誓：终身纯洁，忠贞职守。勿为有损之事，勿取服或故用有害之药。尽力提高护理之标准，慎守病人家务及秘密。竭诚协助医生之诊治，务谋病者之福利。谨誓！”曾经授帽之时的宣誓还萦绕耳边，转眼间，我已经在东方医院工作了三年，成为一名呼吸危重症监护室的护士。

人们常说，监护室是生命的最后一道守护，是抓住光亮的最后一丝希望。监护室的大门很厚重，门外是心急如焚、虔诚祷告的家属，门内是脚踩风火轮、不停奔走的医护人员。为了挽救生命，我们千千万万遍昼夜守护、与死神搏斗。

回想两年多前，第一次跟着师傅上夜班，窗外夜幕慢慢降临，监护室内却是灯火通明，成了无边昏暗中的一点光。凌晨两点，刚给活动障碍的病人翻身、摆好体位，为插管接呼吸机的病人吸痰、清理呼吸道。“125，128，130……”1床的心率像被上了发条一般，越来越快，紧接着是刺耳的报警声，老师赶忙打电话通知了医生。与此同时，我们盯着监护仪，“108，104，98……”约莫大半分钟过去，就在我以为他的心率就此稳定的时候，转过头跟老师说：“他心率下来了”。话音未落，报警声再次响起！1床的心率开始直线下降！老师以百米冲刺的速度放下床档、抽平枕头，开始胸外按压！我一下子怔住了，只听见有个声音说：快推抢救车！医生赶到了病人床边：“肾上腺素！”。我着急地开始掰开安剖，握着针筒的手在微微颤抖，抽完立即递给床边的老师，迅速推了进去。

场面开始有条不紊，我去接替老师进行按压。当时一直在想：怎么还不上去？怎么还回不来？时间一分一秒过去，所有人的目光都落在心电监护仪上，然而天不遂人愿，故事的结尾并不像童话般圆满，监护上的心率最终还是成了一直线，再没有任何波动。只剩下家属的嚎啕大哭声，打破了夜的宁静。我帮着老师做最后的终末处理，看着满桌子的空安瓿瓶，一个念头渐渐地在心底滋生：“我要努力，我要尽最大的努力去守护他们，我要让他们活下来。”世间没有一个衡器能核出一个生命最准确的价值，我们能做的就是尽力去守护生命。

“暴风雪终将结束，经历过的人们，可能不会记得自己是怎么挺过来的，他们甚至都不确定，暴风雪是不是真的结束了，但有一点可以肯定的是，当他们穿过暴风雪的时候，就不再是之前的那个人了，这就是关于暴风雪的一切。”《人间世》中这样一段结尾让我感触颇深。

那是一个距离春节只有四天的下午，医院对面的银行大楼早早挂上了“欢度春节”四个大红字，洋溢着些许喜庆。对于我们来说，最难忘的是一名三十二岁的年轻小伙。他看起来体格健壮，但表情痛苦，呼吸急促、口唇发绀、答非所问，经过胸部CT和血清血等一系列检查，确诊为重症病毒性肺炎、急性呼吸衰竭，氧合指数低于100，死亡率达50%，十分危急！李强主任立即将其收治入科，联合了众多科室，开展救治工作。我们也在护士长的带领下，立即组织安置病人，给予吸氧、监护、呼吸机……一场没有硝烟的战争就这样悄无声息的开始了。“叮咚”，2床隔离间的呼叫铃又响起了，我们一步步穿好隔离衣，戴好防护口罩，小心翼翼地推开门，小伙子的面容痛苦不堪，脸上挂着点点汗珠，眼里流露丝丝惊恐与绝望。呼吸机随着他的对抗在一遍遍报警，怕他的口插管脱出，我们又重新调节了一下固定器，收了收紧。然后没有转身离开，冒着多一分被感染的风险，注视着他，一字一句：“你别怕，我们在，等你好了，就可以回家过年。”沉默中，他仿佛微微颔首，向我们回应。这之后，日复一日的口腔护理、导管护理、皮肤护理，隔三差五的床旁支气管镜检查，其实说一点都不害怕是假的，我们也会担心，万一自己哪天倒下了，家里人该有多么担惊受怕。但与此相比，我们更害怕一个年轻小伙子的生命就这样戛然而止，他才三十二岁，他的人生还可以很长。这一次命运仿佛特别眷顾我们，2床的状况逐渐有所起色，肺的炎症开始慢慢吸收，血指标开始慢慢恢复正常，脱机适应后成功拔除了口插管，他开始慢慢地说话。之后拔除了胃管，开始进食流质，慢

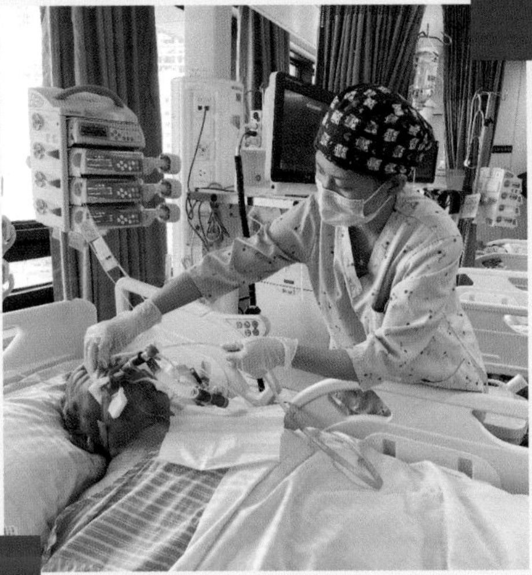

慢地过渡回正常饮食。我们紧绷了这么多天的神经终于放松了一些，一切都在往好的方向发展。

整整过了三个礼拜，小伙子终于完完全全脱离了险境、转危为安，准备回家好好和家人团聚。那个再平常不过的早晨，他认真地，仿佛用尽全身气力，轻声说了一句："谢谢"。这一句对于常人来说再简单不过、脱口而出的道谢，是我们夜以继日、拼了命与死神搏斗后的胜利。出院前，他们家里送来了锦旗，他坐在床边，和我们合了张照，照片里的每一个人，都露出了孩子般开心的笑。那一刻，我们觉得值了，所有的努力没有白费，所有曾经承担的风险都是值得，这么多天的守护有了意义。

我们不断地在与病魔抗争，那种冷到刻骨、痛至钻心的人生风暴，毫不留情地在他们身上留下道道伤痕，但是在这里，在呼吸重症监护室，在东方医院，有竭尽所能救治病患的医生护士，抓紧他们的手，迎着暴风雪勇往直前。

天渐渐破晓，浮起一片鱼肚白。太阳缓缓从东方升起，光束撕开了黎明前的夜幕，给予我们力量，继续守护生命，走向远方。

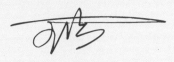

上海市东方医院胃肠肛肠外科
杜　涛

你不言弃，我们就不放弃

“人生就像剥洋葱，总有一片会让人流泪。”

现实中有这么一群人，他们身患重疾，或因大意延误了病情，或因病魔肆虐彻底失控。他们就彷佛独立于这个世界，或被拒绝，或被遗弃，剩下的只是在迷茫中挣扎。

局部晚期直肠癌就是这样一个无情的杀手，掐住了无数家庭命运的咽喉，令人措手不及。由于解剖的关系，部分直肠癌生长迅速，容易侵犯到毗邻的周围脏器，轻则引起局部感染，重者导致直肠膀胱瘘、直肠阴道瘘等并发症，严重影响生活质量。若不及时控制病情，病魔将会迅速夺走患者的生命，但这些疾病的共同特点就是手术难度极大、风险系数极高。

谁在梦幻中游走，谁又在现实中守护？

其实，多数医生都不愿接诊诸如此类的患者，因为肿瘤侵犯周围的脏器，往往需要切除包括直肠在内的多个器官，手术时间长、术后并发症多，更何况手术既要保证肿瘤完整切除，又要保护术后的排便功能和性功能，难度可想而知。此外，术后住院时间长、后期治疗及随访繁琐等事务也令人头疼，接诊一位这样复杂的病例所消耗的精力和风险数倍于普通的患者。

来自东北64岁的王女士就是这样一位不幸被病魔“砸”中的患者。2018年底的一个上午，同济大学附属东方医院胃肠肛肠外科傅传刚教授特需门诊，一对面容憔悴的老年夫妇小心翼翼推开诊室门，并递过来一叠厚厚的影像及病例资料。

“教授，您帮我看看还有的治吗？”患者诺诺地说。

“您别急，慢慢说，哪里不舒服了？”来我科门诊就诊的患者，有相当一部分是辗转多地就诊的复杂病例，这种情况已是司空见惯。

“我半年前在老家做过直肠癌手术，最近一个月大便又开始出血，小便也有血，阴道里还有流大便，我每天太痛苦了。”患者小声说道。消瘦的外形、充满渴望的眼神让人印象深刻。“我整个人都是臭烘烘的，最近每天下午还有发烧，看了好多医院，医生都说没有办法了，您要救救我。”

“教授，我们看了多家医院，他们都不愿意收治我们，我们特地从网上找到了您，这是我们最后一次看病，如果您也觉得治不了，我们就准备回老家了，不看了。”病人家属非常平静。

一边简单询问病史，一边快速游览患者的影像资料，诊断很快明确：直肠癌局部复发，没有明显的远处转移，但癌细胞已穿透直肠侵入膀胱壁及阴道，且合并直肠阴道瘘并感染——又是一个超级复杂的病例。

“医生说我可能要终身挂造粪袋，我不怕的，只要能活着。”病人及家属的话深深触动着我们。多处碰壁的悲惨经历已经击垮了这对60多岁的患者夫妇，也让这个家庭千疮百孔。虽然患者的疾病通过手术无法获得治愈，但若能根治切

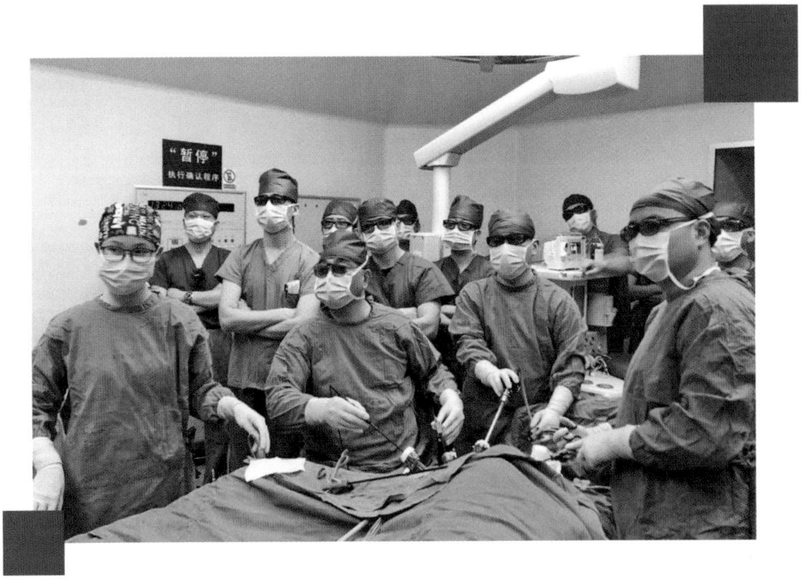

除，便可以显著延长患者的寿命、改善她的生活质量。这次，我们愿意赌上一把，去挑战这一棘手的病人。

开单、缴费，患者迅速办理了入院手续。因为长期慢性感染，患者反复出现发热、消瘦。摆在眼前的路有两条：第一条，就是先行结肠造口手术，暂时转流粪便，减轻局部的感染和组织水肿，等待患者全身情况改善、营养恢复后，再行二期手术，这样可以把手术风险降至最低。然而，这种方法需要二次手术，且治疗周期很长，精神和经济压力都令患者难以承受。第二种，就是直接手术探查，试行一次性手术切除肿瘤，同时解除肿瘤及直肠阴道瘘的双重疾病。然而，收益与风险是并存的：如需达到根治效果，需要同时切除病变的直肠、部分膀胱、子宫双附件及部分阴道壁，能否完整切除不得而知，并且手术时间长、风险极高。同时，由于直肠阴道瘘合并感染，腹腔内组织水肿明显，局部解剖不清，容易误伤输尿管、骶前血管引起严重并发症。此外，膀胱壁受侵的程度尚不能完全确定，有可能要进行全盆腔脏器切除、结肠及输尿管三造口，终身在腹壁挂上三个袋子，这将严重影响后期的生活质量。

术前谈话中，没有丝毫犹豫，患者及家属选择了第二种手术方案。“教授，您就放心大胆开刀，如果切不掉的话我们就认了。”这一刻，大家都莫名感动。

一场硬仗就在眼前。查体、读片、会诊，傅传刚教授和团队成员反复研究病例资料，并对各种可能出现的应激情况做了相应预案。我们有优秀的手术团队，有先进的3D腹腔镜系统，有成熟的兄弟科室，目前能阻挡我们的，只有内心的忐忑。

麻醉、消毒、铺巾，一切都有条不紊的进行，宁静的手术间只剩下监护仪的滴答声在回响。未来的数小时，会决定一个人未来的命运，也会揭底我们术前的豪赌。借助先进的3D高清腹腔镜摄像头探查腹腔、评估肿瘤，我们惊喜的发现，虽然肿瘤属于局部晚期，但是患者肝脏及腹膜并没有肿瘤转移及种植。更重要的是，直肠肿瘤侵犯膀胱的部分距“膀胱三角”这一危险区域尚有距离，也就是说，患者很有可能在完整切除肿瘤的同时保存部分膀胱。

初步的评估振奋人心，而随后的手术进程却是惊心动魄。分离、结扎、止血、再分离……傅传刚教授及团队历经5小时的鏖战，完整切除了直肠肿瘤连同部分膀胱、子宫及双附件、部分阴道壁，并进行了经阴道取标本腹壁无切口手术，即肿瘤标本从阴道残端取出，腹壁只留有5个不到1厘米的小孔，没有手术切口。从腹壁三造口到腹壁无切口手术，当我们在术后将标本展示给家属时，我们能深深感受到巨大的逆转对他们的震撼。奇迹，总是带着色彩从你我身边飘过。

清晨的阳光透过窗帘上的空隙映照在患者沉睡的脸庞，折射出静谧的微笑，第二天查房时，患者显得十分轻松。由于3D腹腔镜手术“极致微创”的优势，王女士几乎没感觉到痛苦。从地狱到天堂，没想到就在这一瞬间。

自2006年至今，已有70余名和王女士类似的局部晚期或复发性直肠癌患者在我科接受了手术治疗。他们是不幸的，身患重疾、饱受折磨；而他们又是幸运，在国内顶尖的专科接受了最先进的手术，不但切除了病灶、改善了症状，更重要的是，他们获得了新生，重拾了生命的尊严。正如傅传刚教授所言：“开拓创新，勇于担当。患者既然选择了我们，我们就不能辜负这一份信任。”

一年的时间飞快，再见王女士是在门诊。“你看，我现在长胖啦，一点疼痛都没有了，我又过上完全正常的生活了。”王女士神采飞扬地说道。窗外是人潮涌动，新的一天又将开始，这阳光是如此灿烂，这风也如此优媚。“你不言弃，我们就不放弃”，我们愿意做生命的守护神，与你同行。

上海市东方医院护理部
宋黎翼　徐丽君

生逢28岁生命的坚强

余谨以至诚，于上帝及会众面前宣誓：终身纯洁，忠贞职守，尽力提高护理之标准；勿为有损之事，勿取服或故用有害之药；慎守患者家务及秘密，竭诚协助医生之诊治，勿谋病者之福利。

——弗洛伦斯·南丁格尔誓言

2010年7月，我第一次宣读这个誓言，当时的我还没有完全领会誓言的真正含义，当工作多年后，终于明白了选择护理职业，就应该待患者如亲人，将心比心。

南院神经外科病房有很多和我志同道合的姐妹们，在护士长宋老师的带领下，我们每天快乐地工作着，虽然有时候会被患者误解，会为工作中的种种不如意而难过，但一想到我选择的是护理职业，瞬间又满血复活。在许多人眼里，护理工作非常简单，无非就是打针输液、发药、测血压。没错，我们周而复始地完成这些琐碎的小事，但正是这些微不足道的坚持才体现护理工作的伟大。每天恪守规范，严格执行四查七对原则，按时巡视病房，精确测量血压，准确发放药品，及时发现病情变化，让我体会到一个好的护士，应该成为患者与医生之间的沟通桥梁，我们是医生的眼睛、医生的耳朵，更是为患者提供优质、高效、全面、全程治疗服务的好伙伴。我们有着共同的目标与心愿，那就是减轻患者的痛苦、成为他们的健康卫士。逐渐地，我为我是一名护士而感到无比自豪!

神经外科与我之前工作的其他科室不同，患者病情危重、自理能力缺失严重，因此，需要护士以更大的耐心、细心、责任心、同理心投入到各项护理工作中。工作的这些年里，有一位患者让我记忆犹新，他的阳光、他的坚韧、他的乐观，无时无刻温暖着我的心，即使被人误解、即使受到委屈，只要一想到这位小哥哥，我又充满了信心，告诉自己，这一路，我并不孤单，有你，有我们，相依为伴。

和这位小哥哥的相遇，起始于2017年初，天空飘着细雨，我和往常一样，早早来到科室，换上心爱的战服，准备迎接新一天的挑战。集体交班后，我负责的病房来了一位高大年轻的患者，在和他的接触中发现小哥哥性格活泼开朗，但是后来才知道，小哥哥罹患了“胶质母细胞瘤”，我大吃一惊，他才28岁，顿时心生怜惜，那是一种恶性程度很高的脑肿瘤。我简单地做了自我介绍、协助办理好入院手续后，带他们一家熟悉了病区的环境。22床，我至今仍清晰地记得他的床位号。

我给小哥哥进行的第一个操作是抽取血标本。我到床边时，按照常规执行了严格的查对制度，核对床头卡和患者的手腕带，询问他：“请问你叫什么名字”，小哥哥眼睛由于肿瘤压迫，视力严重受损，他眯着眼朝着我所在的方向看

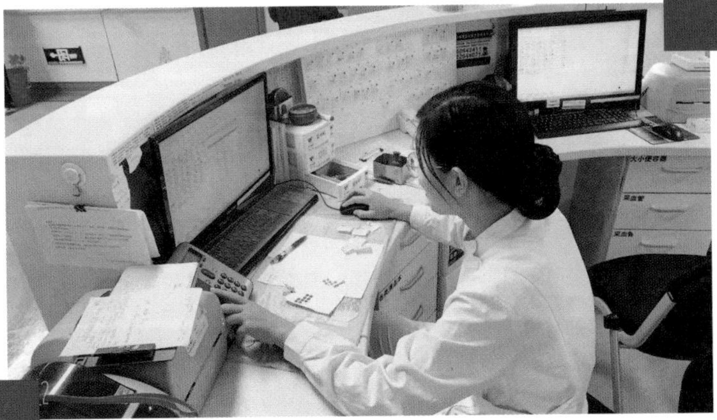

了一下，说道："是哪位好看的小姐姐呀"，我噗嗤一声笑出来，"这么厉害，一听声音就知道啦"。年轻人的血管毕竟还是不错的，说笑间，我完成了抽血。

当天下午，我接到小哥哥次日手术的消息，在发放干净病衣裤的时候，忍不住调皮地逗逗他："知不知道我是谁，吴同学？"，小哥哥眉毛一扬说："当然知道啦，你是我的床位护士，小徐妹妹"。我说："那明天就要手术了，紧张不紧张呀"，小哥哥说："反正也不是第一次开刀了，不紧张，睡一觉就出来了"。听到他的话，他父母勉强微笑着朝我点了点头，此时我心里说不出的酸楚，多嘱咐了几句后就离开了。

第二天一早护士们做晨间护理时，看见小哥哥坐在床上，听着广播，闭目养神。我们问他："你在干嘛呀"，他慢悠悠的坐起来，拉着我们聊天，滔滔不绝。我们突然发现这个可爱的小哥哥，虽然身患重病，但上知天文下知地理，空闲时间还一直在学习，充实自己，让我自愧不如。不久，小哥哥就进了手术室。

再见小哥哥已是三天后的夜班，交班时发现小哥哥转回病房异常欣喜，想赶快看看他的情况。床边交接班时，终于看到了小哥哥，身上接着心电监护，带着氧气面罩，头上留置的脑室引流管还未拔除，躺在病榻上的他略显憔悴。我和他打了招呼，他瞬间开心起来，问我什么时候有空陪他聊聊天，看他打起精神我也特别开心。半夜巡视病房时，发现小哥哥的血压有点高，并一直喊着头疼、恶心，他的妈妈手持脸盆怕他下一秒就吐出来。我立即查看了脑室引流袋，发现引流量明显增多，我心想"不会是出血了吧"，心急火燎地跑着用力敲开了医生值班室的门，配合医生完成了CT检查，结果如我们所料，小哥哥颅内出现了少量的出血，医生决定立即实施手术治疗。就这样，小哥哥又一次被推进了手术室，幸好手术非常成功。术后他妈妈回到病房整理东西，拉着我的手不停哭泣，交谈中，我得知小哥哥腹胀但排便不畅，试图用力几次后，才突然出现不适。我问她"我们这里有备用的开塞露，可以先找我们想想办法，术后用力排便会导致脑压突然升高，很危险"，他妈妈说"我也是先想到了你们，但是我儿子说晚上2个护士工作很忙的，不要去麻烦她们"。听到这句话，我的眼泪再也忍不住地往下掉，是不是自己可以做得更好，早早地提醒他们用力排便的危害，这样小哥哥是不是就不用再受一次痛苦。

一周后，小哥哥终于转回了病房，大家都很开心，望着瘦了一大圈的小哥哥，护士姐妹们每天想着各种办法哄着小哥哥多吃一点，一有空大家轮流陪他聊上几句，逗他开心，缓解他父母焦虑的情绪，我每天都在思考，有没有遗漏健康教育的细节，怎么帮助小哥哥预防术后并发症，早日恢复健康。欣喜的是，经过大家的不懈努力，不久后小哥哥病情稳定，医生宣布可以出院了，临走时小哥哥答应我，一定回来看我，带着我们最爱的苹果。但没有人知道，这是我最后一次看到他。前不久，听他的主治医生说，小哥哥在今年的国庆节期间不幸去世了，我不敢相信这么年轻的生命就此结束，我掏出柜子深处珍藏的小哥哥妈妈的电话，真的，竟然是真的，小哥哥永远地离开了我们，无数个夜里，我总梦到小哥哥对着我说“当然知道啦，你是我的床位护士，小徐妹妹”，潸然泪下。

死亡，是人们最不愿意去面对的话题，因为它是残酷的，尤其是面对自己的亲人，所有人都会选择逃避，这是本能。而上天从来不会因为某个人的不舍而有所眷顾。生离死别，从来都是逃脱不了的宿命。常常面对死亡的我们，作为生命的守护者，我们又应该做些什么？我不禁想到特鲁多医生的墓志铭——To Cure Sometimes, To Relieve Often, To Comfort Always（有时治愈，常常帮助，总是安慰）。

值此院庆100周年来临之际，作为大家庭中的一份子，无比激动、无比自豪，一个世纪说长不长、说短不短，这些故事中，有你、有我，大风大浪，打不垮我们对医疗事业的热爱；是你、是我，历尽千帆，不忘初心，砥砺前行，坚守在生命的最前线。

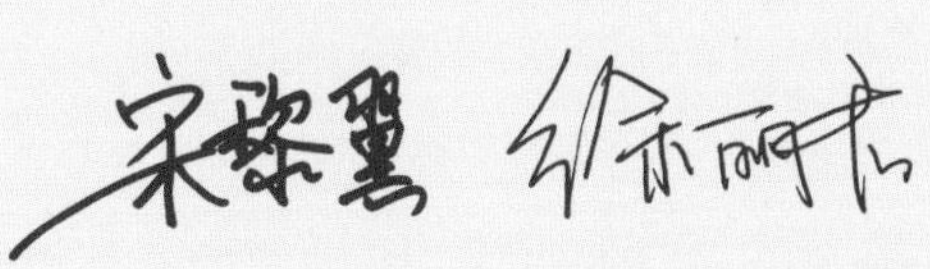

上海市东方医院心外科
曹 浩

生命的接力赛

“第一次手术给了他18年的生命机会，二次手术希望能给他更多的机会。”

2019年，23岁的张亚男再次从上海市东方医院心脏外科南院病房康复出院，这是他来这里成功进行的第二次心脏手术。

18年前，《解放日报》曾报道过一例上海市东方医院院长刘中民教授带领医护人员用异种带瓣管道挽救心脏患有9种畸形（法乐四联症，房间隔缺损，肺动脉瓣缺如，肺动脉干发育不良，左肺动脉缺如，右肺动脉瘤样扩张等）的5岁小男孩的故事，故事的主人公就是张亚男。

当年手术的成功给他带来了第二次生命，时隔18年，报纸上的那个男孩亚男已长成了大小伙，他体内的带瓣血管已与他一路同行18个春秋。一般情况下，如果不合并其他疾病，异种人工带瓣血管的寿命大约在10年左右，亚男这种在体内良好运行18年之久的状况已属超长待机，这也无疑说明当年手术非常成功。

但由于人工瓣膜的使用寿命有限，18年后亚男的心脏再次出现问题：不能爬楼、不能跑步、不能干体力活，甚至走路时间长了都会心慌、喘气不止，严重影响生活和工作。对此，亚男当年的主治医生刘泳解释说，“经过18年的运转，亚男体内人造血管瓣膜因老化已发生严重钙化，钙化使肺动脉瓣越变越窄，最窄处仅为3毫米，右心系统无法正常射血，肺部血流不足，右心功能衰竭，这是造成亚男症状的主要原因。”

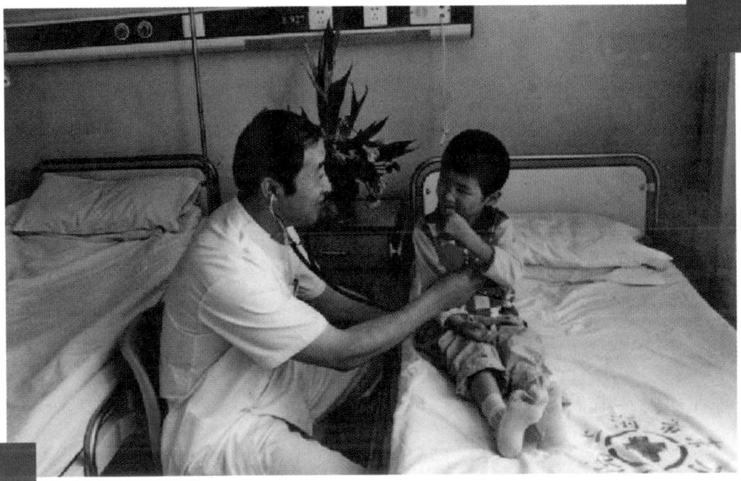

刘中民与5岁患儿院长

确定病因后，东方医院心外科南院手术组决定再为亚男实施第二次置换带瓣血管手术。针对亚男病情，这也是目前国内外最好的治疗方法。亚男两次手术的主刀医生刘中民教授介绍说，“通常带瓣血管分为生物和人造两种，其中生物带瓣血管又分同种和异种两类，尽管生物同种带瓣血管效果最优，但鉴于亚男左肺存在严重畸形，无法从其自身取同种带瓣血管，所以两次手术只能采用异种牛颈带瓣血管。”

二次手术意味着要在已改变的心脏结构下再次实施手术，把“老化”的瓣膜管道拆下来，同时不能对心脏旁的其他组织造成伤害。因此其难点在于：一是改变开胸方式，二是分离粘连，三是去除钙化的人工瓣膜。

一般进行首次心脏手术时，先“划”开胸骨，然后割开心包才能到达心脏，如要进行二次手术，原本像帐篷一样保护着心脏的心包在第一次手术时已被割开，与心脏粘合在一起，导致心脏少了心包帐篷的保护，再加上动脉血管与胸骨近，如用原方法开胸极易划伤心脏，造成大出血，因此二次手术时不能采用“一刀划”，而要用摆锯将胸骨一点点锯开。

完成开胸后，分离粘连也是一个关卡，一个经过18年运转的人工瓣膜已与心脏内各个组织“水乳交融”在了一起，且钙化的坚硬无比，稍有不慎就会殃及心脏，出血不止。因此，要想将心脏、血管、18年置换的带瓣管道做到解剖分离，又不能触碰到其他组织，就和走钢丝一样，唯一办法就是‘慢工细活’，做好完备的术前准备。

经过一段时间的调理，4月初，23岁的亚男再次被推上了手术台。一切似乎都未变，还是18年前的病人，18年前的医生，还是18年坚固的医患信任；一切似乎又都变了，男孩长大了，当年的青年医生现在都已经是独当一面的中坚人才了，随之而变的还有二次手术的难度和风险增加了。“只要院长伯伯和刘主任在，我就什么都不怕！”亚男对手术充满着坚定的希望。

作为手术主刀医生的刘中民与助手刘泳虽已身经百战，但他们还是力求将每一个细节做到完善。为将二次手术风险降到最低，手术组决定先分离腿部股动静脉，做好股股转流准备，通过这种方法，即使在开胸时伤及动脉造成大出血，也可通过股动静脉插管连接体外循环机给患者脏器及时供血。

术中，刘泳打开胸骨后，先分离粘连心包、主动脉和肺动脉，刘中民教授将肺动脉和右室流出道同时切开，然后用咬骨钳把石头般坚硬的钙化瓣膜从心脏组织内一点点“咬”下来，为防止像碎渣样钙化组织掉落在心脏内，反复检查、冲洗以保证没有任何异物滞留。历时8个多小时，经过肺动脉瓣口补片修补，扩大重建右心室流出道等步骤，新的静脉带瓣管道再次成功植入到亚男体内，亚男恢复了正常心跳，被转运至心脏监护室。

新的带瓣管道的预期寿命大概在10多年左右，也就意味着当亚男33岁左右时，又要更换新的带瓣血管了。但我们期待这十年中能有新的技术（耗材）出现（就如现在前景可观的干细胞技术等），可彻底治愈亚男的病，使他不用一直依靠置换人工带瓣管道来维持心脏运转，让医学技术的发展为像亚男这样的患者点亮生命之光。

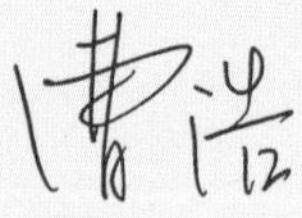

患者
纪　昉

谢谢，千千万万遍

“快快快，又拉血了，这个日子什么时候是个头！”母亲焦急的声音在我耳边响起，充满着关切，也充满着绝望。

“走，去医院，输血去。”看着父亲的背影，我看到了他的无奈。

6年前，当时还在上高中的我因突发腹痛到医院就诊，并被诊断为“阑尾炎”，建议手术切除阑尾。可就在我准备接受手术的那一刻，所有人都被腹腔内的一幕惊呆了：阑尾和相连的盲肠上爬满了粗粗细细的曲张血管。因为顾虑手术中不可控制的风险，医生最终不得不放弃切除阑尾。从那刻起，我开始了漫长的、辗转于各大医院的求医生活。反复的“便血—输血—输血后再出血”，逐渐成为了我难以逃脱的恶性循环。

世上每个人都有各自的不如意，穷苦的人希望衣食无忧，失意的人渴望亲情温暖，而我只期望有一个健康的身体。每天我都在问自己，我到底能活到哪一天？每天生不如死，活着还有什么意义？然而，看着不曾放弃的父母，我再一次选择坚强。

于是，便是6年的奔波辗转。一次次的检查，一次次的手术，伴随着一次次的出血，接着一次次的输血，我的生命和这一抹鲜红紧密相连，可我感受不到它的温暖，那是残阳下的血，冷酷得让我瑟瑟发抖。在长时间的失望与无奈中，我已经记不清楚经历了多少次大小手术，也记不清楚被拒绝了多少次。慢性下消化道出血、肝硬化、门脉高压、重度贫血……一个个陌生的词汇每天在我耳边萦绕，此起彼伏。做了一次TIPS，没用；第二次TIPS，我还是没有放弃。

然而，希望有多大，失望就有多大。拉血的问题一直解决不了，支架也慢慢堵塞了，身体里的血魔肆意地攫取着我的生命力，就像一个吸血鬼。为了给我看病，家里已经负债累累。直到每一家医院都摇着头告诉我，"放弃吧"，我想这一次，可能真的走到尽头了。

但老天真的是一个爱开玩笑的孩子，他关上了我所有的门，却留了一扇窗户。2016年8月23日，迎着东方的旭日，我来到了东方医院胃肠肛肠外科。

"教授，不好意思，不是我看，是我儿子看。"父亲说道。在傅教授惊讶的表情下，我坐在了他的对面。

翻看我的片子，傅教授眉头慢慢紧锁，惊讶渐渐褪去，最后又深深叹息："那么多年了，你为了儿子，寻遍全国各地名医。今天你到了我这里，我就是你们最后一道关卡，我尽我最大努力吧。"

入院后的检查紧凑而又全面，两次全院大会诊，整个医院的力量都在探讨我的病情。我不知道他们得出了什么结论，我只是在静静地等待，等待那一个决定，等待那一个终点。那一天，我看到父亲走进了傅教授的办公室，出来的时候，父亲告诉我，其实我拉血的直接病因是弥漫性全大肠及系膜海绵状血管瘤，一个个都是手指那么粗的大血管，也合并了肝硬化、门脉高压、脾亢等疾病，手术是获得治愈的唯一方法，但也意味着巨大的风险。如果不尽快手术，我又将面临那无休止的恶性循环，直至逝去。

父亲沉默了，我也沉默了。

半晌，我告诉父亲："不做了，不要浪费那钱了，家里已经很不容易了，再这样下去我只是家里的负担家里的累赘，还是照顾好妹妹吧。"父亲当下给了我一巴掌："坚持到了最后一刻你却放弃了，你才对不起我们，只要有一丝希望，我们就抓住一丝的希望，说不定成功了呢？"

这一巴掌打得真疼，却也打醒了我。这么多年的坚持，不就是为了好好活下去吗？这不只是为了我，也是为了妹妹，为了父亲母亲。我，22岁，还有大把的人生需要期待。我要活着，活着，才看得到希望。这不是为了自己，是为了所有希望你活着的人。

第二天早上，傅教授把我请到办公室，把全院专家大讨论的意见、治疗方案

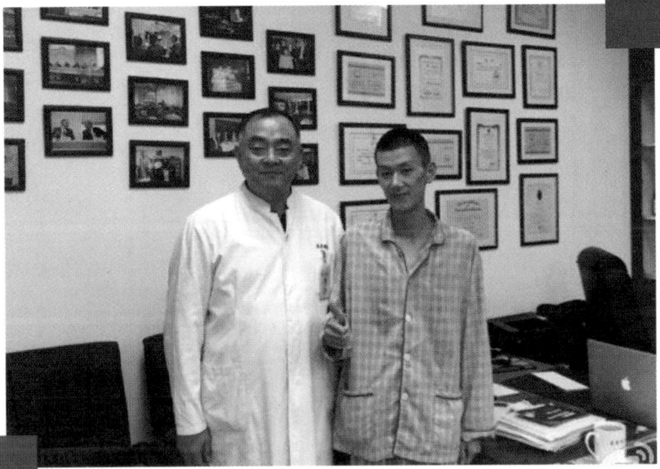

与傅传刚教授的合影

及可能出现的风险都详细的告诉了我。“你怎么选择？”他的声音沉重却又真诚。

“我想活下去，即使只有50%的成功率，即使术中出现万一，我也要做，我认了，命已至此，我不后悔！”

傅教授点了点头。在他那双瞳中，我看到了自信和坚定，看到了毅然的抉择，也看到了我的未来。

2016年9月7日，这是改变我命运的一天。有人说过，世界上本没有奇迹，但人钢铁般的意志却能铸就奇迹。整整3个半小时，在胃肠肛肠外科、麻醉科、手术室的共同努力下，手术很成功。傅教授主刀为我做了“全大肠切除术+回肠‘J’型储袋回肛吻合+末端回肠造口+脾脏切除术”。被推出手术室的那一瞬间，看到父亲那自然流露的微笑，我也笑了。6年了，这是父亲第一次笑。这一刻，我甚至一度怀疑我是在做梦，原本一片黑暗的生活，让我看不到一点希望，看不到一点光明，只能在黑暗中本能地去寻找每一根稻草。重生那一瞬间，就像突然有人把头顶那块遮住光明的黑布一刀劈开，而那个人正是傅教授和整个东方医院胃肠肛肠外科团队。

经过积极的康复治疗后，我基本恢复正常，便血症状消失，术后10天就康复出院了。临行前，我和父亲郑重向傅教授致谢：“是您让我对美好的生活充满新的希望，是您让我重获新生，我和我的家人都发自肺腑地向您表示最衷心的谢意和崇高的敬意。谢谢您，傅教授！”

都言医生悬壶济世，外科医生更是意气风发。都说人最经不起的是别人那一种渴求生机的眼神，可又有多少人懂得其中的艰辛痛苦，懂得其中的彷徨烦愁。只有经历过绝望的人，才懂得医生的可贵。那是鬼斧神工般的精妙，那是虽千万人吾往矣的霸气，那是不破楼兰终不还的执着。

风，吹走尘嚣。洗尽铅华，更知生命不易。4年了，谢谢你们，谢谢给了我第二次生命的傅教授和东方医院胃肠肛肠外科团队。现在的我，不用再在“拉血—输血”之间徘徊，不用躲在城市的角落里暗自哭泣，终于能像一个正常人一样生活、工作，站在着璀璨的星空下，沐浴在皎洁的月光之中。命运啊，你这转机使我有机会能报答父母，也让我能够第一次轻松地思考未来的人生，我会活出精彩，给生命以意义，将我感受到的这份善意和爱，坚定地传递下去！”

谢谢！为你，为你们，千千万万遍！

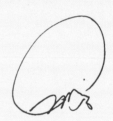

患者
倪　俊

医德润物细无声

两年前体检时被发现胃窦部有个变异增生，我在苏州做了ESD手术。但在去年底又查出胃小弯、贲门粘膜上有两处病变增生和一个息肉。想到快70岁了，心中一直带着些许不安和忐忑，家人亦很担心。所幸现在已是互联网时代，外甥女在网上幸运地帮我挂到了徐美东教授的专家特需门诊号。

徐美东教授医术高超、世界知名，在国际上首创“徐氏”手术STER，并被ASGE作为标准写入治疗指南。一想到将面对如此大牌的医生，我有些许惶恐，怕说不清楚，就诊前我整理了有关病例、胃镜检查报告单并打印成册。但出乎意料，当我坐在亲切和蔼的徐教授面前，他倒像是一位挚友，没有感到半点陌生。我把整理好的一沓病历和报告单给徐教授时，他稍作浏览很快就抓住关键点，“螺杆菌灭治无效，胃镜检查尚不细致”，随后电话联系徐勤伟教授，尽快安排我“胃镜精查、螺杆菌敏感抗生素培养”。这时候我倒是真的感到了他的大牌底蕴。

安排给我做精细捡查的徐勤伟教授也是近几年在国内早期胃癌图像大赛中屡屡得奖的知名医生。徐勤伟教授细细查看了我准备的病例，特别仔细地看了近期的胃镜报告单，给我讲解了基本病情。到了约定日期，细心的徐教授亲自打电话通知，建议我先到上海住下，第二天再做胃镜检查，免得当天空腹赶来上海。听到温馨的提示，我心头一热，一位知名教授对病员竟如此细心。

检查结果出来后，徐教授和声细语地给我认真解读了报告情况，认为苏州检查报告中对两个病变增生的结论相对保守，实际情况要严重些，建议我尽快做ESD手术。当我们接受手术治疗的建议后，他立即把精查结果传给工作室，要求尽快安排手术。还告诉我们最近的一次螺旋杆菌灭治比较成功，Hp显示阴性，螺杆菌敏感抗生素试验不必做了。除了告诉我们治疗方案，徐教授还为我想办法，帮助解决异地就医中碰到的难点，能顺利地到东方医院就医。真的"不是亲人胜似亲人"！

时间一晃到了3月25日，我如约来到东方医院消化内镜中心。除了术前一系列例行检查，宛东医生在手术前专门召集病员详细讲述了ESD手术知识，病员配合要点等，解除了我们对手术的疑虑。第二天一早，徐美东教授又来到病房，和每一位病员再次见面，作详细解释，确认手术要求。医学十分严谨，关乎性命，徐美东工作室"认真确认、周到安排、医患互动"是手术和医疗成功的保障。

下午，病员们来到手术室前等候，我虽然早到，却被安排在最后一个，当时心里颇有点不快。一直等到17:15我才被推进手术室。手术室里安放着先进的设备，彩色显示屏闪烁着，有一种奇妙的科幻感。戴着散花手术帽的麻醉医生微笑着走过来，检查我病员服穿着是否合适，并让我放心，不要紧张。

等我醒过来再看到那顶散花的手术帽，已经22:45。

"醒了吗？"麻醉医生轻轻拍了拍我的肩膀。

"感觉怎么样？""蛮好。"

护理人员把我推进病房，王玉主任和护士们已经在病房等候多时。仲春燕护士是个外向型的热情女孩，却又心细如发、责任性极强。晚上我没有打铃，她也会按时过来检查胃液吸泵、导尿管，帮我整理吸氧管，问我的感受和情况。

事后，我从家人口中得知，徐美东教授亲自为我手术，手术难度非常大。病变处在血管丰富的贲门下小弯和胃体小弯，这儿的胃粘膜比较薄，一动刀就必须立即止血。徐教授和他的团队为了降低手术风险，便于我身体恢复，用了"蚂蚁啃骨头"的方法，切一个点、止血，切一个点、止血……整整花了五个半小时！整个团队连晚饭都顾不上吃。徐美东教授走出手术室时也连连说道"太难做了，太难做了"。

这个团队已经连续工作了八个小时，又紧接着为我一个人花五个半小时，

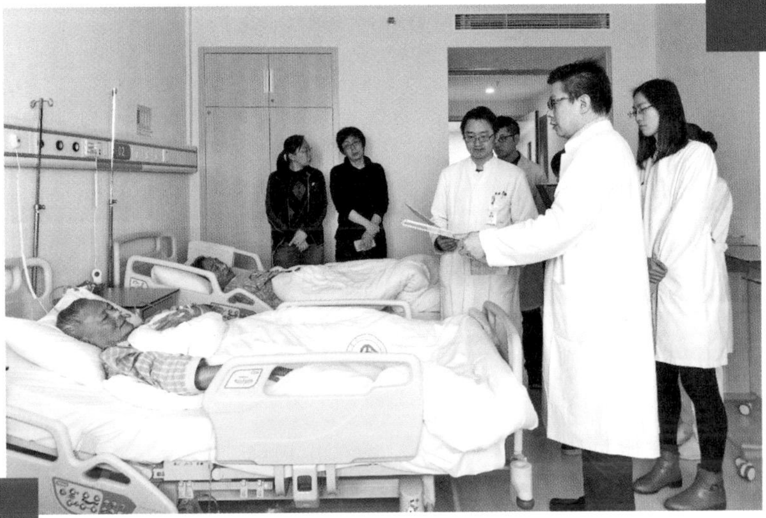

徐美东教授正在查房

这是一种什么样的精神境界？！

此时，我才醒悟过来，为什么把我安排在最后一个手术了。除了深深地感受着徐教授和他团队的责任、奉献、爱心、高尚、细致，除了心中满满的谢意和感动，我已经无法用言语表达对他们的感激之情。

术后第二天，徐美东教授带领他的团队查房，了解术后情况。我感激地向他致谢，他只是微微地一笑“为了你们的安全，我们这样做，值得。”轻轻的一句话，却像一股暖流流过我的心田。

徐教授不断嘱咐我“你的手术创口比较大，为防止术后出血，要非常当心！”并对医护人员具体交待护理措施，高度关注出血风险。由于插了吸氧管吸氧，我的鼻腔发痒，控制不住要打喷嚏，季娇娇护士主动拿棉签蘸水帮我多次润湿鼻腔，防止喷嚏引发出血。护士们不厌其烦为术后的病员贴心服务。

周六值班的医生是刘俊主任，他耐心地为我解释术后容易出血的两个时间节点，一个是在手术后，因为有伤口，另一个是在术后2周左右，伤疤上的痂开始脱落。并且详细讲解相关的症状，让我充分防范和警惕。正当这个时候，病房门轻轻地打开了，一个穿着湖绿色羽绒衣的女子走了进来，“哎，王主任今天是你的休息日啊？”邻床老李认出了王玉主任。“我顺道过来看看，不放心你们两个手术创面大、年龄大的病员啊。”点点滴滴，细细微微之处都流露着负责、关爱。

在病友闲暇的交谈中知道，新病房设施一流，但是床位费价位很低廉，这也是徐美东教授的意见，一切为病患考虑，让病人减轻负担。在以后的日子里，又在网上看到徐美东教授经常向内镜医生说的一段话“平时内镜检查中，下镜子的时候多花三五分钟注意下咽部，很可能就挽救一个病人和家庭。”这些都足见徐美东教授的境界、修养、风范。

医德是不拿病员红包吗？也是，但仅仅是一条底线。医德有了一个医字，就要有高超的医术、精细的护理、科学的流程、规范的管理为根基，否则那只能是普世的阿弥陀佛般的慈悲。医德是奉献、是责任、是爱心。医德又却似无形的、爱的春雨，在每一个细节滋润着病员的心田。

深深地被东方医院不忘初心，牢记“学以去疾、德以扬善、同舟共济、求实创新”的宗旨，徐美东教授和他团队的“高尚医德暖心、高超医术精心，服务病员贴心”的风范所打动、感动、激动。

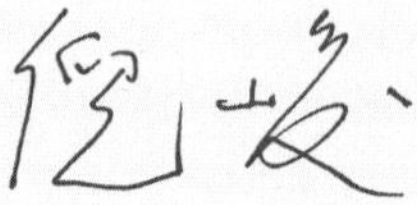

患者父亲
王　刚

最寒冷的冬天，最别样的温暖

今天的中国高端医疗资源极其缺乏，就算是上海也不例外。医院里每天都“涌入”形形色色的病人，忙得不可开交，要时时刻刻感受到温暖的人文关怀，是不易的。2019年我孩子就医的一段经历，让我知道，一片既有优良医风又有精湛医术的“绿洲”在上海东方医院就有。

2019年4月18日，孩子在学校里感到胸闷气喘非常不舒服，于是请假到无锡二院就诊，因为是高二，时间紧张，学业繁重，老师特别关照，快去快回。哪知道，这一去就是8个月没有回学校。

到医院的第三天，孩子的病情突然加重，出现血性心包积液，进行了各项检查，仍然没有找出病因。医生不敢大意，敦促我们尽快去上海，几天之间，情况就变得紧急起来，我们发动所有的人脉资源，开始了崎岖的、惊慌失措的上海之旅。

因为是血性心包积液，我们首先到上海市肺科医院进行了肺结核的排除。之后的专家会诊中，我们被作为免疫系统问题，在某以擅长治疗免疫性疾病的大医院进行医治。从4月29日开始，有好转迹象，5月15日主治医生让我们做好出院准备。我们也开始计划着回家的种种安排。孩子站在病房的窗边，对着东方明珠拍照留念，并整理复习资料准备重返校园投入学习。

然而，就在这个时候，孩子的手臂、脸部渐渐出现浮肿现象。拖了很长时间的心脏核磁共振报告，终于有人能够读出来了。一直以来非常淡定的主治医生，此时也变得有些踌躇，他告诉我们，应该是肿瘤，而且发展速度特别快，快得超过一般的认知，他说："如果是淋巴癌就好了……"我们如晴天雷劈，最好的结果居然是淋巴癌！

面对来势汹汹的病状，在该医院相关科室都"束手无策"之时，上海市东方医院心外科收治了我们。

5月25日，孩子住进了东方医院，意想不到的是当天晚上就出现了危险情况！下午的时候，孩子觉得有些不舒服，到了晚上，突然呕吐、出冷汗，情况急转直下，还没有等医生来，孩子就慌张地说"我看不见了！""我听不到了！""给我加氧气……"，手臂都垂下来了，一度测不到心压，我们心如刀绞，慌乱如麻。因为担心随时可能出现状况，我们白天守在重症监护室等候区，晚上就在墙角搭个地铺，惊慌失措的日子就这样开始了。

在最无助的时候，我们能够增加信心的，给自己增加希望的，就是送红包。不仅是我们，还有孩子的舅妈，都开始行动起来，找到合适机会我们就送，以此希望医生能够竭尽全力。当时的主治医生忻元峰把送的红包打到了孩子的住院账户上，重症监护室的马主任婉拒了我们的红包，肿瘤科的陈敬德主任、陈琳医生退回了夹在袋子里的红包，孩子舅妈先后三次给肿瘤科高主任送红包，高主任都没有收，他只说一句："我们一起努力"。

这是一句普通得不能再普通的话，但对我们而言，就是希望，就是勇气。之前我们曾将报告和片子分别送至上海、北京和广州的业内权威专家，一致评价：预后极差，生命以周计算。孩子确诊的毛病，是世界性罕见病，百万分之一的得病概率，文献中的治愈率是极低的。那时候，我们做好了安排老人来见最后一面的最坏的打算。在这种情况下，高主任愿意收下我们，他的一句"我们一起努力"，犹如一剂强心剂。高主任的助手陈敬德副主任告诉我们说，目前有不少新药，是有机会治好的。这个希望就像黑夜里的火苗，那天夜里，我久违地睡了个整觉。

拒收红包只是东方优良医风的一个缩影。东方医院的医术，在孩子治疗过程中也显得非常突出。

我们到东方医院一周，他们就发动全院大会诊，确定进行穿刺取样，事后证明了这个方案科学高效；病理科的诊断准确快捷，要知道，我们曾拿着取样到上海另一著名医院，中间要求两次补资料，推迟几个礼拜，理由是"疑难杂症，需要进一步等待"，最后的结果与东方医院出的病理报告完全一致。由此证明，东方医院病理科的诊断已是顶级水平。

根据孩子的情况，肿瘤科高主任团队，化整为零，将一个周期的药量分成3次实施，孩子竟一天一天地好起来了。因为这个病极其罕见，陈敬德副主任和权医生，一起查阅了大量的文献，其中一款老药新用的方案引起了他们的重点关注，由于文献中的药量超过了通常水平，他们与美国的文献作者进行沟通交流，还帮助作者纠正了文献中的错误。

高主任说，药物的使用，就是排兵布阵，需要在效果、安全和时间之间，进行综合考量。他们的沟通深入浅出，让人信赖。有不少人问我，为什么不去上海其他几个名气更大的医院，我告诉他们："我相信高主任的团队。"

医风、医术和关怀，对于患者来说就是阳光、空气和水。尤其是心理关怀，是中国医疗最缺乏的环节，东方医院在这个方面做得很突出。

手术前，医生在重症监护室的和我们谈话，非常详尽地给我介绍了手术的目的、方案、中途的预案，非常耐心，语速平和，没有一味强调风险，回避责任。听了他的讲解，我深深感受到他和我们是共同进退的，他想我们所想，就像"一家人"。想起那次谈话，一种信任和踏实的感觉，现在都在。

重症监护的马主任，平时看起来很严肃，可一到孩子的病房里，就经常开玩笑，我们都明白，他是要让孩子能放轻松，给他希望，他们经常聊篮球，马主任年轻时喜爱打篮球，我孩子在学校是前锋。

在化疗的过程中，疼痛是最难熬的，陈琳医生用她无微不至的关怀，使我们没有过多的煎熬，让孩子少吃很多苦头。

权明医生口才好，经常在病房里分享他的经历。在他眼里，很多肿瘤患者在东方医院得到的治疗已经超过美国的MD Anderson癌症中心，我们喜欢听他讲故事，喜欢他的自信。

高主任每天都会来，他的笑是一个招牌，他和我孩子共同的话题是狗，他们都是"狗家属"。

陈智琴博士，是给孩子换伤口最多的人，我们有事最爱麻烦她，因为她几乎是有求必应，不怕麻烦。

让人印象深刻的还有东方医院的护理团队，在重症监护室的时候，恰巧是我孩子的生日，护士姐姐给我们送来她们为孩子画的画，后来护士长查房，见我们没有挂起来，心有莲花的她又把画拿回去，重新涂上了暖色，一下子就画

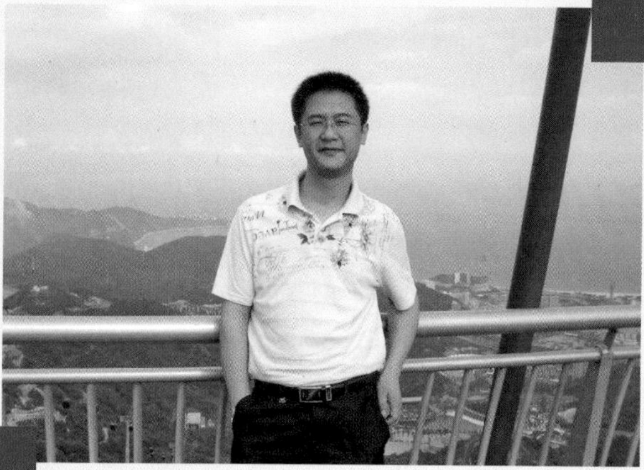

到了我们心上。这张画陪伴了我们在重症监护室的日日夜夜。

在东方医院南院，护士长专门联系了一位已经治愈的姐姐，到病房讲她抗癌的成功经历，给我们信心和勇气。

这一切，让人感动。直到后来，我才有机会理解他们。那是高主任讲的一段话：“眼中只有疾病”是不对的。“病人”一定是一个完整的“人”。肿瘤治疗不仅仅是治疗病症，更需要从患者的角度出发，替患者考虑。肿瘤治疗的过程需要“全程管理”，在解决临床问题的同时，还要观察患者的情绪、心理和依从性，支持、帮助患者回归社会是一位肿瘤医生应该具备的“最重要素质”。用爱让患者感受到温暖，用心去争取患者的信任，帮助患者自身建立起坚定的信念是治疗癌症最好的方式。

我们和高主任的团队，还建了一个微信群，有任何问题只要我们在群里一说，他们都尽快回应。在住院期间如此，即使是回无锡休养期间，也是这样。

今年的冬天特别冷，但看着孩子一天天好起来，想着东方医院的人和事，心里却充满温暖。

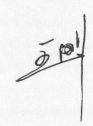

浦东新区军队离退休干部管理服务中心高桥干休所
杨旭东

我心中的东方医院老年医学科

我是浦东新区军队离退休干部管理服务中心的退休干部。东方医院一直是我的医保定点医院，该院的老年医学科是我和许多军队离退休干部看病去得最多的科室。多年来，老年医学科的医生和护士们认真热心的服务，使我们受益匪浅。这里讲几件近年来我亲身经历的事。

一个咨询电话，使我对“黑矇”症状引起重视，及时住院治疗。

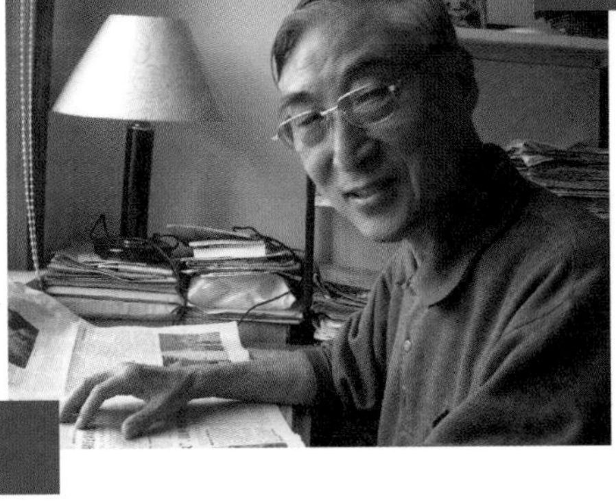

那是2016年的一天下午，我乘地铁回高桥途中突发头晕，眼前一片漆黑，双目失明，历时三、四十分钟。到家后我立即打电话给东方医院老年医学科，向值班的葛剑力医生请教。她明确告诉我：“你要马上来医院住院检查！”在她的安排下，我当晚就住进了老年医学科病房。住院后，从葛医生那里知道，我出现的是一种叫“黑矇”的症状，可能反映了一过性的脑缺血、低血压等问题。检查后还发现我有颅内动脉狭窄、心脏主动脉及部分冠状动脉硬化等问题。葛医生及时为我采取调脂、稳定斑块、抗血小板集聚、改善微循环等一系列措施，我的身体才得以逐渐康复，近几年来也一直没有复发。当时老年医学科江华主任查房时，肯定了葛医生在接到病人的电话咨询后，能根据情况主动接受其住院，才使病人得到及时检查和治疗，所以效果很好。

一句中肯的建议，助我查出肠道内从未发现的问题。

2017年，一次我到老年医学科门诊开药，碰见了江华主任。她看见我后皱起了眉头，说：“老杨，你最近怎么这样瘦？”我一时也说不清楚是怎么回事。她思索了一会后建议说：“有时间的话，你来医院查一查吧！”不久，我就住进了老年医学科病房。我的消化系统是当时医生关注的重点，检查后发现我患有慢性浅表性胃窦炎、肝囊肿、乙状结肠管状腺瘤等问题。以往我不知道肠道里有管状腺瘤，是在这次肠镜检查中发现并及时摘除，消除了隐患。其他疾病在住院期间也得到一定程度的治疗。

一次住院复查，数个结肠息肉得以清除。

2019年11月的一天，我和爱人去老年医学科门诊看病，碰到一位我未曾见过的年经医生，她叫徐言。我本想开点药就走，可她翻看我之前的病历后提醒说：“前两年你都住过院，有的问题现在该复查了！”在给我爱人看病开药时，也发现有些问题需要住院检查，于是她就关切地问：“你们是两口子吗？”我说：“是呀！”她说：“如果你们有空来住院，可尽量同时安排，这样你们也可以相互照顾！”这位热心医生的建议真的感动了我们。12月我们就同时住进了老年医学科病房。

这次住院还真的有“收获”，做肠镜检查时在结肠段发现了4个息肉。当时为我检查的是消化内镜中心的一位女医生，她操作认真，态度和善。在检查时见我有难受的表情，她主动退出肠镜，让我在室内走走，放松一下心情。后来我真的轻松了许多，再做检查时就不感到有多痛苦了，息肉被成功切除。

后来江主任来查房，认真了解我做肠镜和胃镜检查的情况和结果，还提出了进一步治疗的意见。

一份廉洁承诺书，使我对老年医学科的医风医德由衷敬佩。

多年来，给我留下深刻印象的除了以上提到的几位医生外，还有牛医生、龚医生、刘医生和蒲医生等。老年医学科的医护人员普遍工作认真严谨、和善热情。他们在遵守医风医德、保持清正廉洁方面也是有目共睹的。

去年12月，在我入院的当天，老年医学科的工作人员给我看了一份廉洁承诺书。大意是说，为了树立廉洁医风，构建和谐医患关系，医务人员一律不得收取病人的红包和钱物，不得接受病人和家属的请吃，如有发生将严肃处理。入院时病人要签字表示是否知晓，出院时也要签名确认未送红包。对医院的这些要求，老年医学科的领导和医护人员都是认真遵守的。我们老同志都很佩服。

这就是我亲见的老年医学科，也是我心中满意的老年医学科。

杨旭东

6 爱在东方　情满天下

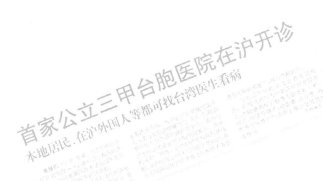

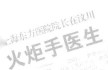

上海市东方医院院长
刘中民

永远的怀念

2017年6月26日13时48分，世界著名华裔心脏外科专家、原德国心脏中心（柏林）副院长、中国胸心外科特别贡献奖获得者、上海市白玉兰奖获得者翁渝国教授，在上海市东方医院陆家嘴本部干保病房病逝，享年71岁。

自2016年起，翁先生先后四次入住东方医院，期间也经历数次会诊、抢救。虽然人生弥留之际，我始终在他的身边，但内心汹涌的感情总是不断告诉我：应该没有问题，不会这么快……每次我去病榻前看望他，他总说还有很多事情没有做完，直至去逝前两周，还与我商谈《心血管外科手术图谱》一书的编写方案……我始终无法将病入膏肓的他视为“弱者”，多年的惯性思维，他始终令我高山仰止。

我与翁医生的认识始于上世纪90年代早期，那时我还在上海市仁济医院工作。在那里，翁医生指导我完成了我职业生涯第一例冠脉搭桥手术，术后我请他吃的第一顿饭就是医院旁边“老虎灶”里的豆浆、油条、粢饭糕。翁医生长我10岁，对我而言亦师亦友。1997年，我应聘至上海市东方医院创业伊始，便在翁医生的安排下前往德国心脏中心（柏林）进修学习，当飞机降落在柏林泰格尔机场的时候，才知道我比签证批准的入境时间提前了4个小时，所以被海关拦在了关外，那时候已经是半夜时分。翁医生在焦急地等待当中得知这个消息，马上跑去与海关、移民局进行交涉，自掏腰包交纳200马克的罚金，帮助我提前踏上了德国的领土。当时正值柏林寒冬腊月，大雪纷飞，从上海过了一个暖冬

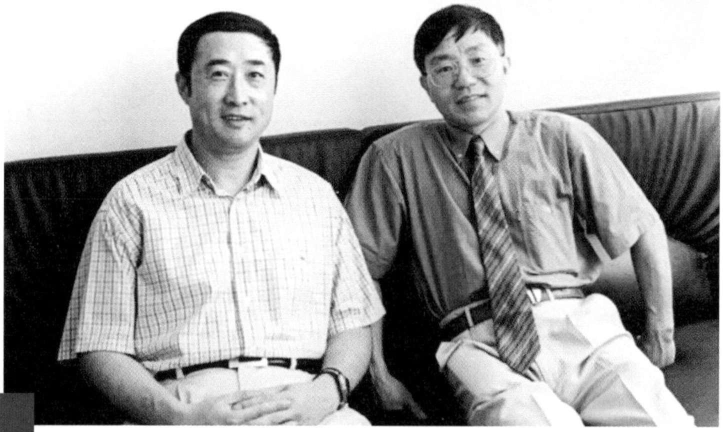

刘中民院长与翁渝国教授的合影

的我到了柏林，带的衣服根本无法抵御当地的严寒。翁医生看在心里，让自己的夫人--陈大姐买了崭新的皮衣服送给我，穿在身上的那种感觉，让我明白了什么叫雪中送炭，以及异国他乡亲人般的温暖。在翁医生的帮助下与上海、柏林两市政府支持下，我院与德方共同组建第一个中德合作“心脏中心”。此后经年，无论风雨荣辱，翁医生始终与我们守望相助，不断给予我技术、人才、硬件以及精神上的支持。

“德不近佛者无以为医，才不近仙者无以为医”。凡是与翁教授接触过的人，无不认为，“德近佛、才近仙”正是他的真实写照。30年来，在翁教授的悉心安排下，近千名中国各地的心胸外科医生、护士、医院管理者，奔赴德国心脏中心（柏林）进修学习或短期参观访问，他常常利用心脏复跳后体外循环辅助的短暂时间，亲自开车去机场迎接新来的国内医生、护士，令每个人都亲身感受到他事必躬亲的细心照料，感受到“金手指”的神奇与流畅，感受到世界各国学者对他的钦佩和敬仰，感受到上至国家元首下至普通患者对他的信任依赖，感受到上善若水、厚德载物的东方精神在德国和西方国家的认可与弘扬。即使在他患病期间，仍然没有放缓他传道授业的步伐，仍然有求必应、有请必到。正是有了翁教授灯塔般站立在世界心脏外科高地上，德国心脏中心（柏林）成为中国心胸外科医生最大的海外进修学习基地，成为年轻中国心胸外科医生心目中的学术圣地。

自翁教授仙逝，各类纪念文字、纪念视频在中德两国医患界广为流传，人们以各种形式寄托哀思，无不扼腕痛惜。他参透生死也无惧生死，他把自己的一生，毫无保留地贡献给了世界心脏外科事业，贡献给了全球患者。

他是中国的白求恩，更是世界的翁渝国。叶落归根，翁公安息！

劉中民

2005诺贝尔医学奖获得者(发现幽门螺杆菌),中国政府友谊奖得主
巴里·马歇尔

诺奖得主:东方医院专家水平是国际一流的

可能有些人知道我出生于澳大利亚西澳大利亚州,并毕业于珀斯市的西澳大利亚大学(UWA)。西澳大学是全球排名前100的大学,幸运的是,它与上海更处于同一时区。所以,我发现,在上海这个伟大的城市,和同事们开展访问和合作非常便捷。

自从我与罗宾·沃伦博士因发现幽门螺杆菌而获得诺贝尔医学奖以来,我多次前往中国旅行,其中最特别的地方是上海,可以说它就是中国的纽约。

记得我最早的一次访问是在1995年。当时正值(浦东)新机场建设,我交了60元的机场税,应该说在当时是一笔不小的数目。当我们驶过外滩时看到了大量正在建设的施工地,还有位于浦东片区尚未完工的东方明珠塔,道路上满是灰色水泥尘土。我没有怎么拍摄自己的访问视频,也几乎没有照片可以帮助回忆。但是,我遇到了许多拥有最先进技术的胃肠病学家。可以说在那时,上海就被认为是国际大都市并把健康作为优先项目,新技术也得到了应用。即便当我们聚集在拥挤的旧机场奔赴各地时,我仍能感受到那段时光的激动。

15年后,在诺贝尔演讲之旅中,我开始大量访问上海,并在位于上海的美丽机场转机搭乘前往美国和欧洲的航班。2010年,我参加了中国2010年上海世界博览会,2013年,在上海度过了一个家庭假期。我被这座城市吸引了。

直到最近,在2016年,我很高兴见到刘中民院长,他邀请我去参观东方医

院的建设进度。他组建的团队非常友好，诚实和勤奋，他们竭尽全力使新医院取得成功。当时已经规划开发建设了好几年。不仅如此，我参观了VIP诊所并在那里进行了全面的健康检查，他们说这几乎达到了“熊猫标准”，这比诺贝尔奖获得者所期望的要更好！其中严肃的一面是，可以看到东方医院专家的水平是国际一流的。我接受了他们的建议，因为看得出来他们的身体就很健康。

在过去的几年中，我尽我所能帮助Marshall VIP胃肠病学中心设计，并且大约每个月都在这里开设诊所。刘中民院长和他的专家团队帮助我采用了最新的治疗方法。现在我们正在开展一些独特的研究项目，当中涉及许多东方医院热情的工作人员。我知道东方医院已经很棒，随着一切的完成，它将在中国和国际上变得更加著名。

我总是说，真正的大城市之所以会这样，是因为它们拥有良好的医疗保健，拥有现代化设施的美好生活方式以及现在与国际朋友间的便捷交流。感谢你们帮助我参加这次庆祝活动，我们一起学习了很多东西，并享受着令人兴奋的幸福生活。

Barry Marshall

Nobel Prize Winner in Medicine 2005

(Discovery of Helicobacter pylori)

You might recall that I was born Western Australia and graduated from the University of Western Australia (UWA) in Perth. UWA is one of the top 100 Universities in the world and, lucky for us, is in the same time zone as Shanghai, so I find it easy to visit and collaborate with colleagues in this great city.

But since I won the Nobel Prize in medicine with Dr Robin Warren for discovering the bacteria Helicobacter pylori I have made many trips into China and the most special is city Shanghai, the New York City of China.

I remember my earliest visit way back in 1995 and I recall the new airport was being built so I was paying 60 RMB airport tax, which was quite a lot of money in those days. I remember seeing so much construction as we drove past the Bund and could see the PuDong area with the Pearl Tower not finished and the roads so dusty with grey cement. In those days China was still a bit restricted, so that I could not always take a video of my visit and I have very few photos to help my memories. But I met many Gastroenterologists who had collected the latest technologies so that, even then, Shanghai was known as an international city where health was a priority and the latest technologies were available. Even then I could feel the excitement of that time, as we gathered in the crowded old airport all going places.

15 years later on my Nobel lecture tours I started visit Shanghai quite a lot, and made flight connections in the lovely airport, to USA and Europe. In 2010 I attended the World Expo and in 2013 had a family holiday here. I was becoming addicted.

So more recently, in 2016, I was delighted to meet Dr Liu Zhongmin, head of hospital who invited me to see the construction progress at the New Dongfang hospital right in the heart of the PuDong. The team he had assembled were very friendly, honest and hard working as they gave all their efforts to make the new Hospital a success. Already several years of planning had existed. Not only that, I visited the VIP clinic and had a thorough health check there which they said was "up to Panda standard" which is somewhat better that a VIP Nobel prize winner human can expect! Seriously though, I could see that the specialists at Dongfang were Internationally world class and I took their advice, since then having perfect health.

Over the past few years I have done my best to help design the Marshall VIP Gastroenterology centre and have been running a clinic here every month or so. Dr Liu and his team of experts have helped me obtain the latest treatments and now we are carrying out several unique research projects involving many of the enthusiastic staff at Dongfang Hospital. I know it is already great, and as everything is finished it is going to become even more famous in China and Internationally.

I always say that really big cities get that way because they have good healthcare, a wonderful lifestyle with modern facilities and, these days, easy communication with international friends. Thank you for helping me take part in this celebration, together we are learning a lot and enjoying an exciting happy life.

Barry

吉安医院业务副院长
邹济华

从“最美援宿好医生”到“骄傲吉安人”

2020年的这个春天格外不同，大役突如其来，全国人民万众一心，不仅在国内大部分地区实现了病毒流行的可控可防，而且复工复产有序开展。在党中央坚定领导下，全国医护工作者白衣执甲，与人民同心戮力，战胜病魔，创造了人类历史上的奇迹，2020注定不平凡！

2020也是东方医院成立100周年，历史似乎也在提醒我们，我们身着这一席白衣的圣洁。东方医院筚路蓝缕，一路走来，不断成长壮大，从昔日浦东烂泥渡的几间木屋，到今天傲立于上海的现代化大型三甲医院，多少栉风沐雨也如今年，多少坎坷，多少奋斗，让人感慨！

我所在的吉安医院，青山翠湖，杜鹃盛开，芳草沁人心脾，如此盛世美景，难以想象这竟是一家现代化的医院。病房与宿舍、食堂间的小路，不知不觉已来回走了四年。从进入东方，转战宿迁、吉安，转眼已近十年……

2011年我从部队转业，通过“三堂会考”（专业笔试、专业面试、行政面试）进入东方，任胸外科副主任。第二年，医院就委派我去宿迁分院担任副院长兼心胸外科主任，我欣然领命前往。

宿迁，这座京杭运河边的小城，与东方有不解之缘，这里是全国医改的试验田，宿迁东方医院很早就加入了上海东方医院集团，是国内跨省医疗合作模式的最早探索。东方医院将上海先进医疗技术带到宿迁，在宿迁最先开展了心脏外科等高难度手术，无偿为先心病儿童手术，救治了大批的患病儿童和病友，挽救了无数生命和家庭。一批又一批的上海援宿专家曾在这里不懈奋斗。

习惯于上海的繁华先进，初到宿迁时，被这里医疗条件的简陋所惊讶，但我们是来解决当地病友疾苦的，条件不够只能经验来凑。宿迁地处苏北，气候干燥，当地人喜食坚硬的面饼，食管癌发病率较高，这正是我最擅长的手术之一。为了给病友节省费用，我使用了最便宜的国产吻合器，5年没有一例术后吻合口瘘，令人欣慰。很多病友拖到很晚才来看医生，一位左侧中央巨块型肺癌患者，来就诊时已经声音嘶哑，说明癌肿已经广泛侵袭，破坏了喉返神经，我给他做了全肺切除，至今已生存超过6年，也算创造了奇迹。

在我的努力下，宿迁分院胸外科有了跨越式发展，完成食管癌、肺癌、纵隔肿瘤等胸外科手术500余例，无一例死亡，零事故纠纷，无一次“二进宫”手术。

五年的时间，我还跑遍了宿迁的三县两区，为先心病患者义诊两千人次，组织先心病慈善手术五百余台。我一专多能的功底也得以发挥，其他普外科、妇产科的同事们，在手术台上遇到了困难，第一个想到是请我帮忙，而我也总是有求必应，帮助大家解决了不少棘手和下不来台的难题。我连续五年荣获宿迁东方医院“特殊贡献专家”称号，在最近宿迁市的评选中，我还获得了“最美援宿医生”的光荣称号。

转眼到了2017年，这时吉安医院刚建成1年，作为新区支援老区的全国示范性工程，医院受到上至中组部，下至吉安普通百姓的重视和期望。浦东新区和吉安各级政府大力支持，把吉安新城区最好的地块给了医院，背山靠水，公园环绕，新建的大楼气派非凡，各种仪器设备也都按最高标准配置，浦东新区政府甚至赠送了一台CT给医院。体制上，医院更是率先在国内开创了全新模式，由上海东方医院全面托管，负责医院的从图纸的设计到一砖一瓦的建设，再到日常运行管理。人才队伍方面更是倾东方全力支援，年轻医生全部到上海由东方进行规范化培训，技术骨干由上海派驻，科主任由上海主任兼任，统筹协调管理。

我从宿迁转战吉安，调任吉安医院业务副院长、大外科主任、医教科主任、心胸外科主任。职务很多，担子也不小。首先当然是作为一名外科医生，用过硬的医疗技术服务患者。

在吉安，我开展了胸腹腔镜联合的食管癌根治手术，腹部只有几个小孔，胸部也只有一个小口，就能完成通常胸部和腹部巨大的切口才能完成的手术，创伤大大减小，在上海，能开展这样技术的医院也屈指可数。

我还创新了支气管胸膜瘘的微创治疗方法，这几乎是全世界胸外科的难题，一旦发生，治愈可能性较低，大多数患者因慢性感染，最终衰竭死亡。我使用腹腔镜获取带血管蒂的大网膜，利用大网膜天然的强大抗感染和愈合能力，堵住支气管瘘口，同时填塞脓腔。曾有一位家属多方打听，带着患病的丈夫辗转找到我，远远就可以闻到患者咳出脓液的恶臭，胸腔里的脓液腐蚀破了血管，患者大口咳出的脓液混合着血液，血色素跌到只有4克，命悬一线。我当即安排急诊给患者清创止血，患者状态很差，手术像是小心翼翼走钢丝，几次清创后，终于清除了感染，控制了出血，待患者状态稍有好转，我安排给他做了带蒂大网膜转移，结果一举治愈顽疾。出院一个月后，当患者门诊复查，再次出现在我面前时，面色红润，精神头十足，已完全判若两人。

吉安重症病例多，手术复杂程度和困难程度甚至超过上海。刘中民院长将他自己的学生——叶亮博士派来吉安给我做助手，叶博士谦虚谨慎，理论扎实，动手能力也强。在这两年的共同工作中，我毫无保留的演示了气管外科、食管外科、纵隔外科等亚专科领域里最高难度的手术，手把手带教。如今，叶博士已成长为一名手术组长，独立完成了许多漂亮的手术，这令我十分欣慰。

吉安心胸外科在短短两三年时间里，从心脏手术起步，接连迈上新台阶，如今已是吉安地区毫无争议的心胸外科诊疗中心，收治患者除了来自本地区，甚至也有从省城返回，和外省慕名而来的患者。我也荣获了吉安市评选的“骄傲吉安人”这一殊荣。

作为业务副院长、大外科主任、医教科主任，我兢兢业业。吉安医院，是中央组织部表扬的典型单位，是沪吉合作的关键承载，是新区支援老区的民生工程，是践行东方大爱的重要阵地。几年的发展，医院在本地已经声名鹊起，同时，青年人才也逐渐成长，技术骨干已开始勇挑重担，一支带不走的队伍初见雏形。作为医疗业务方面的主管，我很自豪，也更感觉重任在肩。

2020，正直东方成立百年纪念。我们又站在历史的新起点上，愿我们每一位东方人，用团结奋斗续写东方辉煌！

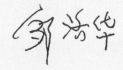

上海东方合肥医院院长
陈保罗

为两岸同胞带来更大福祉的百年名牌医院

始建于1920年的上海市东方医院（同济大学附属东方医院），随着时间的巨轮转动，从慈善募捐创办、不起眼的小型西医医院，发展成为集医疗、教学、科研、急救、预防、康复、保健于一体的大型三级甲等综合性的品牌医院，2015年还被中央文明委授予“全国文明单位”，百年风华，熠熠生辉！

大约2009年，我在台北一场学术研讨会后的餐宴与闻名于两岸的心血管外科专家、刘中民院长有了较为深入的交谈，方知晓彼此是同乡，相谈甚欢，便持续保持联络。刘院长知道我有许多患者都是上海台商，经常大老远返台看诊，亦有感上海和周边缺乏具台湾味且具有高水平医疗服务的医院和医生，因此极力邀请我至陆家嘴的东方医院（同济大学附属东方医院）三楼特需门诊为台商看病。基于双方一见如故的情谊，亦认同刘院长的先知卓见，故于2011年答应前往协助，每个月去一个周末，成为台湾第一位正式受邀到大陆医院看诊、教学的医师。由于我在台湾一直服务于大医院，所属的万芳医院为台北医学大学附属医院，亦为三甲等级，身为教授，在临床服务、教学和科研上都要有所表现，所以在东方医院服务期间，就很习惯且配合院方制度。

不过，刚到陆家嘴时也有不适应之处，因院区较小，建筑物陈旧，病人又多又拥挤，幸好我在特需门诊采用预约制，工作量倒不算紧张，尚可慢慢看诊与解说病情，符合自己“视病犹亲”的一贯坚持。

我一直认为，医生能不能治好病人，关键不仅在医术，更在于把病人当亲人的态度，所以看诊除了关心病况，也会注意与了解病人生活。我在东方医院特诊部服务两年，预约就诊病患与日俱增，亦从台胞扩大到上海本地居民；针对此现象，刘院长曾表示："在服务模式、就诊环境与病人满意度等方面，我们较台湾医院来说还是差距比较大的。陈保罗在东方医院看诊，同时引进台湾式的病患服务模式和管理模式，有助于东方医院甚至上海医院的整体进步，更可以促进上海医疗界的多元化生态！"

2013年年初，刘院长受邀来台进行学术访问时，私下问我："我们成立一所台胞医院来照顾台胞，好吗？"在理念相投的前提下，我们共同推动，积极促成，终究排除万难，年底即在东方医院位于浦东世博园区的分院——东方南院新院区，正式成立"上海东方台胞医院"，引进4名台湾医师看诊，并由我担任院长，个人的门诊时间也由每月一次改为两周一次。而台胞医院成立后，不仅引进台湾的医疗管理技术和医护人员，还可以使用台湾健保，台商台胞看病再也不用折返沪、台，缓解了台商、台眷在上海"就医难"的问题，也为两岸医疗合作缔造新契机。

在我心目中，刘院长是位心胸宽大、察纳雅言的人，多年来，我不断提出建言，他也愿意接受，例如：东方医院是三甲医院，临床实例不可差，科研更要精进，所以其SCI论文数量急起直追，逐渐超越其他医院，并且延揽一些台湾、香港和澳大利亚的人才，以使科研取得更大进步。

上海东方台胞医院日益茁壮，在台商团体间评价甚高，已经救治过很多急性心梗的台商，处理此项服务的能力大幅超过上海市其他台资医院！

作为第一批上海市政府授权的台胞制定就医点，东方台胞医院陆续与全球超过40家保险公司、提供紧急救援公司建立了合作关系，可以提供包括：医疗转运、陪同翻译、急救处理、健康管理在内的多项医疗服务。

记得在东方台胞医院成立5周年时，特别以"汇医两岸、共享健康"为主题，规划包括"两岸临床医学内外科论坛""沪台医疗交流暨健康论坛""全民健康嘉年华"等活动，吸引了众多民众共襄盛举，回响热烈。5年来，医院服务的台胞门诊量逐年上升，从第一年（2013年）400人次，2016年达到了1,000人次，隔年即超过1,500人次，逐年成长；而在照顾台胞病患的同时，东方台胞医院也积极问诊大陆同胞，服务扩及上海以及浙江、山西、海南、广州等其他地区20

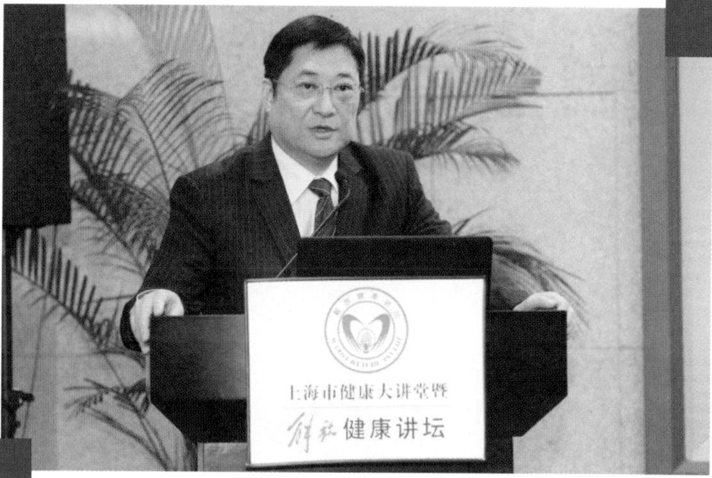

多个省市的患者。其后，医院将增设更多科别，使病患来台胞医院一次就能初步解决所有的健康问题，并且着重发展中医科，2018年集合两岸医疗优势资源设立中西医结合疼痛治疗中心，为两岸病患开辟新的服务领域。

为了让自己的专业可以帮助更多的人享受健康“心”生活，了解心脏日常保健与养生的祕诀，所以我于2016年出版了《全心护健康》一书，集结多年来在两岸医疗与教学上的诸多观察成果，以及分享丰富的实践案例，不仅众多同业、病患和读者反应热烈，还获得2018年度台北市医师公会第三届“好书奖”。

除了出书加深大众对于心脏疾病的了解，帮助读者在日常生活中做好预防保健工作外，我也统筹成立东方台胞医院的台北董事联谊会，举办专题健康讲座，邀集上海东方台胞医院台湾医疗团队全方位照护，以及企业家健康联谊会，此举亦获得我的结拜兄弟——港商香港翠华餐饮集团李远康主席支持成立香港联谊会，协力推广科普医疗观念，为大众的健康把关，同时达到养生效果。

2019年8月10日，联谊会在上海举办一场科普医疗讲座，不巧，利奇马台风来袭，狂风暴雨，灾情严重，虽然下午风雨减弱，但预期仍不乐观，没想到讲座开始时，现场人数爆满，近150个位置座无虚席！当天亦成立了“两岸养生联谊会”并任荣誉会长，并且获选“世界台胞之光”，肯定我在业界多年的努力。

上海市东方医院的发展，就是大陆的医疗超越世纪先进水平的一个缩影！

百年成就，实非一蹴可几！这些年来，有幸伴随着东方医院一路成长，怀抱感恩反馈之心，多年来我持续将在东方医院所得收入悉数捐赠位于台北101附近，我的母校台北医学大学图书馆，帮助清贫学生购买书籍，颁发奖学金，期能为两岸医学交流克尽心力、增添助力！而百年的东方医院在刘院长的带领下已进入名牌医院之列。希望东方医院在下一个百年能“百尺竿头”，更进一步，为两岸同胞带来更大福祉！

陳保羅

遵义市红十字会
郑　易

上海—遵义：1800公里的血浓深情

“如果这次儿子治不好，回家后我就去死。”

打定主意，李洪开又一次站在了成都某医院楼下的广场上。2011年的冬天对于李洪开而言格外的寒冷，他已经记不清是第几次被告知“涛涛的病情太重无法医治”。背兜里，年仅5岁，患有心脏病的李涛涛仿佛明白了什么，倦缩着小小的身体，他望向自己的父亲：“爸爸，你是不是不要我了？”

这个40多岁，受尽了生活磨难也不说一句苦的男人，一下子哭出声来。“爸爸要你，爸爸要你……”

这一刻，他改变了主意，不管怎么样，他也要想办法把儿子救回来。

李洪开是仁怀市二合镇的村民，靠在建筑工地打短工维持生活。他的妻子患有严重的精神疾病，家中有四个孩子，涛涛最小，是家里唯一的男孩。李涛涛患的心脏病为“法洛氏四联症”，之所以没有医院肯为他手术，不仅是因为李洪开家没钱，更因为这种手术难度和风险都太大。

2012年，李涛涛的生命迎来了转机，在遵义市红十字会的帮助下，东方医院向李涛涛张开了温暖的怀抱。当年5月，这个从未走出过大山的6岁小男孩，跟着爸爸一起，来到了东方医院，来到了后来被他们父子俩唤作的“家”。

从2012年5月到2013年5月，李涛涛在东方医院由院长刘中民、心外科主任冯晓东亲自主刀，先后两次接受了先心病手术治疗，从出生起就时刻威胁他生命的心脏病已完全治愈。这个被东方医院从死神边救回来的孩子，早已成了这所医院的孩子。李洪开说，东方医院所有人都是他的亲人，更是他们家的恩人。

东方医院社工部的吴晓慧主任至今还记得，李涛涛首次手术出院前的一天，木讷的李洪开突然来到她的办公室，拉着涛涛就要跪下。

“你要真想报答我们，就让孩子上学，让他长成对社会有用的人。再苦再难也别怕，孩子的病终究能治好。”吴晓慧这样安慰他。

6年多过去了，东方医院与李家的联系从未断过。李洪开经常会收到东方医院寄来的礼物，有时是衣服，有时是书，有时是玩具，而寄信的一方，有时是社工部，有时是心外科，有时是监护室，有时是党政办，人名多得他记不住也看不清了。

现如今，李涛涛已长到了1.5米，进入初中和正常孩子一样上学，平时还帮家里做农活。遵义市红十字会党组书记、常务副会长杨怡到学校看望李涛涛时，心中有说不出的喜悦。他的健康成长，就是对所有人的爱心最好的回馈。

在遵义，像李涛涛一样的孩子还有很多，他们都得到了东方医院的帮助。来自务川仡佬族苗族自治县的土家族儿童文钰轩，就是众多患儿中的一位。在1岁多时，文钰轩经常感冒，久治不愈到重庆检查，被确诊为先天性心脏病。“医生告诉我们手术费要8万多元，我当时差点晕了过去。”文钰轩的父亲文义瑜提起当年的场景仍记忆犹新。原本一贫如洗的家庭，突然要花巨款救治病重的孩子，文义瑜、张江婵夫妇欲哭无泪。

2016年2月，在遵义市红十字会的协助下，文钰轩随父母来到东方医院，与其他3名先心病儿童一起接受治疗。4月7日，在文钰轩生日的当天，冯晓东亲自为孩子主刀，虽然手术成功，但由于病情复杂，小钰轩术后在重症监护室住了17天，平稳后转入普通病房并于5天后出院回家。

按照医院的规定，患儿父母不能住在病房，考虑到文义瑜一家的具体情况，东方医院为他们开了绿灯，让夫妻俩住在病房照顾孩子，这一来就为他们节省了4千多元的住宿费，此外，医院还为文钰轩办理了2万多元的慈善基金，极大减轻了文义瑜的经济负担。在医院的感化下，这对质朴的夫妻在孩子手术前商定了最坏的打算，万一手术失败，就将孩子有用的器官捐献出去，帮助其他人。

如今，4岁的文钰轩术后恢复良好，在幼儿园读大班，而冯晓东、陈波和文钰轩一家在一来二往的病情回访和关爱中，已从普通的医患关系变成了很好的朋友。

与大多数患者不同的是，来自湄潭县天城镇星联村龙兴组24岁的田昌辉是成年人。2014年，田昌辉在县医院查出患有心脏病，在得知需要6万多元手术费的他想到50多岁多病缠身的母亲和70多岁体弱多病的养父，靠低保维持一家生活的田昌辉只好放弃治疗。

2018年6月，遵义市红十字会联合东方医院到湄潭县开展义诊活动，田昌辉获得义诊机会。由于家庭贫困，东方医院破例为田昌辉提供了免费救治。同年8月10日，田昌辉到达东方医院，8月29日顺利手术。在医生和护士的精心照料下，田昌辉身体逐渐恢复，于9月7日回到家中。

2019年11月，湄潭县红十字会工作人员到田昌辉家回访，田昌辉告诉工作人员："现在身体好了，饭量大了，体重也增加了。我养了30只鸭子，还考到了厨师证。感谢东方医院的医生们，感谢红十字会，要不是有你们这样的好人，我们家的日子还很难熬。"田昌辉拉着工作人员的手久久不愿放开。

每一次义诊，都牵动着无数患者的心，也挽救了众多鲜活的生命。2012年11月，冯晓东带队，镡朝晖、吴晓慧、陈波、夏良华医生一行来到遵义义诊；2015年4月，院长刘中民带队，冯晓东、华一飞、夏良华、吴晓慧医生一行来到遵义义诊；2018年6月，冯晓东主任带队，华一飞、刘怡、吴晓慧、陈波医生一行来到遵义义诊；2019年5月，遵义市红十字会举办活动，邀请东方医院的医生们到遵义参加活动。有一次，冯晓东到遵义后发了一个微信朋友圈并定了位，第二天，冯晓东曾经医治的患儿和家属从遵义的四方八方赶过来，要与恩人见上一面。有位8岁的小女孩，远远看到冯晓东，便朝他飞奔过来，一下扑到冯晓东的怀里，引得在场的人热泪盈眶。

是啊，遵义和上海有1800公里的地理距离，但遵义人和上海人在情感上却是零距离。1964年，"三线建设"让上海多家企业搬迁至遵义，当年的上海三线建设者为遵义奉献了青春。如今，这批已经退休的上海人，把遵义和上海都当作故乡。2013年，国务院办公厅下发《关于开展对口帮扶贵州工作的指导意见》，明确上海市对口帮扶遵义市，上海和遵义再次牵手，其中，遵义市红十字会和东方医院的合作为贫困家庭病患带来了生机。

9年多来，东方医院与遵义市红十字会合作，为遵义全市筛查出先心病患者772名，实施手术救治163人，救助金额达270余万元。这些数字的背后，述说着的是：遵义人民和东方医院的感情比海深、比血浓。

文章最后，摘选李洪开在儿子手术期间写的日记作结尾，谨以此文感谢东方医院对遵义人民的恩情，对遵义市红十字会工作的大力支持。

涛涛父亲李洪开的日记

我是贵州仁怀来的一个农村人，没读过几年书，我送儿子到东方医院的真实情况，让儿子长大后看看，他的生命是怎样被上海医师救下来的。住院期间遇见了哪些好人帮助，希望儿子长大后，懂得报答、回报，千万不能忘记恩人。

2012年6月6日

八点左右华一飞医生说：告诉你一个好消息，李涛涛的手术可以做，时间定在七号，而且是刘中民院长亲自主刀。当时我的心提得很高，手捏得很紧，眼睛湿润了。谢天谢地。

2012年6月18日

周一，刘中民院长带着医生为每个病人检查，包括我儿子，把我儿子心超CT结果全看了一遍，真细心。

社工部陈波老师又送来了很多吃的，我有点激动，不知说什么好。林莉老师来病房看涛涛，用手机拍了几张护士给儿子喂饭的照片，其实我很想得到她们的照片，我想让儿子看着恩人、想着恩人。

我们欠人家的太多了，我心里很沉重，陈波老师、林莉老师是我们家上辈子的亲人吗？儿子你长大了就知道了！

2013年4月3日，星期三

林莉老师给涛涛买了一个玩具，社工部陈波老师也提了些吃的上来送给涛涛。儿子收到礼物后玩得开心极了。我在旁边看了无可奈何。晚上我告诉涛涛，这些东西不能搞坏，带回家后放好，长大你再拿来看，你才知道有多珍贵。

2013年4月28日

农历3月19，很早起来，看着送餐阿姨把粥送进去给儿子吃。

8点钟，刘院长、冯主任、刘刚医生、华一飞医生查房时告诉我，今天涛涛可以从监护室出来了，当时我简直不相信。

这样大的手术怎5天就出来得了呢？随后监护室的护士打电话出来叫我准备接涛涛。我真的好高兴，旁边的人都为我高兴。我敢（赶）忙跑到监护室的门口去等。

8:40，涛涛终于从监护室里出来了。好多人都来看涛涛，都说不简单，涛涛命大，碰到这么多好医生。

冯主任给涛涛说，“涛涛，你爸爸捡了一个儿子”，在场的人都笑了。我内心真的狂喜，心情没法平静。这孩子不是捡的，是刘院长、冯主任他们共同送给我们家的！

涛涛出来没有力气，脸色嘴巴，手指都变红了，好看了。护士阿姨来看了涛涛都说好了。我把这个喜讯告诉了所有的人。每个听了都很高兴……这就是东方医院。

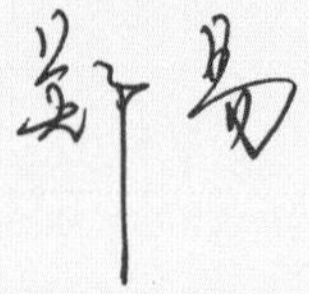

上海东方医院医疗管理部主任
熊伍军

难忘的援疆岁月

在近二十年的从医经历中，三年的援疆岁月是最令我难忘的。

2014年2月22日，我离开上海，踏上援莎之路。远离家乡与亲人，着实不舍，但经过深思熟虑，我最后还是决定接受这个任务。东方医院把我从一个住院医师培养成为一个主任医师、博士研究生导师，在东方医院需要我承担责任时，我必须站出来。这是反哺东方最好的方式。

前来市委党校海兴大厦送行的市委领导、单位领导、亲朋好友众多。大家互相嘱托、互相祝福、依依惜别。在车门关起的一刻，在大家频频挥手告别的时候，我眼中不知不觉噙满了泪花。

美丽的莎车

去莎车的途中，道路两旁的白杨树落尽了叶子，似乎看不到一丝绿色，只有黄沙、盐碱地。经过茫茫戈壁，向南望，远远地看见雪山，那就是被誉为“万山之祖”的巍巍昆仑，顿时感觉到了天地的广阔与肃穆。来到莎车县人民医院，受到了李臣院长的热烈欢迎。打开宿舍门，房间的桌子上放着一束大大的鲜花，旅途的疲乏顿时消除，特别体会到了莎车人民的热忱和真诚。

莎车绝大多数是维吾尔族。在最一开始，我们在语言沟通上有些困难，但后来我自己学习了些常用的维吾尔语，便可以进行简单的交流。这里的人民真是淳朴与真挚，其中有两个百姓印象深刻。

第一位是维吾尔族老乡。每年秋季，是红枣成熟的季节，有一天去下乡的途中，路过一片枣园，园子里一位维吾尔族老乡带着他一家四口采摘红枣。看到硕大的红枣挂满枝头，我就和同事停下了车，想去枣园买些红枣。老乡见我们过来，停下了手中的活，捧上一大把红枣给我们品尝。红枣很甜，个头也大，我们想买些，便询问老乡多少钱一公斤，但老乡没有称，无法称量，所以这笔买卖就没法完成。在我们要走时，老乡和他的家人笑意盈盈地看着我们，装上满满一袋红枣送给我们，我们给他钱，他硬是不要。我们上车时，回头看见他们一家一直在向我们挥手。

另外一个是在做胃镜检查时遇到的。一个维吾尔族姑娘带着父亲来做胃镜，最终诊断为胃癌。当我把检查结果告诉她时，她禁不住流下了眼泪。从她的眼中，我感觉到了她的无助。于是，我联系了医疗队中来自公利医院的普外科专家李军副主任医师。最终，患者住院并顺利完成了手术治疗。在出院的那一天，她来到胃镜室送来一袋巴旦木。

民族虽然不同，语言虽然不通，但友情、亲情、恩情是一样真挚而感人。

可爱的队员

和我同一批前来的八个援友来自浦东新区不同的医疗单位，我们九个素不相识的人，因为援疆在莎车相识，一起工作、生活一年半，结下了深厚的友谊。

队伍中年龄最大的是来自上海第七人民医院的纪树武主任医师。每次介绍自己时，他都说:“我姓纪，纪晓岚的纪！”我们一直揶揄他，历史上“纪姓”名人好像就只有纪晓岚了，第二个可能就是纪树武了。不过，在工作中，他可是一点都不含糊。他技术水平高，普外、胸外、急诊创伤都能干，开展了许多高难度的手术。但在生活中，他却是非常勤俭节约，经常自己做馒头，做好后分发给兄弟们，味道还真不错，我们有时笑称他为“纪馒头”。和他出去吃饭时，他的饭量不以“他能吃多少”计算，而是以“饭桌上还剩多少”计算，剩下的饭菜他要么吃下肚，要么打包带回。

队伍中年龄最小的是来自周浦医院的马大喜，听到他名字就感到喜气。确实如此，他是我们队伍中的开心果和活跃分子，只要他在，总是欢声笑语。他是我们队伍中的电脑通，网络或者电脑出现任何问题，找到他基本可以解决。他也非常勤奋好学，援疆期间申报了一项课题，并光荣加入了中国共产党。

队伍中，还有来自浦东新区人民医院的“和田玉专家”吴浩、来自浦东医院的“乒乓球高手”何学斌、来自上海市第七人民医院的“股票专家”李玮、来自浦东新区人民医院的“健身达人”邬文伟、来自浦南医院的“博学多闻”叶树铭、来自公利医院的“多面手”李军。队员们性格上互补，兴趣爱好广泛，各有所长，其乐融融，相处非常融洽。

繁忙的工作

由于饮食习惯、环境因素等影响，莎车县消化道疾病多发，因此，我把消化内科专科的建设视为工作重点，从人才梯队培养、教学培训、消化内镜操作、规范化诊治等多方面不断推进。

我致力于消化内科团队建设和人才培养，“变输血为造血”。通过开展规范化教学查房、消化内科疾病诊治指南讲座、全院业务学习推进消化疾病的规范化诊治，职工素养普遍得到了提升。同时，我也注重医院新职工的培养，积极参与医院新职工岗前培训工作，讲授“消化内镜操作”“疾病诊断步骤与临床思维”“腹部CT读片”等课程，受到了新职工的欢迎。我还注重临床科研，指导科室医师撰写论文2篇。

48岁的维吾尔族买买提·萨迪饱受粘液血便、腹痛症状之苦近1年，由于以前莎车县未开展电子肠镜检查，未能明确诊断并接受有效的治疗。我开展了县医院首例电子肠镜检查，明确诊断其为溃疡性结肠炎，后对症下药，患者症状得到了有效的缓解。35岁的阿不都·克热木因“腹痛、腹泻反复2年余”来院就诊，电子肠镜检查诊断为“克隆氏病”，住院治疗后症状明显好转，这是莎车县首例该疾病的临床诊治。患者在病情好转后，激动地说：“感谢莎车县人民医院的医务人员！感谢上海援疆医师！”

共同的努力结出了硕果，科室消化学组人才梯队逐渐形成，培养内镜操作医师2名，开展无痛胃肠镜、内镜下取异物、氩气消融术、息肉摘除术、色素内镜等多项新技术，成功申报喀什地区继续教育项目1项，科室1名医师当选为新疆自治区消化内科学组委员。

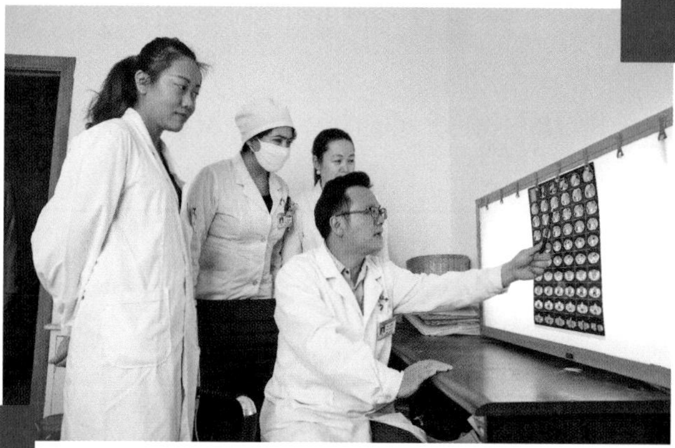

满意的答卷

来到莎车县人民医院后，我担任了副院长、医疗队领队工作。队伍的团结与安全是开展援疆医疗工作的基础，我便制定了团结合作、严守纪律、安全第一的工作方针，以纪律人、以情感人。

铁的纪律下，有援友间的兄弟温情。队员们很快拧成一股绳，扎实工作，在不同的医疗工作岗位上发扬传帮带作用，全力支援莎车县人民医院的医疗事业。我们共开展新技术、新项目16项，高难度手术900余台，抢救危重患者800余人；我们开展多次医疗义诊，并组织开展教学查房19次、科内及全院性业务学习39次，提高了县医院临床业务水平。我们是“上海援疆医生”，老百姓的信任，是我们最大的收获。

时光飞逝，2015年7月30日，在浦东新区卫计委干部人事处杨小红处长的带领下，新一批援疆医疗队的8名队员来到了莎车。新老队员齐聚一堂，交流心得，畅想明天。2015年8月3日是第八批援疆医疗队圆满完成任务回沪的日子，莎车县委、县医院领导、医院同事、指挥部援友兄弟们齐聚莎车援疆分指挥部，送别医疗队员。大家依依惜别，情真意切，在喝完上马酒、车窗关起的那一刻，在场送别人群和即将返沪的医疗队员不禁热泪盈眶。

五百多个日日夜夜，手术室印下了我们忙碌的身影，病房里留下了我们的匆匆脚印，人生自古伤离别，何况是一起援过疆的兄弟？大家都期待着在不久的将来重逢。

真情奉献，妙术仁心泽大众；倾心带教，杏林春暖有来人。因为援疆，我收获了友谊、开阔了眼界、陶冶了情操、强健了体魄、奉献了医术、感受了价值。前一批队员走了，新的一批队员来了，我深信在大家的共同努力下，莎车巴旦木之花和上海白玉兰之花，一定会交相辉映，沪莎的明天会更加美好！

因为那一片土地

为何你要吻别妻儿？
为何你要离别挚友？
为何你要整理行装？
为何你要离开家乡？

因为那一片土地，
因为那里古文明源远流长，
因为那里木卡姆歌声嘹亮，
因为那里纯朴人民的期望，
因为那里腾飞蓝图的构想。

道声离别，
说声珍重，
今夜你背起了行囊。
东方欲晓，
共同拥抱灿烂阳光！

祝福莎车！

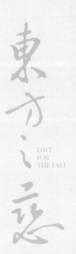

吉安医院党政办公室主任
欧阳国

东方风来井冈春

仲夏的井冈山，万木葱茏，满眼滴翠。炽烈似火的杜鹃花，千姿百态，姹紫嫣红，装点着绵延的500里井冈山岭。

2012年，东方医院院长刘中民穿着草鞋、红军服，重走朱毛挑粮小道。望着血染的杜鹃花，漫山遍野，相拥相抱；听着扣人心弦的红色歌谣。站在黄洋界，眺望八角楼，瞻仰烈士陵园，这个山东汉子几度热泪盈眶。

记得来时路，不忘梦归处。

那次直逼灵魂深处的培训，让刘中民院长内心受到前所未有的震撼。2013年，总投资6亿元的吉安市城南医院破土动工。在全国人大常委会副委员长陈竺的亲自协调和江西省委省政府的推动下，在上海市以及浦东新区的积极响应和支持下，上海市东方医院全面整体托管新建的吉安市城南医院，命名为上海市东方医院吉安医院。刘中民院长对吉安市委、市政府和530万井冈儿女作出“绝不从吉安拿走一分钱”“打造一支永远带不走的队伍”的坚定承诺。

一批又一批东方人带着逢山开路、遇水搭桥的勇气，带着一往无前、上下求索的气魄奔赴吉安。每一个专家的背后，都有一个家庭，都有一个感人的故事。临走时，望着刚刚断奶的孩子；来吉安，带上耄耋之年的父母……和上世纪的上海知青一样，他们把吉安当作了“第二故乡”，把特大城市优质医疗资源，送到了老区百姓家门口。

坚定执着追理想、实事求是闯新路、艰苦奋斗攻难关、依靠群众求胜利——跨越时空的井冈山精神，已深深融入东方人的骨髓和血液。井冈山精神已成为东方人弥足珍贵的精神来源。

这是信仰的力量。

初　心

吉安城南新区，静悄悄的古后河绿廊，车辆流动的南大道，一静一动，相互交织，形成鲜明对比。

2015年12月26日上午9时许，上海市东方医院吉安医院开业运营仪式举行。“园林式”的医院风格清新，绿树环绕，湖清水碧，冬日温暖的阳光洒满红墙黛瓦的医院，祥和而温馨。

开业仪式结束后，刘中民院长径直走向手术室。接受心脏病手术的，是吉安县农村一位小男孩，刚满十岁。十年来，这位孩子的父母去过北上广等大城市大医院，但高昂的医疗费和繁琐的就医让手术一拖再拖。手术成功了！孩子推出手术室的那一刻，孩子父母紧紧握住刘中民院长的双手。

正是这具有标志性意义的第一例手术，揭开了医院造福老区人民健康事业的序幕。接踵而来的是，吉安医院创造了一个又一个吉安第一。

为给一位普通农民实施中晚期结肠癌手术，东方医院调运价值700多万元的医疗设备，派出国内著名的肛肠外科专家傅传刚教授赴吉主刀。外表刚毅的傅传刚教授，内心却装满了对井冈老区的柔情。

他与井冈山结缘，可以追溯到20年前一场与死神搏斗的产妇大出血的抢救。1998年，阳春三月，作为上海赴革命老区井冈山的医疗队队长，傅传刚教授带队在井冈山工作了一个月时间。期间，医疗队在井冈山厦坪镇卫生院抢救了一名胎盘前置大出血产妇，最终母子平安。当年，傅传刚教授在上海长海医院工作，井冈老俵为了感激他的救命之恩，将小孩取名为彭长海。

岁月流逝，年华匆匆。当谈及那个叫作彭长海的孩子，傅传刚眼睛有些湿润。

在吉安医院门诊大楼前，“爱在东方”四个大字十分显眼，这是指引医院不断前进的核心文化。爱在东方，扎根井冈，为吉安人民谋健康，为老区医疗谋振兴。

这是初心的力量。

改 革

古后河绿廊波光潋滟，湖水一片平静。

江西吉安，一场民生事业领域的重大变革，犹如静悄悄地急行军，驰骋红色大地，倘若一块巨石扔进一潭死水，波澜起伏，宛如东方风来，滋润井冈红土。

寒冬的赣中，比黄浦江畔的陆家嘴要湿冷得多。清晨七时，天蒙蒙亮，太阳从东方冉冉升起。上海市东方医院进行两地三院视频早交班，会议连接的是陆家嘴的本部、世博园的南院和吉安医院。这条寓意改革的生命线，让革命老区吉安直通上海浦东新区。

从2013年底开始，上海市东方医院派出雷撼、麻力、陈和胜、许朝晖等一批管理团队常驻吉安，以全新的管理理念和工作思路对接吉安，使先进的管理理念、医疗技术和服务意识在开业前就植入到医院。

医院始终按照上海母体医院的管理理念，同步、同质、同速发展，被列为江西省社会事业十大改革创新之一，是全国“特区支援老区”、特大城市优质医疗资源下沉的成功范例，成为中组部全国人才工作创新优秀案例、中国井冈山干部学院社会实践点、全国卫生计生系统先进集体。上海医学专家对本地医护人员全方位进行传、帮、带，一支“永远带不走”的队伍正在茁壮成长。医院从心脏手术起步，三、四级手术占手术总量的50%，有效解决了老区百姓“因病致贫、因病返贫”的难题，也悄悄地在改变吉安百姓患大病、重病辗转北上广大城市大医院治疗的历史。

2017年春天，井冈山市在全国率先宣布脱贫摘帽。神山村村民左香云说，“我们是糍粑越打越黏，生活越过越甜。”他的父亲在上海医学专家的精心调理下，身体逐渐好转。

这就是改革的力量。

东方风来，井冈春意荡漾，生机勃勃，万物生长。

这就是东方。

这就是中国。

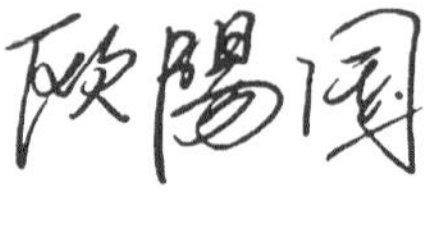

上海市东方医院党办
田　野

东方梦　援外情

我是2010年7月到东方医院工作的，因为在党办工作，十年间我接触到了一批又一批援外的东方人，他们无私奉献的事迹让我感动，他们大爱无疆的精神拓展了东方梦的底蕴。

我遇到的第一件援外的事，是2010年8月周华同志光荣入选上海市第七批援疆干部团队，赴新疆喀什市莎车县人民医院担任副院长，进行为期三年的援疆医疗服务。此次援疆是中央新疆工作会议后，上海按照中央对口支援的新一轮部署的第一批，中央、上海、新区各级领导和政府十分重视。当时周华同志主动请缨，担当重任。在援疆的一千多个日夜里，作为上海市浦东新区援新疆喀什莎车县医疗队队长，周华同志倾情投入工作，与当地广大患者结下了深厚的友谊。在援疆任务中他们不仅要做好业务工作，还要帮助当地医务人员提高医疗技术水平。大家精诚团结，开展了许多新技术、新项目，有些甚至填补了医院乃至喀什南部地区的医疗空白。

还令我难忘的是，上海新一轮医疗援疆自2010年开始，一套亚洲最先进的远程医疗系统从大洋彼岸完好无损运至莎车县人民医院，架起了相隔五千里路“空中医疗桥梁”，通过信息化的对接使上海优质医疗资源为维族百姓服务。援疆干部在给当地老百姓提供优质医疗服务的同时，也树立了“上海人”在当地干部、群众中的良好形象。在周华同志援疆后，李刚、钟明安、熊伍军、李纪明、胡铂、钟杰等一批又一批医务骨干奔赴新疆，怀揣着报国的忠心，践行着党中央的重托。

2013年东方医院又担负起为期两年援助非洲摩洛哥塔扎的重任。在医院派出的12名队员中，黄德康、黄德兴这对亲兄弟格外引人瞩目。哥哥黄德兴是麻醉师，是个老东方了。弟弟黄德康是随队厨师，这已经是他第二次赴摩洛哥执行援外任务了。这支医疗队还有个亮点，就是队长由非医疗人员的黄德康担任。他临危受命，踏实工作，确保了此次为期两年援摩任务的圆满完成，受到了时任全国政协主席俞正声同志的亲切接见。援摩队员耳鼻喉科的朱正华医生，利用在摩工作的病例撰写了一论文，发表在法国耳鼻咽喉科学会报上。这是全球耳鼻咽喉科学界享有盛誉的学术年会，在法语耳鼻喉科领域影响力也极大。朱医生是援外医疗队第一个在受援国工作期间，被邀请到第三国参加大型国际会议的援外医生。

在这次援外任务中，还有些小故事十分感人。党员黄德兴抵达摩洛哥，在安排宿舍时，自告奋勇地提出住进楼下那间被前任甲肝病人住过，人人都忌讳的房间。在为摩方医院值班问题上，党员为大家做出了表率，发挥了积极作用，带来了全队稳定。队员们自己动手，打扫驻地，搭起帐棚，队员们晚饭后，纷纷下楼坐在帐篷里喝茶，喝咖啡，纳凉，看电影，十分惬意。晚风习习，大伙团团围坐，听着优美的中国音乐，把原本枯燥无味的日子过得有滋有味。

2020年春节，一场突如其来的新型冠状病毒疫情影响全国。在疫情来临之际，医务人员纷纷退掉了回家的机票，取消了出国的行程，坚守医疗岗位。徐月良、赵清雅、蔡小红、黄晶晶、马晓燕、许诗琨、徐筠等一批专业医护人员在大年夜赶赴武汉，战斗在抗击病毒的第一线。共产党员赵清雅说：“作为医务人员，面对疫情，我义不容辞。国家危难之际，正是需要我们年轻人站出来的时候。”护士黄晶晶推迟了回老家的订婚仪式，除夕夜赶赴武汉。护士蔡小红距离刚刚结束医院值班，脱下白大褂还不到24小时，又立即收拾行装赶回医院参加集中培训。危难时刻，显示出东方人顾大局、敢担当的奉献精神。

一个个普通的东方人，用自己的实际行动诠释着“爱在东方”的文化内涵，体现着百年东方梦，浓浓援外情！

上海市东方医院极地考察医疗保障与研究中心执行主任
余万霞

探秘极地医生

南北极是地球的神秘之地，每年吸引很多科学家去进行科学考察。我们在这里介绍一个陌生的职业——极地医生。

同济大学附属东方医院成立了中国医院中唯一的“国家极地考察医学技术服务与研究中心”。近期，国家相关部门将中心命名为同济大学附属东方医院极地考察医疗保障与研究中心。中心特聘优秀的极地医学专家与极地医生，组建了一支中国最大的极地考察医疗保健团队，东方医院院长刘中民亲自出任团队领头人。

如今，中心已承担8次中国南北极科学考察医疗保健任务，6位医生去了南极和北极，还有一位医学专家赴南极进行极地医学科学考察。在国家极地科学考察历史纪录上，东方医院是承担国家极地考察医保任务次数最多的医院。

东方医院相信，极地医学技术将会给上海人民带来福音。这是因为，在极地医疗保健特殊平台上会产生出一套全新的全科医疗技术，会带出很多药方+预防处方的双料医生，更可能延伸出门诊辅助诊疗人工智能系统来给患者建立健康的“保险箱”。在中国南极考察站建立世界首个社区卫生服务站，是东方人的目标。

极地医生的工作是艰苦的，但所获取的成就感让他们重新感悟了人生价值，独特难忘的职业记忆影响着他们一生的职业生涯。

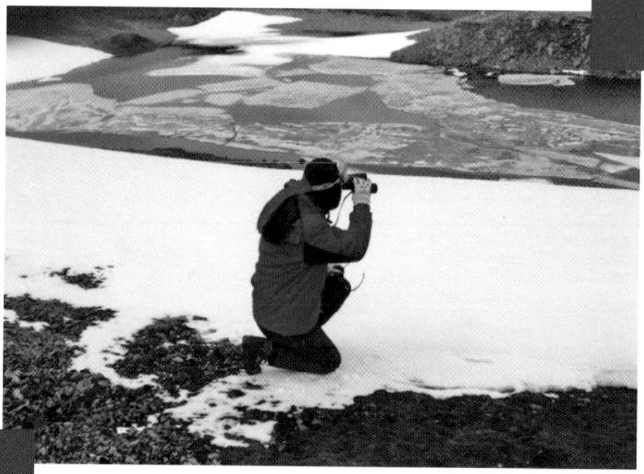

余万霰教授在南极危险区域观察研究危险因素

为建立中国极地特种医学技术体系奠定基础

余万霰原是南昌大学预防医学研究员，2006年国家海洋局委派他担任南极考察医疗保健技术负责人，退休后被同济大学附属东方医院特聘担任极地医学中心执行主任。他在极地南极医疗保健岗位上工作了15年，已是中国资深的极地医学专家，有深厚的极地情节。

余万霰最大的人生目标，是建立中国独有的极地特种医学技术体系。2010年他以科学家身份参加了中国第25次南极考察，他随着野外队员活动，亲自体验南极严酷环境对对生命的威慑，详细地调研考察站生活环境对人体健康的潜在影响。由于劳累过度，有一天他感到人软无力，当时南极考察站的医疗条件非常简陋，他用自己带的尿糖纸检测发现了尿糖3个加号。他知道，在南极特殊环境里患上严重糖尿病是很危险的，在极为难受的状态下，他一边自我治疗一边更深入地研究南极医疗保健问题，通过自己的亲身经历进行现场研究。

在南极的100多天里，他专挑最危险的考察线路走，现场研究南极考察各种危险因素，在南极现场完成了3万字的考察报告。他还主持完成了极地重点项目和国家自然科学基金项目的研究，为中国建立南极考察特种医疗技术体系奠定基础。

余万霰带领的团队经过十几年的努力，终于建立了中国独有的极地特种医学技术体系，为中国在南极现场保持“零死亡”世界纪录提供了关键性技术支撑。

把东方医院的旗帜插到地球北极点

上海可说是世界名城，来自上海的南极医生也在南极成为了“名医”。陈国庭是主任医师，担任极地医学中心副主任，是同济大学附属东方医院第一位赴南极的医生，在南极越冬后又去了北极，他把东方医院的旗帜插到了地球的北极点。

他的极地医疗技术早已越出了中国南极“国界“。波兰队员来到南极后出现了内分泌紊乱，症状极为复杂，波兰站的站长亲自带他们来中国站找陈国庭医生看病，陈医生的处方很快让国外队员解除了病痛，波兰站长特意来站并向陈医生伸出大拇指。俄罗斯站队员腰疼难忍，专门来中国站找陈医生，现场按摩后，队员们活蹦乱跳地回去了。

在不少国外考察队员的眼里，能找到中国的陈国庭医生看病是幸运的，也是荣幸的，来自中国上海的医生医术高明在南极传开。陈国庭医生说，在遥远的南极，为国家、为上海赢得国际名声，很自豪。

在“雪龙”船上“临危不惧”

急症外科副主任医师高志光，曾随中国“雪龙”船从南极行驶到北极。

“雪龙”船行驶在茫茫的南极大海上时，一名考察队员凌晨四时突发剧烈腹痛，疼痛难忍，由于考察船设备有限，无法进行相关检查，高医生根据自己的临床经验，考虑该队员为输尿管结石可能。这种疾病一般需要根据结石的大小、部位给予相应治疗，如果结石较小的话，只要对症治疗后结石就可自行排出；而如果结石较大的话，就需急诊手术碎石或取石。当时给予止痛、解痉治疗后，该船员虽然腹痛减轻，但疼痛感仍存在，说明结石仍嵌顿在输尿管，未能自行排出。

由于“雪龙”船三天后需要到澳大利亚靠港补给，经与考察队商量后，决定利用此机会带该队员到当地医院检查治疗。后经CT检查证实，是输尿管结石，伴肾积水，且结石较大，直径近9mm，无法自行排出，需尽快行激光碎石。于是，利用短短的两天补给时间，安排该船员住院并完成了手术。由于术后放置了输尿管支架，需2周后拔除，此外，考虑到该船员的健康及考察任务的艰巨，经队里综合讨论并向国内汇报后安排该船员回国。

经过轮科特殊医疗技能训练的极地医生单兵作战能力强，即使碰到重症病人，也总能够做到临危不惧，头脑冷静，在简易诊断仪器条件下保持诊疗思路不偏倚，准确做出判断，获得满意疗效，这就是极地医生的特种技能。

当好南极考察队员的健康保护神

南极冬季是封航的，这时的南极好似一个完全封闭的世界。在南极越冬的人普遍存在恐惧、孤独、失去健康安全感等心理问题。

如何让队员们愉快地度过南极的冬天呢？显然，随队医生要承担责任。队医甘迪深知自己的责任，以特殊的方式给队员们送去关怀。他每周给队员进行健康讲座，对常见病、多发病、社会热点健康问题进行讲解和答疑，制作精美的多媒体课件。面对深入浅出的讲解，队员们听课热情很高，消除了越冬的困惑。在讲座中，甘迪医生一旦敏锐地发现队员有健康心理问题，下课后就会找他谈心，用健康知识具体给他解释，以消除心中的疑虑。队员感动地说，我在国内是没有机会这样与医生相处的，在南极却享受了这个特殊待遇，甘迪真是我们的健康保护神。

甘迪是一名共产党员，被组织任命为考察站党支部委员。在特殊的环境里，通过健康关怀给队友们送去党的温暖，这只有中国的考察站才能做到。

“雪龙”船绝不能重演邮轮新冠肺炎感染事件

日本的“钻石公主号”和澳大利亚的“红宝石公主号”邮轮乘客感染新冠肺炎事件震惊世界。当时，两艘中国“雪龙”船满载科技人员正在执行南极考察任务。为了确保安全，两艘船的人员合并在新的“雪龙2”号上，从南极直接回国。国家自然资源部领导下达“死命令”，决不能让邮轮新冠肺炎感染事件在中国“雪龙”船上重演。

此时的“雪龙2”号上有近200人，中途还有队员上船，防控新冠肺炎疫情的巨大压力落在船上唯一的医生——来自东方医院的副主任医生郝俊杰肩上。

根据郝俊杰的建议，船上设立了医学隔离区，对从国内来的人员进行严格的医学隔离。所有的隔离医学观察工作，都由郝俊杰医生一人承担。同时，他还要对船上的近200人进行严密的医学观察，坚持每天测量体温，到船舱询问健康状况，进行详细记录。在五六层的船上穿梭，体力消耗很大，他常常累得腰都直不起，但他咬牙坚持，因为他感觉到此时身上肩负着国家赋予的千斤重担。

船上通讯不好，但只要有机会，郝俊杰就会与国内联系，向院长刘中民直接报告情况，请求工作指示，与极地医学中心执行主任余万霞商议更科学的防护措施。

“雪龙2”在返回祖国的途中，全船人员均健康，无一感染新冠肺炎。

在南极长城站严守防控“新冠”阵地

胡淼是东方医院消化科主治医师兼国际救援队医生。这位年轻的博士不但才华横溢，更有崇高的国家责任感。正值新冠肺炎疫情期间，他来到中国长城站担任保健医生。长城站位于南极半岛，是人类踏进南极大陆最便捷的通道，那里云集了8个国家的考察站，每年南极夏季，就会涌入世界各地的大量旅游者。

春节前，胡淼感到长城站疫情防控工作的紧要，他立即向极地医学中心报告。余万霞执行主任及时召集会议研究提前干预措施，很快由极地医学中心提出有关南极考察站防控新冠的建议，由中国极地中心迅速向国家自然资源部报告。部里接到报告后迅速批准实施，对长城站进行“封站”。南极是“超净”环境，病原微生物含量极低，在南极生活久了的人，免疫机能基本“静默”，一旦病毒感染，后果不敢设想。长城站的及时“封站”对于保护中国南极考察站起到了关键作用，与胡淼的及时报告是分不开的。

长城站已云集了几十号南极考察人员，对他们的防控工作全部由胡淼一个人承担，测体温、消毒、健康询问、记录等工作让他忙得几乎没有闲暇时间。尽管每日多是千篇一律的工作，但他不敢丝毫怠慢，始终按程序有条不紊地工作。

在防控疫情期间，一队员突发疾病，他向国内紧急联系进行远程会诊，自己打开B超机，在国内同行视频指导下进行检查，终于明确了诊断，得到正确治疗而完全康复。

在疫情敏感时期，他更感觉到了肩上的国家重任。目前，长城站已安全完成国家考察任务，踏上了回国的路程。

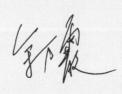

上海市东方医院中国国际应急医疗队（上海）
朱　冰

惊魂六小时

时间：2017年8月8日21时19分46秒，地点：四川省北部九寨沟县

这一夜，普通夏夜，尚在酷暑，却让人感到彻骨寒意。在这里，举世闻名、风景秀丽的九寨沟风景区却是另一番凄惨景象。一场7.0级的地震毫无征兆的袭击了这片土地，造成满目疮痍。刹那间，大地震动、山岳怒吼、石块滚落、房屋坍塌、道路裂开、尘土飞舞；顷刻间，有的人在哀嚎，有的人在奔跑，有的人在呼救，而有的人正在默默离开这个世界；一瞬间，孩子失去父母，妻子失去丈夫，母亲失去子女，家园没了，只剩下悲哀在空气中蔓延。

这里仿佛是21世纪的人间地狱，人们仿佛又回到了2008年5月12日发生在汶川的那场空前的人类浩劫，一样的无助，一样的彷徨，一样的悲哀，一样的绝望……

时间：8月8日22时03分，地点：上海浦东新区某小区内

微信群里不断提示有新的信息，刚洗完澡准备睡觉的我便收到远在千里之外九寨沟地震的消息。消息的来源是中国国际应急医疗队。

中国国际应急医疗队（上海），由上海市东方医院80位医疗志愿者组成，是

一支“平战结合、应急优先”的全天候、全能型应急救援志愿服务队。这是一支专业救援的队伍：专业的救援车辆装载着专业的救援物资，专业的救援人员使用着专业的救援设备，专业的知识用在了专业的领域。这是一支满载荣耀的队伍：该队于2012年获全国首批国家卫生应急队伍，2016年通过WHO专家组认证，成为全球首支通过WHO认证的国际应急医疗队。这是一支战果累累的队伍：近10年来，该队承担在沪举办的各类重大国际会议、重大赛事的医疗保障，包括APEC、世博会、世泳赛、亚信峰会、进博会以及10年上海国际马拉松比赛终点医疗保障等，同时负责萨马兰奇、布什、李光耀、奥巴马、萨科齐等国际政要访沪期间的医疗保障任务。这也是一支饱含汗水的队伍：每天晚上都有值班人员负责关注国内外是否有重大灾情发生；医疗队所有领导全天候接收来自值班人员的第一手灾情讯息；所有队员时刻准备接受来自领导分配的任务安排。所有的人都每时每刻准备着，以便能够更可能早的对灾区同胞伸出第一只援助之手，相信这也是我们的灾区同胞在灾难中最期待的愿望。

收到领导在群里分享的九寨沟地震的讯息，我不禁感同身受、心如刀绞，我们的九寨沟同胞正在炼狱中煎熬。短短的一条讯息，连接了千里之隔的两地，作为救援队的成员我们恨不得立马带着救援物资飞到灾区，为他们带来安慰，告诉他们：别怕，我们来了！

然而在这样一种大范围灾难事件中，个人力量是非常有限的，必须要听从指挥、整合资源、计划周详、统一行动，不能让救援人员变成新的灾民。队长指挥有令：队伍正在积极和四川联系，了解九寨沟地震情况，是否需要我们支援，所有队员整装待命，手机声音搁至最大，静待下一步指示！

时间：8月8日23时06分，地点：上海浦东新区某小区内

此刻我的家中灯火通明。那是我的妻子正在为她即将远行的丈夫准备行李。

如何不让救援人员变成新的灾民，除了医疗车上准备充足的生活物资之外，救援人员自己也需要打包带上自己的私人物品。两套T恤，三条内裤，一套长裤，一块香皂，一小瓶清凉油，牙膏牙刷塑料杯，现金衣架数据线，零食饮水充电宝，我的救援行李包里就这样被妻子塞满了，仿佛她想把整个家都在放在我的身上携带，我知道她在担心我，救援是有风险的……

打包完成后，妻子搂着我，一言不发，然而此时无声胜有声，我们都默默等待着微信——如若有讯，随时出发！

时间：8月9日1时23分，地点：上海浦东新区中环路上

微信群里已经正式通知，两点之前所有救援队员必须抵达医院集合，做好一切准备工作，随时准备开赴九寨沟。

然而此时地铁已停，家住郊区的我本以为需要靠运气等待出租车，结果在小区门口出现一张我熟悉的面孔——我的岳父。原来是我的老婆担心我打不到车耽误行程，打电话唤醒了我的岳父，央求他开车送我一程。岳父是名老党员，一听到我是要赶赴救灾的，立马二话不说就开着车来送我。

岳父向来比较沉默，但今晚话比较多："小朱，要注意安全。""小朱，要保持联系。""小朱，要好好干。"，虽然都是冷冰冰的命令语气，我却听了倍感温暖。

路上，我已电话联系过科室负责人马主任，告知她我们此次紧急集合的原因和概况，并说明如果今晚出发，明天就不能正常上班只能请假。马主任深明大义，立刻表示了理解与支持，并对我谆谆叮嘱，切记注意安全。

只有身边的人支持，救援人员才能义无反顾地投身于救援事业中去，在此衷心感谢那些支持我们救援事业的领导、家人、朋友们。

时间：8月9日2时15分，地点：上海浦东新区东方医院

来到医院已经接近两点了，好多家近的同志已经先我来到医院，所有人都在忙碌着，有条不紊的将救援物资从仓库里抬出来，队长也早已在现场指挥。夏天的空气极为燥热，每一个人都热火朝天、挥汗如雨，但是所有的人都在抓紧时间再抓紧时间——我们多快一分钟，灾区人民就会少等一分钟，同为中国心，此心共彼心。

我是一名药师，在医疗队的工作是为医疗救援提供药品保障。药品保障在救援行动中至关重要，不可或缺。一下车，我立马向队长报到，紧接着就投入准备药品的行动中去了。医疗队一共两名药师，另一位药师姓黄，黄药师先我而来，早已经在药房里按照地震准备起药品了。

科室电脑里常年备份各类灾难所需基础药品的清单，就为了能让今天这种情况药品准备更加迅速。我又在其基础上临时添加了夏天常备的解暑药。我们两个人同心协力，强心药、局麻药、抗生素、镇痛药、大输液等等等等，所有的药品被分类整理在一个又一个纸箱子里，封箱编号，前前后后一共二十六个纸箱子。

时间：8月9日3时09分，地点：上海浦东新区东方医院

二十六个箱子已经悉数装上医疗队救援物资车，药品上车之后，我们向队长做了汇报，随后又开始帮助其余队员进行最后的装车。

等到装完车，业已凌晨三点多，所有的队员都身体略感疲惫，但精神饱满，因为有一项巨大的使命在召唤着我们。在夜诊病人不明所以的眼神中，在队长略微嘶哑的指挥下，在医院不算太大的车棚里，我们所有队员列队集合，静等上级下一步指示，那身姿挺拔坚强……

后　记

最后由于上海距离灾区实在太远，四川救援队伍业已出发等原因，上级驳回了我们前往救援的请求。我当夜没有回家，就在药房合衣睡下了，第二天一早迅速投入到科室日常工作中。一支“平战结合、应急优先”的全天候、全能型应急救援志愿服务队就是如此，虽此次未能成行，但我们那颗为国家为人民奉献的心永不改变。

惊魂六小时，这不是开始，这也不是结束，是每一位救援人员都经历过的情境。所有在天灾人祸面前冲在最前方的都是勇士！正是因为有了这些和平年代的卫士，才让更多人得以享受安宁。哪有什么岁月静好，不过是有人替你负重前行，生活从来都不容易。感谢所有救援人员，也感谢所有支持救援的人们，正因为有了你们的支持，我们才会做得更好！

朱冰

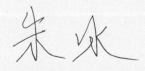

上海市东方医院中国国际应急医疗队（上海）、
中国第36次南极科学考察队队员
郝俊杰

我的南极行医记

一

松开毛巾，鲜血从指尖一滴接着一滴落在弯盘内。

“你是怎么受伤的？”我望了望这个二十刚出头的广东小伙儿小陈，他俊朗瘦俏的面孔有些苍白，双眼布满血丝。

“在厨房工作时，我觉得很困，迷迷糊糊的，突然，随着船一摇，菜刀从案板滑落，情急之下我伸手去接菜刀，没想到菜刀划破了手指，”小陈答道。

“听说你大学读的师范专业，毕业后又直接去厨艺学校学习了一年半，然后来到雪龙2号科考船做厨师，是吗？”我边清洗包扎伤口边问，“还听说你家里经济条件很好，是在广东做生意的，哪你为什么想要到科考船做厨师呢？”

“我一直梦想到南极一游，看看奇幻的冰山和呆萌的企鹅，我不是学海洋专业的，所以决定到科考船做厨师，这样我就可以来南极了，“小陈龇着牙说。十指连心，包扎时我尽量做到轻柔。“可是自从到了南极，看了冰山和企鹅后就再也提不起兴趣，几乎夜夜失眠，有时彻夜未眠，”喘了几口气，小陈接着说，“我们三个厨师每天早上5点多就要起床做90多个队员的一日三餐，三天一个主班，主班厨师还要在当晚23：00给值班的队员做夜宵，收拾完毕后都要次日凌晨了，”小陈咽了咽口水继续说道，“起初一个多月，工作虽然很累，可是我一想到马上就要到南极，看到冰山和企鹅了，立刻精神十足，充满干劲。”

“实现梦想的激动时刻只是一瞬间，漫长日子充斥的是枯燥和疲惫，接下来还要4个多月，你要好好调整啊！”我笑着检查了一下包扎好的手指，给了他几片安眠药，并叮嘱他要注意休息，避免受伤的手指浸水。

小陈听罢叹口气，苦笑着说，“我休息的话，另外两个师傅更累了，希望伤口早点长好吧，哎！”

二

“咚！咚！咚！”一阵急促的敲门声，小付进来时愁眉苦脸、眉头紧锁。

“郝医生，我爸头晕去医院看病，做了几项检查，帮我看看，要不要紧？是什么问题？要住院吗？还要做其它检查吗？”我还没来得及说话，这个平素沉稳、寡言少语的西北汉子焦急地一连串发问，边说边把手机递给我看。

“别着急！坐下慢慢说，”我接过手机，仔细看了看微信，可惜由于信号太差，图片不能打开，只能看到对话中的文字，“头颅磁共振报告问题不大，只是转氨酶太高，超过正常值十几倍，你父亲多大年龄？以往有其它疾病吗？喝不喝酒？”为了舒缓他的焦虑，我尽量用缓慢的语气，像聊天一样问道。

“60多岁，有过脑血栓，还好没有太大后遗症，还有高血压，但是不听话，不按时吃药、还经常喝酒，”小付摇了摇头接着说，“我爸就我一个儿子，我有两个小孩儿，大女子上幼儿园，小娃子才一岁多，我们水手常年在外，一出海几个月不能回家，照顾不到家里，媳妇本来是老师，为了小孩儿还换了工作，我爸妈也从老家过来帮忙带孩子，老人住在城里也没个熟人拉呱拉呱，只能看看电视、喝喝酒解解闷儿，哎！”小付叹了口气，“郝医生你说，我爸这要是住院了，家里这可咋办？”

“目前看转氨酶太高，还要进一步检查原因，比如超声、肝炎病毒、肿瘤指标等等，克服一下困难，最好住院。”我安慰道，“不过其它检查结果还好，应该没有什么大毛病。”

“也只能这样了，”小付站起身，“谢谢您！郝医生。”

“等检查结果出来我再帮你看看，”我送小付到门口，又叮嘱了一遍。

三

“168/97mmHg，您以前有高血压病史吗？赵教授，”我边整理血压计边问。赵教授是海洋研究所教授，多次搭乘科考船来南极进行科考。

“发现高血压已经4、5年了，平时口服氨氯地平和缬沙坦，控制的还不错，一般都在140/90以下，”赵教授满脸疲倦，揉了揉布满血丝的双眼，接着说，“这几天感觉头胀头昏、打哈欠，我估计这是血压又升高了。”

“您这几天口服降压药了吗？”我问道。

“服药很规律，”赵教授说，“我考虑血压升高可能与这一周劳累和睡眠节律紊乱有关，在南极宇航员海科考期间作息极不规律，我们每次工作2~4小时，每天工作2、3次，可能在白天、也可能在夜间工作，每次间隔时间又不等，所以完全不能好好睡眠。”据我了解，进入南极科考期间，科考船从一个科考点到下一个科考点进行作业，走走停停，本次多达60余个科考作业点，持续时间一个多月，由于距离、天气、海况等多种因素影响，每个作业点的间隔时间不等，作息时间极不规律，给科考队员带来很大麻烦，对队员的身体和心理都是很大挑战。

“极昼也会影响睡眠的，所以你们睡觉时将窗户遮挡起来，”我补充道，“另外，我给您加用β-受体阻滞剂倍他乐克，每次半片，每日两次口服，抑制交感神经兴奋，这样可能有助于您降低血压。”

“好的，谢谢您郝医生，”赵教授起身告辞，我起身相送，并叮嘱他抽空来复测血压、抓紧时间多水面。

四

“嘀嘀”声毕。

“腰椎X光片拍摄好了，”我边用手搀扶边说，“刘记者，您慢慢站起来，”看着眼前这位弯着腰、走路缓慢、满脸憔悴的女患者，有点不敢相信这位就是早有耳闻的记者。

“我感觉腰痛、腿酸胀，尤其是坐着和站起来时更难受，”刘记者呲了呲牙说。

“记者不就是采访一下吗？”我笑了笑问道，“怎么会影响到您的腰部呢？”

“郝医生，您不了解我们记者的工作，一来我们和摄像师要跑来跑去进行追

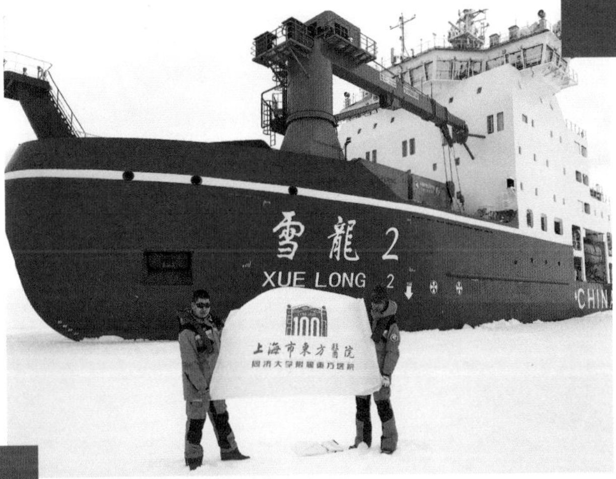

踪、拍摄，二来要将大量拍摄素材进行整理、编辑，有时候要连续坐在电脑前工作几个小时，另外电视新闻讲究的是时效性，所以还要连夜加班赶制片子，”刘记者苦笑着继续说道，“在南极就更辛苦了，科考队员作业期间我们要跟踪拍摄，经常是通宵拍摄，节目制作好还要及时传回国内，船外气候寒冷、信号微弱，我们要穿着厚厚的作业服，一站就是几个小时，实在吃不消。”

“哦，是的，长时间站立、寒冷都容易诱发腰椎病，”我点了点头，仔细查看X光片后说，“没想到你们记者这么辛苦，腰椎检查正常，估计是腰肌劳损，那您注意保暖、拍摄间歇尽量卧床休息休息”。

“好的，谢谢，”刘记者慢慢走出诊室，告别道。

30多年来，中国南极科考取得了令人瞩目的科学成就，国家和人民也给予了南极科考队员至高荣誉，习近平主席在2020年新年贺词中专门提及“雪龙2号首航南极”，称赞科考队员是“新时代奋斗者”。荣耀和成就像星空一样璀璨、美丽，而背后却是日复一日的孤独、枯燥、失眠和身体的病痛，这才是南极科考队员平凡的、真实的生活写照。

上海市东方医院护理部主任
彭幼清

难忘的一件跨文化护理往事

2009年6月的一个晚上，急诊室灯火通明，医务人员正在紧张地忙碌着抢救及治疗病人。这时预检台的护士小张远远看见一位身着长袍的外籍女子捂着腹部，脸上露出痛苦的神色，由身边高大的中年男子搀扶着走过来，小张立刻迎上去。

“I feel abdomen pain.”女人指了指自己的腹部，比划着数字“3”。护理本科毕业的小张用流利的英语询问患者月经史、腹痛部位、性质和持续时间，观察了患者面色，测量Bp后，初步判断该患者可能发生了宫外孕，小张一边安抚患者，一边立即报告值班医生并开通了绿色通道……

通过HCG、B超、后穹窿穿刺等一系列检查证实了小张的判断。医生拟对患者施行“左侧输卵管切除术”，在与患者和家属沟通解释后，快速进入手术室……

术后第二天清晨，病房夜班护士小王向大家汇报该患者术后的情况：20床，女，45岁，马来西亚人，因“停经35天，左下腹痛3h”，急诊入院并手术，凌晨1:00回病房，目前Bp：100/60mmHg，诉伤口轻度疼痛，评分1分，镇痛泵使用中……患者系家庭主妇，初中文化，英语交流，育一儿一女，本次陪同丈夫到上海出差……信仰伊斯兰教，患者麻醉醒后询问，能否不穿病员服，希望换成戴面纱、穿长袍的本族服装，患者昨晚对此焦虑，到早上五点才入睡。

护士长听后，立即到患者床边询问安抚，并指派英语口语良好的小宋做责

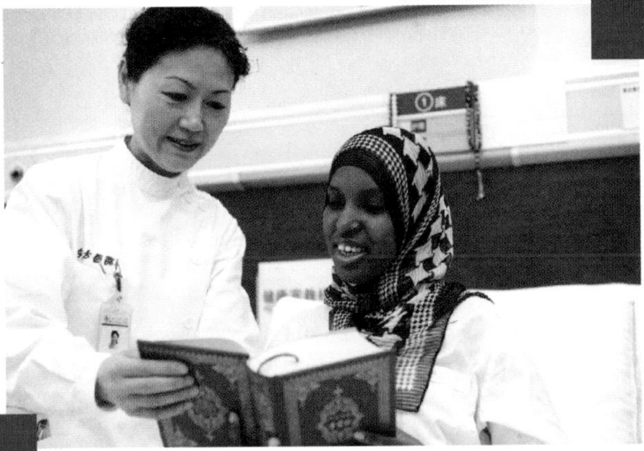

任护士；同时致电护理部，申请伊斯兰教照护的帮助及其他科室具有出国经历护士的支援，护理部立即安排具有相同宗教信仰的柏护士到病区指导，又安排2名口语优秀的护士增援；护士长重新排班，保证所有轮班护士的跨文化护理交流通畅。随后，在确认患者病情允许的前提下安置患者至单人病房，安排女医师及护士为其进行检查和护理，并帮助患者更换了衣服；注意在进入患者病房前敲门并留足时间，防止其未戴头巾或衣衫不整被外人看见，消除了患者的焦虑，以后患者睡眠正常。住院期间注意避免提及禁忌的猪肉等食物，更不出现在患者眼前，提供其单独使用的餐具，允许其自备清真饮食。尊重患者每日祷告需求，协商护理时间，避免与其冲突……经提供符合其文化背景的跨文化护理，患者及家属满意、感动并康复出院。

这是发生在十年前的往事，让我们难以忘怀。因为就是从那时起，我院建立了《跨文化护理管理手册》，文化照护才真真迈上了新台阶。

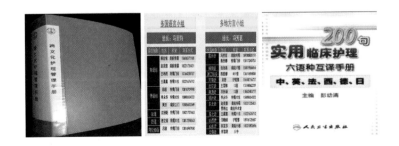

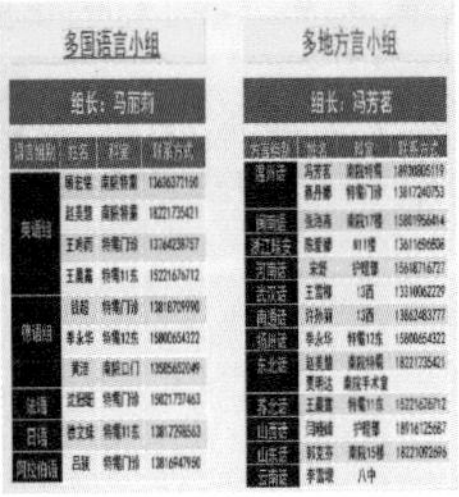

因自2004年以来，东方医院外籍外地患者激增，来自不同国家、不同语言、不同习俗、不同宗教信仰的患者在诊疗及护理过程中往往有一些特殊需求。如何体现中国的医疗水平，体现上海的护理服务质量，护理部开始引进美国Leininger教授的跨文化护理（Transcultural Nursing，亦译为多元文化护理）理论，根据中国护理现状，结合临床护患沟通障碍、冒犯习俗禁忌等时有发生的情况，在院领导和科主任的支持下，开展多元文化护理试行工作。首先以门诊诊室布置、优化护理接诊服务流程、多元化预约通道、护士接诊行为礼仪、专业英语培训及增加等候服务项目作为抓手，制订并完善了隐私保护制度、尊重患者习俗实施细则以及每周患者评价机制；另外建立临时祷告室、提供三大宗教24小时联系热线、为特殊病人提供不同病房布置，同时在语言称谓、尊重饮食习俗、避免禁忌发生的多元化护理策略及措施。这些措施和服务体现了多元文化护理的需求化、细节化、个性化及人性化，受到了中外不同文化背景患者的高度赞誉！护理满意率从不到80%，上升并长期保持在99.5%以上。

东方医院护理团队不仅率先在国内临床探索实施了跨文化护理，同时在文化照护教学培训方面也走在了全国的前列，先后12期分别在上海、新疆、浙江、海口举行跨文化护理国家级继续教育项目，为全国20多个省市培训护士3000余人；在同济大学护理本科生及硕士研究生的教学中开设了《跨文化护理》课程，因其在教学教改中的成绩，先后获得了“同济大学教学成果二等奖”及“上海市国际护理技能大赛一等奖”。

经过十余年的不懈努力，跨文化护理已经成为东方医院护理的一个品牌、亮点和特色。这一件跨文化护理往事，让东方护理人一直铭记！

7 百年东方　永生之恋

上海市东方医院创建90周年
俞正声陈至立万钢陈竺韩正殷一璀致贺

本报讯（孙刚）昨天下午，上海市东方医院建院九十周年庆典在上海国际新闻中心举行。中共中央政治局委员、上海市委书记俞正声，全国人大常委会副委员长陈至立，全国政协副主席、科技部部长万钢，卫生部部长陈竺，上海市委副书记、市长韩正，上海市委副书记殷一璀，及龚学平、蒋以任、吴启迪等发来贺信或题词。

全国政协常委、全国政协外事委员会主任赵启正，以及上海市领导徐麟、胡炜、沈晓明等出席庆典。

上海市东方医院创建于1920年。伴随着浦东开发的步伐，坐落于陆家嘴的东方医院如今已发展成为集医、教、研于一体，学科齐全、人才集聚的同济大学附属医院。医院目前占地2.24万平方米，有50余个临床医技科室，850张床位，承担了浦东新区400多万人的医疗保健任务，年门急诊人次近150万。2009年卫生部“医院管理质量万里行”综合评比中，东方医院名列上海各大医院第四位。

东方医院晋升三级甲等医院

本报讯（记者 孙刚 王志彦）继仁济东院、曙光东院、长征东院、华山东院之后，位于浦东陆家嘴的同济大学附属东方医院昨天通过上海市医院等级评审中心考核，正式挂牌成为浦东新区第一家依靠本土资源打造的三级甲等医院。

东方医院创建于1920年，是浦东第一家由国人创办的西医院，2001年成为同济大学附属医院。到2011年，全院高级职称225人，博士生91人，硕士生242人，博导28人，硕导62人。目前，东方医院年门急诊人次近150万人次。

上海市委常委、浦东新区区委书记徐麟，上海市副市长沈晓明，上海市政协副主席、浦东新区区长姜樑出席昨天的挂牌仪式。

浦东新区与二医大共建东方医院

本报讯 浦东新区社会发展局与上海第二医科大学决定联手共建东方医院，双方共建的二医大东方临床医学院（筹）昨天揭牌。

根据共建协议，新区社会发展局将根据新区卫生发展需要和区域卫生规划，投资2.7亿元，用3至5年时间，按照医科大学临床医学院及三级甲等综合性医院的标准，重点建设东方医院。（殷志发）

东方医院列为同济大学附院

本报讯（记者 贾宝良）东方医院前天被正式列为同济大学附属医院。副市长周禹鹏、同济大学名誉校长李国豪为“同济大学附属东方医院”揭牌。东方医院经改扩建，面积扩至6.4万平方米，拥有床位650张，科室发展到39个，尤其在心血管内科、急救医学等领域，达到了三级甲等医院水平。

医院南院开诊试运行

本报讯（记者 孙刚）昨天，上海市东方医院南院开诊试运行。市委常委、浦东新区区委书记徐麟，副市长沈晓明，市政协副主席、浦东新区区长姜樑出席开诊仪式。

东方医院南院由浦东新区政府投资10亿多元新建，位于浦东大三林地区，毗临世博园。南院占地50多亩，建筑面积10万平方米，开放床位1000张，设50余个临床、医技科室，作为区域性医疗中心，南院开诊后将有效改善浦东新区东明、三林、上钢、北蔡、周家渡等社区及周边100多万居民看病难，并对接区域后世博发展需求。

东方医院院长刘中民介绍，南院与位于陆家嘴的东方医院本部将实行整体规划、差异发展、一体化管理。卫生部临床重点专科——急诊医学科将作为南院发展的重点学科，建立“急创中心”，应对各种大型突发事件。南院还与德国合作建立分子病理诊疗中心，与法国合作建立妇产中心、泌尿中心，体现国际化服务特色。此外，南院还将实施全新的药品、耗材供应链管理模式——“医药分管”，实现药品“零库存”，促进医生安全、合理用药。

昨天，中国科学院上海高等研究院—同济大学附属东方医院“干细胞工程转化医学中心”同时成立，同济大学校长裴钢、中科院上海高等研究院院长封松林为中心揭牌。

1920-2020

100

上海市東方醫院

同济大学附属东方医院

上海市东方医院老年医学科主任
江　华

浦江岸边的医者初心

“这里就像我的家，院长和医生们是我的朋友，护士们像女儿温柔美丽”，前国际奥委会主席萨马兰奇先生的长子小萨马兰奇的话言犹在耳，迎来送往中也总能听到“到东方医院老年科就像回到家一样温暖”。“东方医院应该是上海最好最漂亮的医院了”，2019年12月12日我科在25楼举办的《第四届陆家嘴老年医学高峰论坛》茶歇时传来一位代表的轻声赞叹，我的眼一亮心一震！踱步窗前，思绪万千，看浦江两岸，百年风云激荡。

生于忧患，大爱兴医救国

1920年，在爱国实业家陈桂春的倡导下，东方（浦东）医院成立，以绵薄之力，治病救人。没有人知道这半殖民半封建的黑幕何时被黎明点亮，但总有人愿意为之奋斗不息。1952年，抗美援朝，医院先后派出两批医疗队上前线救死扶伤。1958年麻疹流行，1988年甲肝爆发……无论国难天灾，彼时人员设施仍不够强大的我院却往往在病人存活率上名列前茅。与病魔抗争，与死神搏斗，谁说学医救不了中国人?

盛于改革，与浦东共成长

1990年，江声浩荡，浦东开放，每一位东方人都激情满怀，迸发出前所未有的创造力，医院由此迎来了空前的大发展。时任上海市浦东新区管委会首任主任、中国国务院新闻办公室主任赵启正曾形象地比喻“浦东开发是一曲雄壮的交响曲，它的总谱是邓小平谱写的，指挥是党中央和上海市委，我们有幸成为这个大乐队的演奏员。”

新千年伊始至今，东方医院乘改革之春风，敢为天下先，在政府的政策支持和刘中民院长卓有远见的管理下，经历了跨越式的飞速发展，就像附近平地起的无数万丈高楼一般，医院从默默无闻的二级医院，入同济，进三甲，到如今上海十强，全国百强，多个科室全国领先，两院院士，诺奖得主汇聚一堂。实现了刘院长的诺言“让浦东市民不用过江就能享受到最好的医疗技术、最优质的医疗服务。”难以想象的翻天覆地的变化就这样发生着，而我，从2006年加入东方医院至今，见证着这一切。

达于发展，达则兼济天下

我国的医疗资源仍然紧张，很多地方很多人都难以享受到优质的诊疗服务，看病难！

东方医院在自身进步发展的同时，不忘医者仁心，兼济天下。宿迁分院、南院、吉安分院，到筹建中的胶州分院，我们的医护人员从未止步于陆家嘴的繁华，我们一直牵挂着老区和那些需要我们的地方！这就是东方医院，上能国际化高精尖，下能入基层到地方，逆则独善其身，达则兼济天下，回报社会。这不就是古代的君子之风吗？也正是首任院长陈桂春仁心办院、济世救人大爱的传承和延续。即将迎来百年华诞的东方医院，是浩荡历史的缩影，也是浦东大发展交响乐中的美妙音符，我参与见证了东方医院发展最快的时代。

展望百年，东方人写就新篇章

不同的时代境遇，便有不同的使命。作为新东方人中的一员，我曾是一名军医，驻扎过边疆，那时我的使命是保家卫国，退役后来到东方医院，从消化

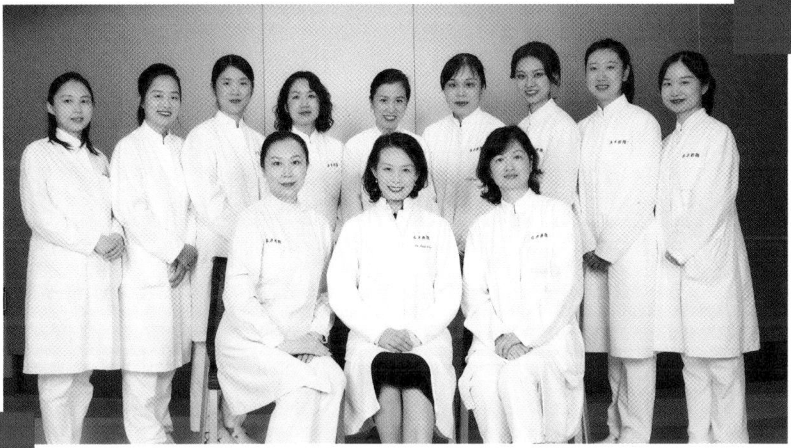
第一排左二为江华

科、肿瘤科，再到老年科，从博士到博导，我的使命是减少患者病痛。一万年太久，只争朝夕！清晨和成千上万的年轻建设者们一起钻进地铁，开启一天的旅程，安静整洁的病房是我们抗击疾病保护患者的战场，虽然没有硝烟但也充满挑战，有时也惊心动魄，夜幕降临华灯初上，黄浦江畔游人如织，实验室里热火朝天。时光流转，我的舞台更大，肩上的责任也更重。作为上海市保健局医疗保健定点单位，我和我的团队配合医院先后高质量完成了APEC、世博会、亚信峰会、进博会等一系列重大医疗保障以及奥巴马、普京、默克尔、莫迪、奥朗德、萨马兰奇等外国元首和国际政要访沪期间的医疗保健，随着“一带一路”政策的推进，2015年金砖银行落户上海浦东，这是中国的荣誉更是上海的机遇，受上海市卫建委之托，我科室又承担了该行的医疗保健任务，出于对我们工作的高度认可，行长先生还亲笔给刘院长写了封言辞恳切的感谢信。“上工治未病”，每每面对病魔，常常扪心叩问，医者的终极使命究竟是治病还是防病，显然防重于治，古代圣贤已经给了答案。通过不懈的努力，在医院现有执业范围里新增了培养“健康守门人”摇篮的全科医学科诊疗科目，实现了全科从无到有、从有到优的突破并迈入上海的前列。5G已来，ABCD（AI, Block Chain, Cloud Computing and Big Data）科技赋能，智慧医疗和智慧健康的种子已经生根发芽，为学科建设插上了腾飞的翅膀，未来可期。

结　语

大江东去，浪淘尽，千古风流人物。浦江东边，人道是，百年东方巨变。风物长宜放眼量，下一个百年东方医院必将续写新的传奇、铸就新的辉煌，成为与近在咫尺高楼林立的陆家嘴国际金融中心相媲美的上海医学新地标！维系健康，不忘医者初心；敬佑生命，不负患者重托；爱在东方暖人间。

江华

上海市东方医院临床心理科主任
康传媛

少年壮志不言愁

周六清晨，阳光明媚。

窗台上，一个月前从昆明转移到上海家中的多肉植物“粉蓝鸟”显然已经完全适应了这里的气候，浅蓝色的叶片紧实地挺立着，叶片边缘勾勒出了一道火热的深红色线条，叶片表面好似铺洒了一层淡淡的白霜，煞是好看。“哈哈，它竟然一个月就适应了，我可是花了近两年时间呢！”我心里默默地嘀咕道。

2017年7月，告别生活、工作了25年的春城，我作为引进人才来到东方医院担任临床心理科主任。

相比四季如春的昆明，上海的夏天令人感到炙热、煎熬……

人生中第一次租房、上班通勤时间是以前的3倍、着了魔一般怀念昆明的过桥米线和饵块、听不习惯吴侬软语等等……生活似乎变成了一场吐槽大会，在上海过的第一个冬天，我前所未有地连续三次重感冒。我不断提醒自己来到这里的初心：在全新的平台上更好地帮助患者、提升自己。

医院本部在陆家嘴，每天上班都能够看到高耸入云的“厨房三件套”（指：东方明珠、环球金融中心和上海中心）。上海的快节奏和竞争和生活带来的压力，不断考验着每个人心理的韧性和弹性。每天有大量失眠、焦虑、抑郁、拒学、人际冲突、心身问题（指心理压力带来的躯体不适）的患者来到医院寻求帮助。他们往往焦灼而急迫，苦苦寻求解决痛苦的良方，部分人甚至已经丧失了继续生活的信心。

伴随着自己不断在这个大都市适应、调整、锚定，我逐渐去观察和理解患者的困境和不易。来自生活以及工作的经验不断互相渗透、加强，慢慢地我更能够走进患者的内心，和他们一起明晰想要的生活、发现拥有的潜能、探索阻止自己运用资源的因素、达成改变的行动计划。在必要的情况下，除了心理治疗外，我也会使用处方药物，用最快的速度先把患者从痛苦的泥潭里拉出来。就像在腿伤尚未痊愈的情况下，先给患者一个拐杖辅助行走，帮助他们在最短的时间内获得控制感。

助人的过程伴随深深的责任感。记得有一位70多岁的患者对我说："康主任，我今天是特意剪了头发、打扮精神了来让您看看我已经好了！"还有一位患者出国前专门来复诊，向我寻求力量支持，甚至还有患者好不容易挂到号，在我因公务不得已停诊的时候着急地找到院长办公室投诉我。这些记忆瞬间，都让我感受到这不仅是一份责任，更要对得起患者给予的信任。

我常常对患者说：在东方文化对心理问题有"耻感"的背景下，每一个来到诊室的患者都是勇敢的。我从不吝啬自己的鼓励，每当患者付出一点努力、或者取得一丝进步时，充满激励的话语可以让他们重新找到生命的光芒。

东方心理的同事是一群朝气蓬勃的小伙伴，带领大家共同发展是我的另一份责任。我们一起优化科室的诊疗流程，拓展服务内容，开展系统的临床培训和督导项目，加强科普宣传，持续提升临床服务质量，不断强化科室在情感障碍、焦虑障碍、心身疾病、儿童青少年心理卫生和心理治疗方向的优势及特色。2018年度科室被中华医学会心身病学分会认定为首批"中国心身医学教育联盟基地"，同时获得了上海市心理卫生服务行业协会年度先进单位称号，并被上海市医学情报所评定为上海市精神医学学科竞争力第二名。

工作的成就感很快就冲淡我作为"新上海人"的惶恐。"好大夫"平台上，患者的评价时常感动着我："讲真的，上海这么大，人来人往，只有在她和我的咨询师面前，我觉得自己是轻轻松松的，很有安全感的。在她身上，我也看到了一种光，一种让我感到温暖安稳的光，这光吸引着我，让我想要努力变好。也希望康医生好好照顾自己，永远充满光。"

著名的存在主义心理疗法创始人、纳粹集中营幸存者维克多·弗兰克认为心理治疗的要素之一是"心理治疗包括与一位鼎力相助的人（治疗师）保持一种密切、信任、注入了情感的信赖关系"。医生（治疗师）的精神面貌、价值观和生活态度会直接影响这段关系的质量，进而影响治疗效果。

行胜于言，我们对患者最重要的是自身的示范行为以及和患者的互动方式。

很难想象，一位不热爱生活的治疗师能够唤起患者对生命的热情和向往。

曾经有个自杀的高中学生令我印象深刻。第一次就诊的时候，她的双臂上遍布密密麻麻的刀痕。我问她人世间是否还有值得留恋的事物？她在回答中提到汉服。我立马和她约定，下次穿着汉服来就诊。第二次就诊，她衣袂飘飘、外批一件深红色斗篷进入诊室，犹如皇妃驾临，我为之一惊。我们讨论汉服上织绣的祥云、凤凰、金梅、仙鹤、以及牡丹等等中国元素的时候，她的脸上掠过了一丝不易觉察的微笑。她还着迷中国诗词，当她轻声念出：“红豆生南国，春来发几支。愿君多采撷，此物最相思”，我猛然想起和她同龄时，我在家乡丛林中偶然看见过一棵高大的红豆树，我和她分享当时无比狂喜和兴奋的心情，并祈愿点滴的美好事物能够最终激活她对生命的渴望。

爱出者爱返，福往者福来。生活逐渐走出吐槽大会，开始变得有滋有味。医院“幸福花园群”的“团长”李琰护士长和“助理”小罗阿姨，每周二都组织团购昆明斗南花市的鲜花。以前一年见不上几面的上海姐妹们，现在时不时就能碰面、吃饭、观影或看展览。只要愿意，酸腌菜炒肉自己在家也能做。懒得做饭的时候，社区里的上海本帮菜和墨西哥鸡肉法嘿塔也都非常美味。

2019东方心理的高兴事儿不少。一年里先后有4名硕博士精神科医师加盟；年底科室搬入了装点一新的崭新诊区；科室的进修项目“心理咨询师进修班”和“心理咨询师实战督导班”报名越来越火爆；年底和美国爱荷华大学专家合作的人际关系心理疗法临床及培训中心也在科室挂牌……我们不忘初衷，希望不断为社会培养更多有精神医学系统训练和心理治疗实战经验的心理咨询师/治疗师。

周六上午10点，我同往常一样准时和健身私教碰面。一小时的训练，最后一组动作总是最难完成的，就如同每天看诊最后一名患者时往往已经精疲力竭，但无论如何，必须咬咬牙坚持下来。更何况，我希望自己以最饱满的状态出现在患者面前，正如他们对我的期待——永远充满光。

正午的阳光倾洒下来，衬得“粉蓝鸟”更加明艳，充满生机。听说每一种花都有属于自己的花语，那就让美丽的“粉蓝鸟”替我将祝福送给每一个患者、每一位同事和我深爱的东方医院。虽然早已过了不惑之年，但仍然不堕少年之志。从春城到上海，从滇池到黄浦江，愿自己能为百年东方注入一分新的温暖与力量。

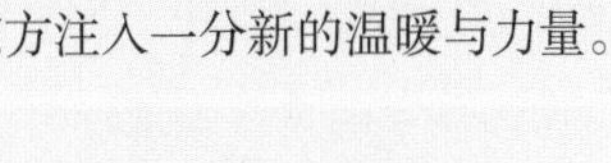

吴昌硕纪念馆执行馆长
吴　越

东方之仁　厚德为基

东方医院和上海吴昌硕纪念馆结缘悠久。在清末民初的海派书画艺坛上，我的曾祖父吴昌硕与王一亭同为领军人物，他们以艺扬善，共同辉耀着海上丹青翰墨之苑，因而被敬称为“海上双璧”。而王一亭曾是上海浦东医院（东方医院前身）的创始人和第二任院长，他把书画作为艺术手段，以笔墨之润筹款，以挥毫助医，为浦东医院的筹建与发展做出巨大的努力和无私的奉献。

王一亭的乐善好施之举，得到了情在师友之间的吴昌硕老人的倾力支持和热情相助。我父亲吴长邺曾回忆起幼时随祖父昌硕公多次摆渡去浦东陆家嘴的绞花房子（精致的木雕建筑）会友叙艺，挥笔创作与一亭公共同泼墨，联袂创作不少精品书画义卖之情景。他们所得之款项用于创办医院，为百姓解难助医，使书画艺术不再单纯是文人雅士的清玩之物，而成为济世助民的社会公器。这种大爱无疆的精神，值得推崇并加以弘扬.因为这不仅体现了一位艺术家的社会责任和担当，更突显了一位慈善家的道德使命。

岁月的流逝，春秋的交替。2020年，创立于1920年的浦东医院（东方医院前身）将要迎来百年华诞，真是可喜可贺。他由东方人创办，传承着“博施于民而济众”的东方道德理念，贯彻“救死扶伤，实行革命的人道主义”的精神，厚对病人，温暖患者。本人曾是一名重症病者，并享有浦东新区专家健康卡，虽未以名人后代或专家的身份去就诊，却得到了高质量的诊断检查。耳鼻咽喉科医生精益求精的作风，永远铭记，感谢终身。

2008年6月，为迎接北京奥运会的举办，我每天忙于艺术展览准备工作，并出访欧洲。归来后在繁重的工作中，发现自己不知不觉每天会有数次鼻血出现，有该现象之初，自己并没有重视，就像对待儿童出鼻血时那样，拿块手帕弄湿后盖在额头上休息片刻，鼻血止住后继续工作。

某一日，浦东新区的一位领导来纪念馆视察工作，我在汇报工作的短时间，先后两次出鼻血，在领导的叮嘱和催促下，要求我马上去东方医院检查，查明原因尽快治疗。当时由于时间紧迫，未带浦东新区专家健康卡，就急匆匆的挂上耳鼻咽喉科的普通门诊，静候医生。

候诊不久，来了一位年长的医生为我检查。医生询问病状后，十分仔细地做双鼻孔检查，在查到出血点后，这位医生认真地讲："查到了出血点，但要查一下什么原因出血。今天马上为你再做一次内窥镜检查，搞到事出有因，层层深入。"我真为医生的认真负责而感动。

之后，我在医生的帮助下，躺上检查台，内窥镜由浅入深，医生一边检查一边解释，当查到关键部位时，他严肃地说到："你不用怕，估计是鼻咽癌引起出血，之后给你做切片细胞检查。"之后，马上给我开单做CT。等候的时间很长，医生比我还急，他说："你这病不能等，我去CT室说一下"，之后的CT检查也确诊是鼻咽癌。当时得知病情后，我六神无主，担心害怕，在这位医生热情周到、认真负责的检查下，我以普通病人的身份，在两个小时之内，初步查明病因。

医生在看了CT报告后，反复要我稳定情绪，要积极抓紧配合医生治疗，并热情推荐多家专业治疗医院。得了这种癌症，是人生的不幸，但在东方医院遇到这位认真负责的医生，又是我的大幸。医生的真诚、仁爱之举，缓释了我紧张的心情。此后期在外院鼻咽癌治疗过程中，听到多位病友讲起他们的确诊过程是经过数周乃至数月，有不少延误了治疗期。尽管放射治疗的痛苦在身，但还是庆幸遇到了人生中的好医生。

东方医院的仁爱之心在这位尊敬的名医身上得到了充分的体现。经了解，这位医生的大名为张大同医生，张医生现已退休，老一辈的仁慈善举，又得到了延续。我作为当年鼻咽癌的患者，现在在马兆鑫医生的关心下，定期检查治疗。我患病十年，东方医院的温情始终关怀如初。

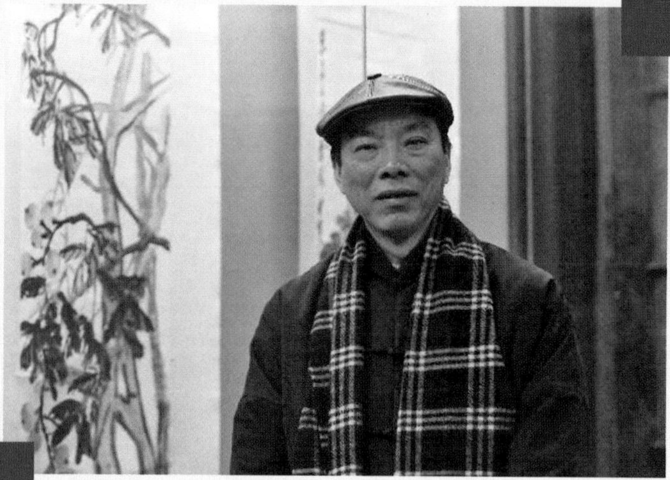

东方医院的百年历史，也与我们吴氏家族一样绵延四代。这种大爱为民、善仁如初、精益求精的医德医风，也是促进我们做好文化自信、文化自觉、文化自强的巨大动力。在此，热烈祝贺东方医院百年华诞，衷心感谢东方医院！

吴越

上海市东方医院急诊内科
张 颖

小张医师成长日记

2011.12.8

成为住院医师规范化培训的小医生的第三个月，在呼吸科轮转，碰到一个脾气不好的病人，因为入院常规签字，质问我是不是不负责任，把一切风险都通过签字转交给病人。记得当时我真得好委屈，差点当病人面哭出来。

在那个时刻，我总觉得自己太倒霉，遇到这么个病人。现在回想起来，自己刚从学校的象牙塔走出来，尚未形成良好的职业素养和职业形象，与患者的沟通也不顺畅，自然无法获得患者的信赖。

2012.8.6

最近在急诊创伤外科轮转，每天跟着外科医生上完急诊，上手术台，场面都很刺激，像打仗一样。和内科、外科规培同学不一样的是，我们急诊规培是几乎全院科室都要轮转，属于内外兼修。由于转的科室多了，每个科室的轮转时间相对压缩，就需要我们在较短的时间内，吸取精华内容，所以在急诊外科碰到像陈老师、孙老师那几位本领高超又乐于施教的老师，实在是我的福气。

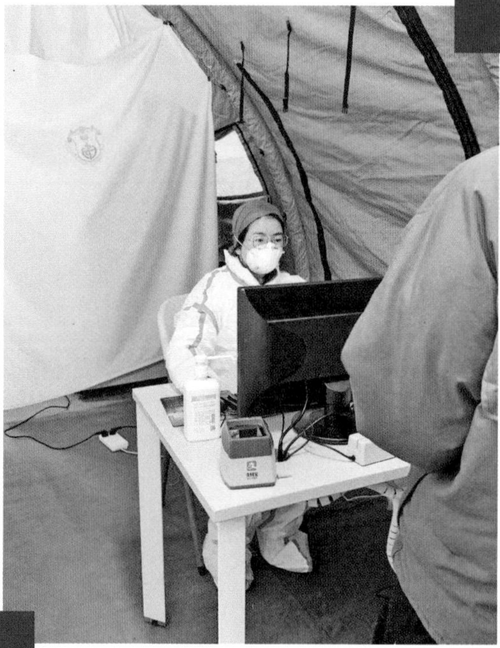

2013.12.03

规培第三年，我已然有了小医生的模样。即使遇到了一些突发事件，也可以在患者面前不动声色的急速开动脑筋，一边抚慰患者，一边向上级汇报求助。认识我的人都说我比之前淡定了许多，我觉得这就是职业自信，自信的来源是不断积累的临床经验和总结。每每患者信赖的目光、真诚地感谢，都让我真切体会到白衣天使的价值感和使命感。而拨开重重迷雾寻找到根本病因，斩草除根后的快感让我感受到了这份职业本身的魅力。

2014.7.8

这个月非常值得纪念。因为经过了三年的培养，我顺利的从东方医院住院医师规范化培训出站了，同时作为上海市第二届住培专硕的研究生毕业。这一切都离不开身边所有人的支持。我的导师不但指导我的论文和实验，还每逢过节就号召师兄弟姐妹聚会，亲自下厨给我们做一桌好菜，然后听我们吹牛谈天，非常欢乐。而一路走来我的成长还与各科室遇到的带教老师还有规培办的老师们密不可分，是他们一点一点铸成了今天的我。虽然谈不上出类拔萃，但和三年前那个羞涩的医学生来比，今天的我已经是一个合格的住院医师，具有良好的心理素质，优秀的沟通能力，关键还有扎实的临床基本功。所以我经过招聘面试后，终于留在了我们医院工作，正式的成为了一名急诊内科的住院医师。未来就是那盒巧克力糖，我不心急，我一点一点去品尝美好，同时可能也有苦涩的味道。

2015.12.6

昨天在留观室看了不少病人，有2例都是急性冠脉综合征的患者，专科会诊后立即收住入院当日行急诊介入术后患者由危转安，作为急诊科医师把好患者生命的第一道质量关，我想这工作至关重要。但是回家的路上，我又陷入思考，总感觉少些。正式留院工作一年来，对常见急危重症的掌握程度比之前规培的时候又提升一截，但是觉得少了专科一些突出的技术和技能，好像技不如人有些不甘。今天早上交班的时候，主任说到我们急诊医师的特长就是对于急危重症的即刻判断和抢救措施，所以不是我们急诊科缺少特色，而是我这个小医生应当不断锤炼自己，积极去训练自己的抢救技术，才能在关键时刻发挥作用。

2016.5.24

今天我的朋友圈被医院的一条新闻刷爆了，“世界卫生组织在日内瓦宣布，中国国际应急医疗队（上海）成为首批通过世界卫生组织认证评估的国际应急医疗队”。而这支队伍的56名核心队员，全部来自我们东方医院，其中有几位还是规培带教过我的老师。据说今后这支医疗队将随时接受世卫组织与中国政府的调遣，参加国际医疗救援任务，为灾民提供公平对等的医疗服务。大家都说，这也太燃了吧！为我们医院感到骄傲，为我们的员工感到自豪！要想申请加入，我可得抓紧锻炼身体，加强身体素质啊。

2017.1.31

作为急诊科的小张医师，今年过年还是不能回老家，因为每到节假日反倒是我们急危重症科室最忙碌的时候。作为新婚的一对燕儿，老公自然是不舍得让我一个人在家。幸而我有最好的爸爸妈妈和公公婆婆，他们一个月前就表示，集体来上海和我们一起团聚。其实不只是医生，其他很多服务、行政行业都是要在工作中渡过佳节，但是所谓干一行爱一行，为人民服务，为整个社会的安定祥和做出奉献，正是我们回馈社会的最好方式。

2018.12.06

一晃眼，我来到美国印第安纳大学-普渡大学联合校区访学已经是第三个月了，他们的医学院是全美最大的医学院，也是全球领先的医学教育和研究的领导者之一。我在免疫系实验室进行过敏性气道炎症反应相关的实验研究。实验主要研究对象是滤泡调节性T细胞在过敏性哮喘中的作用研究。实验难度相对较大，周期较长，经过了前2个月的自学摸索，经历了多次的挫折后，我向实验室教授申请，这周联系到另外一个实验室的研究人员，向其学习实验方法技能，下周又迎来一次重要的实验，希望一切能顺利。

在异国他乡，食宿都不习惯，工作中又遇到不少困难，不免生出些思乡之情。但每当收到老师的微信，科室同事的问候，家人和朋友的支持，又觉得浑身生出一股力气。万事开头难，鼓励自己，多走出去和美国同事同学们交流，了解当地文化，也用中国医师优秀的品质吸引美国人的注意。

2019.12.06

“张医师，我妈妈目前康复的很好，想着再跟您说一声谢谢”。刚才又收到患者家属致谢的微信。这是一个发热病因待查的患者，50多岁女性，最近三个月来在中山医院、仁济医院反复就诊，但仍反复发热，由外急诊医师收住我急诊内科病房。我接诊的第一反应是，她病程这么长，并且已经看过这么多知名三级医院还没能明确诊断和治疗方案，我一个急诊科医师突然觉得有了压力。但很多时候诊断就像破案，既然患者相信我们愿意住院治疗，我也应当尽力为患者解决烦恼和痛苦。于是我仔细阅览了患者30多张化验报告和病历记录，并逐一进行记录和整理，终于找到了可疑但尚未排除的感染病原体。随后经过进一步检验为患者明确诊断免疫抑制疾病，为患者赢取了宝贵的治疗时机，获得家属的感谢和信赖。就这件小事并非说我们诊疗水平一定比其他医院高，但仔细的观察，缜密的思考，积极的干预，总能想到一些方法为患者解除痛苦，实现我们的价值，不负我们全国重点学科的称号。

张颖

南京医科大学
戴佳雯

“实习小菜鸟”眼里的治愈系医院

让我来讲几个故事。

如果说医院是一座围城，曾经我在围城之外，想：医院大概是个沉重的地方，生离死别，日复一日。如果情绪有颜色，那么，医院一定是蓝色的。

但当我终于走进这座围城，成为它的公民，当我得以从城中心向外看，我才发现，医院啊，其实是一个治愈的地方。它是橘黄色的，像凛冬暖阳，像黑暗炬火。它无声无息地治愈了很多人，病人、家属、医生，还有像我这样的，“实习小菜鸟”。

我是一只喜欢观察的小菜鸟。我在科室和科室之间穿越，在病房与病房之外流连。我不是太忙，却也不是太闲，刚刚好，一边成长，一边观察。

我发现某一个科室的主任特别凶，每天早交班都会把科室里那个没做到最好的医生骂得狗血淋头。然后，副主任会在主任走后，去拍拍那个可怜的小同事的肩膀，说：“没关系的！谁还没被骂过呢，以后做好就行！”我默默感叹：“原来这就是金牌科室的威严啊！”但主任对病人，又总是温和的。我想大家一定对他很敬畏，敬畏，敬畏，又敬又畏嘛。

我发现另一个科室的主任却很温柔，无论跟谁说话，都是慢条斯理。他的科室里，氛围轻松而愉快。他带学生查房时，一间房要查上半小时，非把利弊从源头上都给病人掰扯清楚了，病人也极乐意听他“教导”。我于是明白了，除了威严、施压，其实温和也有着千钧之力。

我发现某个科室的某位医生极有趣，她的口头禅是“哎哟！皇帝不急，急死太监！”她总是夸张地拍着病人肩膀说：“上次出院的时候我怎么跟你说的？就我一个人着急是不是！是不是！”我看着病人不好意思地低下头，并且承诺绝不再犯的时候，总忍不住笑场。你看，只要能让病人听话，医生把嬉笑怒骂全都用上了！原来，病房里无论装着多重的病情，也都有温暖愉悦的时候。

我发现德国来的实习同学，对着医生办公室里频繁进出的病人很是惊讶。他很诧异地问我说：“在这里，病人能随意进医生办公室吗？”我也惊讶地反问：“对啊，在德国不能吗？”他又说：“当然不能。在德国会有一层一层的阻碍，最后一层是护士，我们不允许病人随意进办公室，医生需要他们自己的空间。”我在心里一边感叹，果然是重视纪律的德国人，却一边在想：“还是在中国看病好啊！”在这里，无论是问今天能不能饮食，还是问医保能不能报销，总有医生第一时间回答你。我那时更意识到，我身边的医生老师们，真值得尊敬！

希波克拉底誓言曰：“我愿尽我力之所能与判断力之所及，无论至于何处，遇男遇女，贵人及奴婢，我之唯一目的，为病家谋幸福……”我在这座围城之内，一点一点地感受着这寥寥数语的真切内涵。在这里，我们有共同的目标，有相同的话题，偶尔争吵也只为着一个理由——为病家谋幸福。我真喜欢这种同仇敌忾、众志成城的感觉。

如果你问我：在这里得到了什么？那么，我将告诉你，我得到了一种确定。

第一次被病人夸赞，是在一个再平常不过的早晨，我用刀片给患者处理手术切口。记着老师教过的人文关怀，我一边轻柔地动作一边问他疼不疼。这时，我在余光中看到他竖起了大拇指。生性腼腆的我不知道该怎么应对这种“突发状况”，只好假装没看到。这时我听到他说：“医生，你的技术太好了，我一点都不疼，你真厉害！”我向他看去，见他神采奕奕的，而大拇指依然坚定地竖着。

我记得第一次给他换药的时候，他还在ICU（重症监护室）里，话都不能说，而现在他已经转到普通病房，能下地行走了。那天，我正要帮他拔除身上最后一根引流管，在看到他夸赞眼神的一瞬间，我忽然懂了，何为“健康所系，性命相托”。那一刻，我感受到了肩膀上的重量，沉重，却让人更有力量。“原来当医生是这样的感觉。”我想无论过多久，我都会记得这个时刻，感到被需要，感觉到自己是真真正正在造福病患。我终于一改往日的羞涩，在临出门前对他说：“恭喜你呀！祝你早日康复，早日出院。”

我想，东方医院大概是一片寂静无声的土壤。

如果你是匆忙到来的病人，它供你歇息，为你治愈。每天数千人来去匆匆，留下无数纵横交错的足迹，或许有些人再也不会回来，但它永远静立在黄浦之畔，等待着为下一个病痛的人提供栖息。

如果你是正拼搏热血的医生，它供给养料、阳光和让你肆意生长的方向。它的手术台为你点亮，它的实验室为你开放，它的报告厅为你辉煌，它的科研经费，为你护航。

如果你是像我这样的，还背着医学小书包，不确定地向外探头探脑的实习生，那么，它为你提供的，是信念，是价值观，是温情，是鼓励，是鞭策，是确信。它让你见证战胜死神的奇迹，它让你体会治愈病人的欣喜，它让你感叹医学殿堂的严谨和瑰丽。它告诉你，你选择的路是对的，它给你继续前行的勇气。

我讲的这几个故事，我想你一定听过，经历过，也曾像我现在一样，将它讲述过。它发生在东方医院的角角落落，时时刻刻。那一轮红胜火的朝阳，是黄浦之畔的东方，是其中的每一个你和我。

上海市东方医院南院检验科
赵晓明

追　梦

上班途中，到处都是熙攘的人流；追梦路上，我们都在不停地忙碌。时间的列车轰轰地向前，只有在一瞥而过的店铺橱窗前，看下自己的脸，找寻过去的影子……

时光荏苒，回首往昔，依然记得那一年，高考填报志愿，内心无比的纠结。儿时的梦想是当一名教师，却在父母的一再规劝下填报了医学院校。2001年9月，带着初离父母羽翼的胆怯和人生理想打折的失意，我踏入了医学院的大门，开启了漫漫医学路。那个时候，我虽然沮丧，但还是坚定地告诫自己：既然选择了，就要全力以赴。我暗下决心，虽然是不情愿地来，但五年后要以骄傲的姿态离开。

学医是辛苦的，由于选择了临床医学专业，相比其它专业课业更加繁重，高数、生化、药理、生理、病理、解剖、内、外、妇、儿……于是，每天两点一线，奔跑在宿舍与教室之间，循环往复地努力汲取知识、集聚能量。依稀记得第一次人体解剖实验课后，我恶心地吃不下饭，惊恐地睡不着觉，后来竟然也渐渐习惯了这一切，并爱上了实验课，爱上了医学。在医学的浩瀚海洋里，渐渐看到了远方的指路灯塔。心想虽然将来不能成为一名教书育人、答疑解惑的教师，但是能够成为一名除病祛痛、救死扶伤的医生也很不错。一个立志要成为一名出色医生的新的梦想，油然而生。

2006年大学毕业，我如期地考了研，因复试发挥不利，被调剂到了冷门的输血专业。2009年6月毕业后，我就到医院输血科工作了，心里一直为没能做一名临床医生而深感遗憾，当时曾倔强地认为今生注定碌碌无为了。初入职场，同事们的关心与帮助，让我很快掌握了简单的工作流程，但悠闲的工作也渐渐让我变得不思进取，满足于每日舒适的环境、轻松的工作、安逸的生活，甚至有时还会窃喜：幸亏没做临床，不然现在不会有大把的时间。就这样，工作了几年后，依旧是原地踏步，每日重复着简单的工作，毫无成就感可言。我越来越频繁地在不经意间产生阵阵空虚感，我知道，那是想要伸手触摸却总是无法触及的梦想，那是朦胧瞥见却似乎离得越来越远的彼岸，那是种种美好中透露出潜藏着的危机。我开始醒悟，不能再这样虚度光阴啦。

2014年5月，带着一种想要改变现状、重塑自我的欲望和对未来无限憧憬的渴望，我离开原单位，来到了同济大学附属东方医院。走进全新的环境，面对陌生的同事，开始繁忙地工作，在之前的单位只是单纯在输血科工作，而现在也要兼顾检验科的值班。

初来乍到，新的环境和工作模式的适应，几乎耗尽了我所有的耐力与想象。我也曾面对纤细静脉时无从下针，也曾面对患者投诉时倍感失落，既有过手忙脚乱的不适，也有过无所适从的迷惘，自卑的心理时不时地跳出来捣蛋。但我们终究要不断成长，不断地适应这个社会，不断地迎接新的挑战，信念的力量，可以让人褪去卑微，闪耀光芒！渐渐地，同事们积极向上、爱岗敬业的工作态度感染了我，让我适应了这里的快节奏工作；同事们团结互助、热情友善的优良作风温暖了我，让我融入了这个朝气蓬勃的集体。

在这个充满活力的集体里，我的工作能力得到了提升。从每天感觉忙忙碌碌、身心疲惫，到做事有条不紊、得心应手；从只想着干好每天的工作，尽量做到工作不失误，病患不投诉，到挤出碎片时间，看医书，读文献，了解行业新进展，开展输血新项目，撰写医学论文，在微信公众号和外媒杂志推送、发表医学科普文章，似乎一切都变得有意思起来。

我积极参加相关学术会议及输血检测技术研讨班；参加高校教师培训班、PBL教学培训和PBL教案撰写比赛；拍摄手术视频，编写歌颂无偿献血者歌词，参加青年科普能力大赛；确定选题，设计方案，学习帕雷托图的绘制；参加“不忘初心，牢记使命”主题征文及“红色诗朗诵”等活动。我把这些当做繁忙工

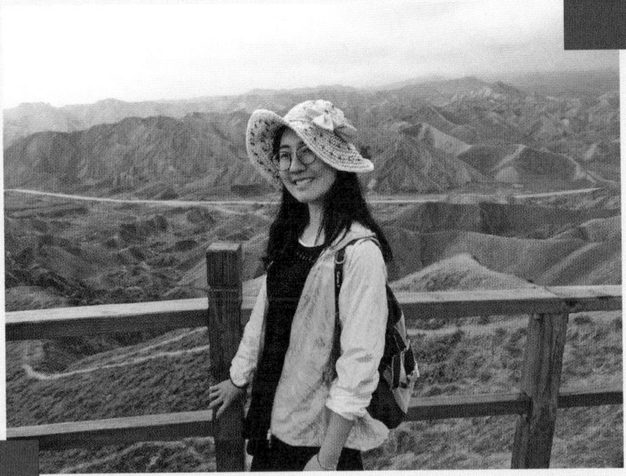

作之余的充电和身心休整，既丰富了知识，又放飞了心情。

我踊跃参加“辉煌九十七年，服务社区居民”党员义诊活动，为社区居民普及健康医学常识，进行快速血糖检测；积极开展健康知识讲座，博学所长，学以致用，向患者和大众讲解输血医学常识，让自己的专业知识帮助更多的人。

我开始承担临床输血会诊、疑难病例讨论、输血质量讲评、输血病历质控等工作，召开输血与临床沟通会议，与临床就一些输血相关问题进行沟通和解决，不断优化临床输血流程、提高输血管理质量；积极参与南通大学、苏州卫校等医学院校实习生的带教工作……

这些许的进步源于东方医院这个出色的平台，源于我们科室这支优秀团队良好的工作氛围。我变得更自信，更开朗。

巴尔扎克曾说过：“不幸是天才进步的阶梯，信徒的洗礼之水，弱者的无底深渊。”追梦路上，失败、挫折在所难免，失意、迷惘总会有之。但只要坚定自己的信念，全力以赴，努力前行，只要保持勇敢、坚强、热情、执着，所谓的远方，其实并不遥远，成功的彼岸会越来越近。感谢东方给了我很好的学习与发展平台，漫漫医学路，等待着我们不断地去探索。

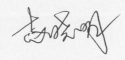

上海市东方医院神经内科
解洪荣

新上海人、新浦东人，新东方人

弹指一挥间，浦东开发开放迎来了自己30岁的生日，而浦东土生土长的三甲医院——东方医院，也经过了一百年的风雨。6年前刚刚入职东方医院的一幕幕情景开始像过电影一样闪现眼前，温暖而美好。

2014年的夏天，抱着到上海进修学习的念头，我拨通了刚刚开业的东方医院南院的电话。“您好，请问神经内科缺人吗？我可以来面试吗？”我小心翼翼地询问。

“明天来面试吧！”电话那头说。这一刻，我仿佛觉得自己像在做梦，可下一刻便陷入了担忧：办事效率这么高的医院，我有机会吗？

面试时，刘中民院长和黄东雅主任就坐在我的面前。刘院长自信从容又雷厉风行，黄主任知性高雅又认真严谨，他们散发的魅力让我为之倾倒。

十几分钟的面试结束之后，刘院长说：“下去和人力资源部签合同吧，以后过来好好干。”

这一切都是真的吗？我不敢相信。但当合同摆在我面前时，我确信这一切就是真的。缘分就是这样一件奇妙的事情，从面试开始时，不，或许是从打电话那一刻起，我就爱上了这里。

同事们说我是新上海人、新浦东人，新东方人，在百年东方的历史长河中，6年确实不长，我却在这6年中见证了东方医院的快速发展。百年东方，自强不

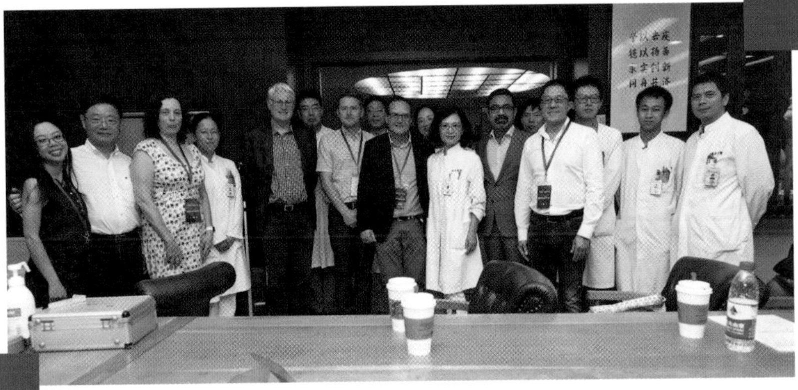

息，跻身中国顶级医院竞争力排行榜100强；百年东方，志在四方，陆家嘴院区、世博园院区、东院、吉安分院、青岛分院，多个分院战略布局；百年东方，出类拔萃，国际应急救援队，英姿飒爽；百年东方，群星璀璨，诺贝尔奖获得者、院士、医学大家，风云际会，领军一方；百年东方，勤耕不惰，转化医学平台、干细胞工程转化医学中心，科研实力不断攀升；百年东方，不忘初心，救死扶伤，战斗在疫情前线；百年东方，意气风发，国际医学部、外事医疗保障，拓展平台发展；百年东方，扬鞭策马，永远都在冲锋发展的路上。

爱东方医院，爱东方医院神经内科。这个科室看似很佛系，但踏踏实实，勤勤恳恳，从不喊苦。科室人员少时，只有两个人翻夜班；支援云南、吉安时，从没有人因任务艰巨而退缩。2020年，疫情突如其来，所有人都明白“到疫情第一线”意味着什么。但没有一丝犹豫，这群佛系的人立刻全员报名发热门诊，全员报名支援武汉，全员报名支援意大利，勇当“先锋队”。事实上，这群人中，有的家中孩子还小，有的父母年事已高，还有的妻子重病在身，但面对“硬骨头”，这群人依然义无反顾。这个科室就是这样团结一心，他们习惯了共同战斗，也绝不会让自己成为别人的拖累。

这个科室还充满着和谐友爱。都说同事之间很难成为朋友，然而他们却成为了我的“家人”，不仅在工作上给予帮助和扶持，在生活上也给予了关爱。在这里，我不仅感受到了科室“家”一样的温暖，还学会了分享爱，把自己爱和温暖传递出去。每逢佳节备思亲，可医生的节日总是伴随着值班，想回老家过节并不是一件易事。然而，看到新年排班时，我震惊了，上海的同事们主动承担了我的值班。暖流，涌上心头。这样的事情数不胜数，这份深厚的感情也给科室带来了超强的凝聚力，每个平凡的日子都过成了歌。

这个科室还有着浓郁的学习氛围。每周定期疑难病例讨论，溶栓病例讨论，业务学习，文献报告解读，不定期邀请行内专家开展学术讲座以及国外专家交流……医院是一个靠技术生存的地方，医生是一个必须终生学习的职业，在科主任和组长的带领下，科室的每一位成员都不断创新进步，不断追求卓越。这样温暖向上的集体，有人能不爱吗？

东方之恋，恋在东方，东方医院历经百年留下自己的历史、文化和个性，如今仍在坚守中发展，用实力不断续写新的篇章，医院在发展，神经内科在发展，我们每个人也奔跑在发展的轨道上，未来实可期！

上海市东方医院神经外科

刘　珉

让一切归零从心出发

人生就是一次次归零，一次次重新出发。

有人说这是一个选择大于努力的时代，选择错了方向，枉费了气力。

有人说越努力越幸运，机会都惠顾有准备的人。

每天，我们喝着一碗又一碗的鸡汤，内心像不倒翁，左右摇摆，浮躁而又无所适从。但是，当你拼命想做成一件事情的时候，世界就只剩下你，任何人都无法阻挡你前进的步伐。成为一名医生，一名有情怀的的医生，当义无反顾选择以此作为终身事业的时候，你就成为了自我世界中最勇敢的斗士了！

放弃很容易，但坚持会更酷

百年，可以创造美好，可以实现自我，百年的艰苦奋斗，沧桑巨变，让东方医院一步一步成就为现代化三级甲等综合医院。这一路走来，在院领导的带领下，大家共同努力取得辉煌成就。在东方百年院庆前夕，有幸成为东方医院的一员，虽入职只有短短一年，但这一年，于我是脱胎换骨般地改变。

回顾自己的从医路，自始至终坚定执着。1998年的高考志愿，从一本二本到三本志愿，每一栏的首选均填报了医学院校，现在回想，都想为自己的专一点赞。在临床第一线救死扶伤，是我们二医大98级7年制英口七班75位同学共同的心声，这一坚持，就坚持了20年。入学20周年的聚会活动上，90%的同学仍坚守临床第一线，始终不忘初心，爱岗敬业，默默守住誓言，“性命相托，健康所系”！

2005年，我毕业留校，那一年，终于实现了医生的梦想。然而，日复一日的临床工作，越来越发现自身的局限性，科研思维的训练迫在眉睫。生命不息，折腾不止的我，放弃国内安定的生活，别过父母，别过新婚的爱人，东渡日本，重新开始象牙塔内清苦的基础研究生活。一切归于原点，艰辛异常。酸甜苦辣，回忆点滴，成为人生弥足珍贵的记忆。当时作为日语的zero beginner，虽校园内可以通过英语交流，但校园之外的日常生活，举步维艰。研究工作，颠覆之前临床学习的思维，随着“知道自己不知道”阶段的到来，不得不承认专业知识惊人的匮乏和研究生导师严厉的指摘。

放弃很容易，但坚持会更酷。不认输的我，买来日语书，每天跟着电视上的日语新闻，看着字幕逐渐积累词汇。直到有一天，去看电影，结束时才惊觉没有任何字幕！一股脑地搬来生物化学、免疫学、细胞生物学教科书，从头学起，啃起英语专业书籍。将实验室最不被看好、最没有博士生愿意做的课题，挖掘成实验室最具潜力的研究方向，终于成为导师口中最优秀的学生。在动物房，保持24小时连续动物实验的记录；怀孕生产前夕，还在用吸入麻醉剂进行动物实验，使用动物CT扫描装置，丝毫不介意怀孕带来的种种不变，始终坚持研究工作；在国际会议中，通过一句一句反复练习，终于可以用流利地英语收获各类奖项，研究成果也终于被高质量杂志接收……这些时候，我都会感谢昨天我的那份坚持，让今天的我觉得好cool。

当大家都觉得我会在基础科研的道路上一路向前的时候，我却辞去日本大学医学院助理教授的工作，回到上海，回到原点，回到临床，重新出发。经过考试，成为了一名规陪医师，一名大龄的住院医师。放下所有“高龄”带来的心里负担，和师弟师妹们一起在临床一线接受临床培训，得到临床带教老师的认可，获得了“上海市优秀住院医师”的称号。力争第一，要做就要做到最好，如同人生的惯性，给予我无尽的力量和勇气。

2018年12月，我又开始了“折腾”，离开熟悉的内科领域，加入东方医院神外团队，开始了神经重症医师的职业生涯，跨专业的学习，让我又重燃斗志，参与危重病人的抢救，时刻考验意志力、判断力、专业力。离开舒适区，不停

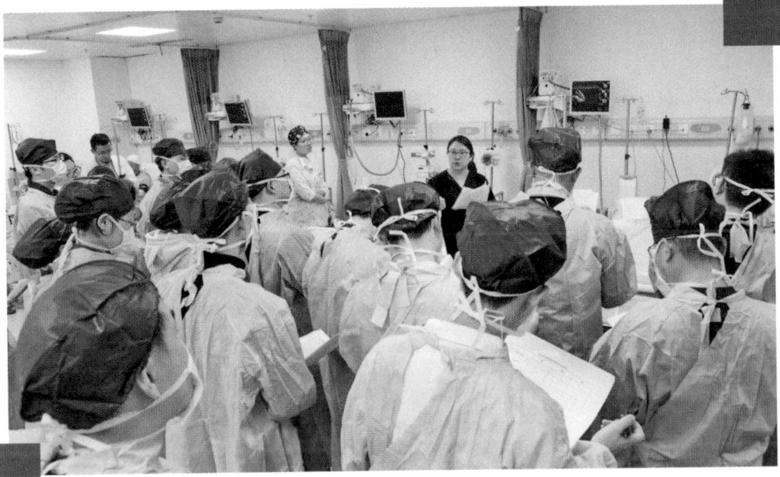

挑战，不停改变，生命不息，折腾不止，永远发现人生不同的起点。然而不变的是目标，成为physician scientist，在无烟的战场上、生死攸关的时刻经受考验，对事业忠诚，对理想执着。

生命诚可贵，但理想价更高

2019年8月5日晚上，我的大学同窗、挚友、科室同事徐医生因脑出血，由SOS专机转运回国，当监护室门打开的一霎那，同学爱人的一句：我把他带回来了，让我的泪水不争气地夺眶而出。数日前，还是生龙活虎，每日奋战于手术台上的神经外科医生；而眼前，却变成了脑出血伴脑疝，命悬一线的神经外科病人。生命开了一个天大的玩笑，救人者不自救，突然莫名感伤，人生的意义在哪？忘我工作的意义是什么？当生命最脆弱的时刻，所有人生意义如同说教般苍白。

然而，躺在病床上的同窗，却一刻都不曾退却，他一次又一次让我进行神经专科查体，确认视野正常，确认肌力正常，他时时刻刻准备重新拿起手术刀的那一天，心心念念自己诊治的患者病情！如同是收到了感召，奇迹般一天一天好转，在生命最脆弱的时刻，徐医生最挂心的是自己的患者，最担心是职业生涯。曾经看过这样一段对工作的定义“job-career-calling”，理想和使命，我想，徐医生把临床当作是生命中的召唤与使命，曾经同窗数载，或许更能理解徐医生的执着与坚强，他的理想，他的选择，使得人生更加绵长宽广。

现在，徐医生又回归了临床，以常人无法想象的意志力，战胜病痛，克服困难，全面复出。对于工作的意义，不仅仅是“有活干”，对于徐医生来说，真的是一种“calling”，给予他惊人的意志与勇气。对“calling”的理解无关宗教，我认为是生命的感召力、使命感，这样解释尤为贴切。人生就是不断地在做选择题，选择坚持，选择放弃；选择平凡，选择卓越；选择平淡，选择挑战。

生命真是有太多的可能性了。我希望自己能像孩子一样，永远保持对万物万事的惊奇感。Stay hungary, stay foolish，从容走过人生，有勇气回归原点，始终坚守“calling”！

一百年花开花谢，我们感悟积极进取的精神；一百年春华秋实，我们聆听内心使命感的召唤，一路高歌踏上新的征程，让我们共同祝愿东方医院的未来美好昌盛。

刘珉

同济大学医学院

田浩军

启　蒙

百年荏苒，我与东方惊鸿一瞬，众里一顾，却也惊艳。这家起于沪上闻人之手的医院，启蒙了我的医师之路。

一

时间已是下午五点，李某坐着轮椅进来了。

我的内心有点不屑。挺大一男人，不过两侧季肋部疼痛，居然要坐上轮椅了。

病史并不复杂，有脚踝受伤史，很久一段时间卧床致使腿部制动，我的第一感觉应该是肺栓塞。由于时间太晚，肺动脉CT无法检测，因此，我为他安排了D–二聚体检查和腿部B超。结果在意料之中：腿部有血栓，D–二聚体没有明显上涨。

通常而言，患者的情况应该并不复杂。然而，李某仍然疼痛难忍，竟在轮椅上坐了一整晚。第二天再次测量时，他的D–二聚体指标飞升。我立刻向带教老师反映了情况，并尽快安排他进行肺动脉CT检查。

结果出来了：从小腿到大腿的下腔静脉连同部分上腔静脉都出现了血栓。简而言之，是全身的大血栓。

我震惊了。突然，李某头歪向一边，失去了意识和呼吸，情况十分紧急。

从没遇上这种情况的我只觉“嗡”的一声，大脑一片空白。

带教老师的电话是在五秒钟后接通的，惊魂未定的我按照老师的指示把病人推向急诊室，CT室的护士和家属连忙疏通道路。跑完那段长长的走廊，我感觉后背都湿透了。

急诊室内，急诊护士和医生已经赶来，监护、气管插管、呼吸机……抢救进行得有条不紊。当两倍剂量的溶栓药物打进李某的身体后，他的呼吸和心跳依然没有回来。毫不犹豫，我们开始了胸外按压，在场几乎所有人都轮流参与了抢救。一小时后，李某依然脸色惨白，依旧没有自主呼吸和心跳。

这时，我看见带教老师的目光，那里充满着坚持和希望。“不管什么时候，作为一名医生，都不要放弃你的病人，都要相信他依旧可以挺过来，他在努力，我们凭什么泄气。”事后，他对我说。

因为坚持，李某奇迹般地恢复了自主呼吸和心跳。

因为坚持，我得到了让我获益终生的宝贵财富。

转入ICU的第三天，李某悠悠转醒。浑身插满管子、目光呆滞的他看见带教老师的那一刻，眼睛里有了光。

我第一次感觉，作为一个医生的幸福。

二

从手术室出来的时候，我整个人都是浑浑噩噩的了。

上一次看见窗外的天空还是将近十个小时之前，我想，要是我早知道会发生这种事，今天早晨我肯定不会不吃早饭。

医生的劳累是无法用正常的语言来形容的。带教老师走过来拍拍我的肩膀，我们在办公室的角落里坐定，静静看着周遭的一切。

“我第一次做十几个小时的手术，是为了一个车祸病人。他小腿中下段三分之一粉碎性骨折，足背碾压伤，股动脉完全烂掉了。”带教老师自顾自地说。

“这就是一团肉块了，要截肢了吧？”我问。

带教老师摇了摇头：“截肢固然简单，工作量也小，但我们想试试，保住腿，就保住了一个人的下半辈子。”

说到这里，他扭头看了看我：“用十几个小时的疲劳和几个小时的虚脱换一

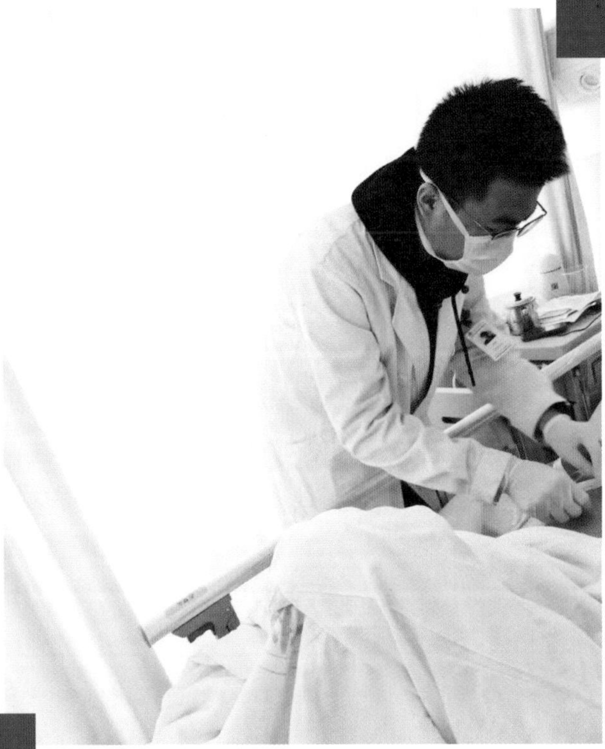

个人的下半辈子，你干不干？”

没等我说话，他接着说：“我们把膝关节屈曲，吻合血管，做外支架，吻合了小腿的肌肉，给胫腓骨上了钢板做内固定，前前后后做了十几个小时，做完之后，患者回到病房，我们开完医嘱就在椅子上睡着了。”

我问，后来你们成功了吗？

老师笑了：我们提心吊胆了一周，那条血管还挺争气，不过大腿和腘窝皮肤基本全部坏死。之后，我们每周要做一次清创，做VSD负压吸引。三个月后，我们开始慢慢旋转外固定支架的角度拉长血管，皮下肉芽新鲜了就开始植皮，骨外露的就做交腿带血管皮瓣移植……前前后后总共做了十几次手术。

“他是走着出院的，走着的。那一刻，我就觉得再让我站十几个小时，我都乐意。”

三

有人说：火车站和太平间，见证了最真诚的眼泪。作为社会性动物，分离永远是每个人都逃不开的话题。

我不算一个乐观的人，甚至有些悲观。

进入实习之前，想着会看到些老无所依的癌症老者，看到独自一人来流产的少女，看到弯曲的男人的背和他低着头也藏不住的悲伤与绝望，我便担心着自己能不能承受这两年的时间的重量。

但在东方，我却看见了不一样的风景。

我看见过精神矍铄的老太太，她刚刚被诊断为癌症晚期，一边伸着手输液，一边和别人聊天，说着自己每天喂食的流浪猫，担心着没有了她的照顾，流浪猫还能不能吃到鱼干；我见过面相和善的阿姨，几次被医生从鬼门关拉回来，心怀感恩的她每周都会出现在医生的办公室里，带着感谢信和一篮水果，并留下一屋子的笑；我见过正月里和气的一家三口，他们趴在病床上用手机看着春晚，笑声传遍了整个走廊；我还见过情人节专程把玫瑰花带到妻子床边的丈夫，苍白的脸映着红色的花，发自内心的笑容，让人全然忘却了这位女生因化疗而掉光的一头秀发。

在东方医院的两年时间，我走过地狱，路过天堂，在纷扰的人间看见这些鲜明的爱与和解。

两年不长，但足够一个实习生汲取受用一生的经验；百年不短，东方医院仍在大步前行。

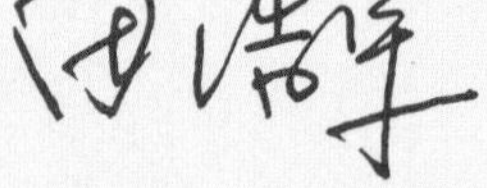

上海市东方医院GMP实验室
白志慧

东方的“三生三世”

他，历经百年，风华正茂；我，入世二十余载，意气风发。与他相差七十余岁，虽未曾参与他最艰难的时刻，却即将见证他百年大庆，未来的路也将一起相伴。他，就是伫立浦东，展望世界的上海市东方医院。

他的成长我虽不能经历，但他的印迹却流淌在历史的长河中，这些历史供我慢慢解读，了解他如何成为现在的东方医院。他诞生于1920年，原名浦东医院，是由上海实业家陈桂春借助浦东同乡会中海归知识分子的技术力量创办的，当时的浦东乃至整个上海都没有一个由中国人创办的西医院，他，是第一所。他的创立，不正是体现了“躬艺术之理，祛百家之患”的济世情怀吗？

在他百年的历程中经历了21任院长，也是这些院长的不懈奋斗成就了今天的他。至今，到第二十一任院长刘中民。他的成长和辉煌离不开这些领头人的指引。成为东方医院之前，他更换过很多名字，浦东医院、市立浦东医院、上海市市立第三人民医院、浦东县中心医院、黄浦区浦东中心医院，这都是曾经的他，可我最喜欢东方医院这个名称，立足浦东，辐射全国，放眼世界。他的成长和辉煌离不开先辈们的远大梦想为之支撑。

他成为了东方医院，也意味着他要从古老的医院步入创新发展的道路。2001年他成为同济大学附属医院，与高校的合作提高了他科研教学的水平，让他吸引了更多的人才。2010年底他晋升为三甲医院，确立“公益性、学术型、国际化的”立院宗旨，发展科教兴院战略；2012年到2013年东方医院南院、吉安医院相继开业，分院的建立提高了他的影响力，让浦东人民和吉安市民享受到更好的医疗技术、最优质的医疗服务。在历史的长河中，他是那么地伟岸，让我钦佩，让我肃然起敬。

现在的他我正在经历，经历他正当壮年的时期。我记得我来东方的原因是因为看到了一则新闻《卫健委公布首批30家干细胞临床研究机构备案名单》，我记得我第一次来东方看到很多大爷大妈作为志愿者为大家服务，我记得我面试时院长问我对未来的想法而我回答得很胆怯。在与东方相处的日子中，我感受到他的精业济群，他的爱在东方。2017年我入职在东方医院干细胞基地干细胞制备与质检平台，对未来我充满信心，当时东方医院作为卫健委首批30家干细胞临床研究备案机构之一，也有已经完成备案的《支气管基底层细胞治疗间质性肺病的临床研究》项目，我很荣幸地加入了这个集体，与东方的缘分也就此展开。

与东方一起，我更明白了忠诚专业，积极上进的意义。我所属的干细胞基地办公室主任汤红明就是一位愿干事、能干事、干成事的人，2013年他从湖北远调上海，举家迁徙，面对重重困难，他把自己定为科研管理人才，做最专业的科研管理的事。2015年担任基地办公室主任以来，东方医院的干细胞发展已经在全国领先水平。面对这些成果他说“东方医院认可我，给我平台，我就给他结果，我不怕得罪人，我只对结果负责。”我也一直把他作为榜样。我在努力，在奋斗，也希望在平凡的岗位中做出不平凡的成绩。面对困难要始终努力学习，提高自己的专业素质，明确自己的定位。我明白了没有对自己工作的细致要求，担起工作的责任，是不可能做好一份工作的。

与东方一起，我感受到了爱在东方。我父亲在2017年被查出食道癌晚期，对于刚入职的我就是个晴天霹雳，家庭的重担一下子压到了我的身上，如何治疗和照顾父亲？如何安慰母亲？可另一方面，作为刚入职的员工，如何面对需要适应的工作？如何平衡两边的时间？这些问题都让我有过辞职的念头，一心想回家照顾父亲。可我是幸运的，因为我有那么一群可爱的同事，她们不仅给我说很多例子安慰我，鼓励我，让我勇敢面对，还在工作中帮助我，分担我的工作，让我有时间去照顾父亲。是她们让我觉得同事这个词不再是冷冰冰的工作关系，更多的一起的相互帮助和扶持。如果没有这些可爱的东方同事，在那

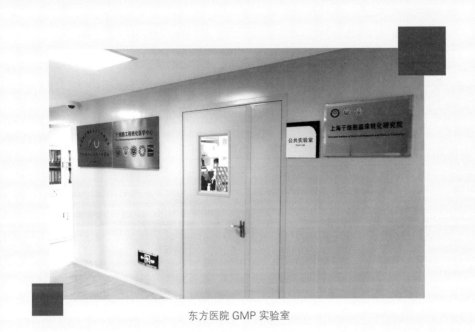

东方医院 GMP 实验室

个艰难岁月中我都不知如何度过。东方让我感动的还不止如此，那时医院还出了政策，给有重大疾病的职工家属予以500元的慰问，这个钱虽然看着是小数，但在那个时期，这却让我感受到了巨大的温暖，一个医院都能顾及到每位员工的家属，这是何等的大爱，因为东方的爱，我愿意和他一起走下去。

东方医院孕育了一代代的东方人、东方精神、东方之爱，在东方的两年，是他让我不断成长，不断进步，不断温暖着我。这一切的一切，都将深深地镌刻在我的心中，将浓浓地定格在我的记忆里。

东方医院前进的脚步不会停歇，奋斗的日子还在继续，他的爱和精神会一直传承下去，未来的东方会是推向世界的骄傲。我明白我是他历史长河中的一瓢水，但东方却是我的启蒙，梦想在前方，未来也在前方，跟随一代代东方人书写更精彩的未来。

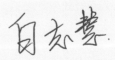

上海市东方医院心衰专科主任
范慧敏

打开通往科研学术的“心血”之路

时间如白驹过隙，不知不觉间我已经在东方工作二十余年了。看着医院从二甲步入三甲，从没有特色科室到现在心脏医学中心、消化医学中心、呼吸医学中心的倚阁建起，从只有一两个在学界稍有影响力的专家，到现在有众多享誉海内外专家、科学家加盟东方，从没有一项国自然基金到现在每年的国自然项目不断创出新高，最高时达到76项之多，东方在医教研等各个方面的崛起与飞速发展都会使每个东方人感慨万千。

随着2020庚子年的到来，东方医院走进了它的第一个百年。回顾百年东方之历程，最触及我内心的还是百年东方所历经的披荆斩棘的科研之路。

记得2001年我刚到东方医院心外科工作，那时的东方还处于发展的起步阶段，东方科研更在“轨道”之外。时任心外科主任的院长刘中民一声令下，决定从心脏科入手，准备打开一条通往科研学术的“心血”之路。目标有了，顶层支持有了，但要想使东方科研从零起步，要想获得有价值、有意义的科研成果，谈何容易呀！首先硬件就不具备，搞科研所需的实验平台、设备都没有，“有条件要上，没有条件创造条件也要上”刘中民院长斩钉截铁地说。

那个年代，国家和医院对医生搞科研的要求不是太高，因此大家对做科研的热情也不像现在这么高，但刘中民院长很坚决的要打通东方科研这条路。他认为“医院应该主要有三个群体，第一个群体负责把病人的病看好，第二个群体是专职科研人员，第三个群体是学科带头人，医院需要科研来引领未来发展，这样的医院才是有活力和生命力的。”

于是，心外科作为东方科研的“先头部队”，一切从零开始着手科研。在成立14楼医学转化平台前，东方是没有专门的实验室供医生们搞科研的，我和团队的同事们就跑到沪上的医学院校里借用人家的场地进行科研工作。由于实验场地是借用，整个科研团队只能在周六周日趁学校不用的时候去进行科研。每到周末我和同事们都会借来一辆敞篷卡车，把与心脏相关的，如麻醉机、体外循环机等实验所需的设备和器械搬到卡车上，再拉到医学院的实验室里。随着科研的逐步深入，当时除了借用大学的实验室，还找到另一个实验场所，那就是金山复旦大学公卫中心的实验室，心外科的研究生住在那里做实验，我和院长定期过去和研究生一起交流讨论。工作日出诊上班，周末“搬家”到借用的实验室进行科研的日子持续了很长时间，直到医院投资建设了转化平台，才结束了这样的日子。但也正是在这段艰苦的日子里，东方的科研获得了起步，实现东方科研史上很多零的突破，东方医院第1个国自然，第1项上海市医学科技进步奖，第1项中华医学科技进步奖，第1项国家“863”项目，浦东新区卫生系统第1个上海领军人才，心衰研究所实现人人有国自然等等。

相信对于大多数科研工作者来说，获得国家自然科学基金可是大家梦寐以求的。但众所周知，要想获得它绝不是一件轻而易举的事情。“国自然”对20世纪初的东方来说似乎有一种“高山仰止”的情结。正是在刘中民院长“科研精神”的感召下，心外科团队决心一起努力，完成“国自然”课题零的突破。

写国自然标书的那段时间，我正在德国柏林心脏中心做访问学者，就在那段异国他乡的日子里，在刘中民院长的指导下，完成了两篇国自然标书的撰写。柏林那段紧张而孤独的时光，现在回味起来留下的只有岁月斑驳后的温暖记忆。

在柏林心脏中心学习期间，我上午在病房工作，下午泡在图书馆，晚上开始查资料写标书。那时也不知从哪里来的干劲，每天感觉时间不够用，恨不得一天有48小时，用一句时下流行的鸡汤话来解释：可能每天凌晨叫醒我的不是闹钟，而是职业梦想吧。我一边做临床，一边写标书，从文献搜集到科学选题、科研立项，从方案论证、路径确定到实验实施、公式推演、计算验证，从数据分析、成果检验到总结提炼、撰写论文，每一步都亲力亲为、仔细打磨。那时会经常和刘院长打国际长途电话，交流沟通课题的思路和方法以及项目进展情况。由于心脏中心里能打国际长途电话的地方不多，因此我经常拿着钱币到街区的专用电话亭里去打，因长途费用昂贵，也常常会碰到沟通一半没电话币的情况，现在回想起这段经历来真是一种有意思且耐人回味的插曲。

在做研究之余，我偶尔深夜会走出去，到楼层外的阳台上透透气，我清楚的记得，每到周末的夜晚，实验室大楼一片漆黑，对面的整幢教学大楼，也同样一片漆黑。有一次碰到下大雪，雪光印在楼宇间，把天色都变成了淡淡的青霭色，看似有些清冷，但那时我内心却觉得特别火热。不论是身处一片漆黑，还是置身于暮雪的洁白中，我都感觉自己有一种游刃于天地间的自由，我想这也就是从事科学研究，所带来的从心所欲而不逾矩的幸福感和自由感吧。功夫不负有心人，2003年东方的第一个国自然正式诞生，刘中民院长带领团队终于实现零的突破，2004年又获得东方第2个“国自然“。

如今，百年东方的科研之路已走上它的“康庄大道”，但是不难想象在这些科研成果背后，一代代东方科研人所经历的“昨夜西风凋碧树，独上高楼，望尽天涯路”的孤独与艰辛，所坚定的“衣带渐宽终不悔，为伊消得人憔悴”的执着与不懈，以及所获得的“众里寻他千百度，蓦然回首那人却在灯火阑珊处”的科研之果，这都完美诠释着刚劲不懈的东方精神。

现在回过头来再看看那段“艰苦而充实”的科研求索与追寻之路，它或许正是孕育东方科研的滥觞之路。

逝者如斯夫，不舍昼夜!

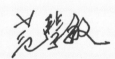

上海市东方医院心外科
王小芳

“婆家”百岁之际的碎碎念

每一个东方人，不管是一毕业就来的还是像我这样半路奔进来的，都在进行着一场“先结婚后恋爱”的婚姻。想想还是很有道理的吧。当然，这里有很多实习就在东方，后来选择了东方的青梅竹马之恋，还有很多像我这样因为各种原因离开了前任半路插足进来的。

你若问我来之前了解东方吗？哦，不，我只是当初经熟人介绍，说东方在搞人才引进，你去试试吧，于是心里小琢磨了一下：嗯，不错哦，挺有胆识的，敢在全国事业单位里第一个搞人才引进，去看看吧。看了看二十年前东方的介绍，也投了份简历，于是就有了一轮相（面）亲（试）。其实，那天我堵车堵在杨浦大桥上，错过了面试时间，那时候的面试官就是现在的大老板急着上手术，没有见着，就留给我一句话“直接去SICU（心外监护室）上班去吧”。嘻，我是人才引进进来的，将来吹牛也有的吹了。就这样，在众多好奇和疑惑的目光中，带着忐忑和新奇、期待，开始了人生中的另一段羁绊。

刚进东方，我还住在杨浦区，每天六点不到就出发了。那时的东方，新大楼刚刚运营没多长时间，心外科也成立没两年，尽管每天在监护室里忙成狗，但听着小姐妹们数着发奖金的日子，算着这个月可以拿多少钱，自己打着哈欠，心里又拨开了个小算盘：等我正式入职就可以和她们一样拿着听着还不错的数字，自己小家的房贷可以还得轻松一些，嗯，如果效益一直这么好，以后可以把房子换到浦东来，上班就不用这么赶了，中班下班夜里12点以前就可以到家～～想想都开心。然而，到我过了试用期正式拿钱的时候，多年前在老单位发生的事情竟然重演了！不，应该是比以前更悲催的是：医院由于处于发展壮大的艰难时期，大家齐心协力勒紧裤腰带渡过难关，本月奖金暂时不发了，下个月视收支情况再说！睡梦中那些美丽的肥皂泡“啪、啪”的一个接一个破灭，令我两眼直冒金星。在被打击得头晕目眩的时候，当时的科主任、业务副院长（现在的院长）充满诱惑和激情的话还是飘进了耳朵“请大家有信心，我们一起努力，我保证将来你们每个人都能开上车，过上好日子，让你们为自己是东方人而骄傲.......”嗯，这是梦吧？后来经过漫长的实践证明这不是梦，因为它～算是实现了。不过现在想想，自己当时足够坚强，没有被打击得一蹶不振，也没有对自己找的这个“夫家”疑神疑鬼，而且颇有“同甘苦共患难”的架势，认准了，就走到了今天。谁让咱那时年轻呢？用现在一句时髦的话说：幸福是奋斗出来的！

来东方两年后，再一次被婆家震撼到，因为我没有任何过渡直接当了病房的护士长！这胆量、魄力和这决定没有让我有扬眉吐气、当家做主的自豪，因为这不是单纯的一个“名分”，那沉甸甸的责任除了让我寝食难安外，就是让我从一个惜字如金、拒人于千里之外（当然不是对病人）（后来证明那是甲减）高冷范变成了一个絮絮叨叨、婆婆妈妈的管家婆！而且，还时不时的被各种人骂哭，各种事气哭，中间的故事都可以快写本书了（额，没那么脆弱啦，后来脸皮厚了，也就不哭了）。委屈的不行的时候，别说，还真想过劈劈腿、跳跳槽之类的。那么委屈你咋不走呢？为啥？在一起这么多年有感情了呀，谁不把他当成自己的家了呢？关键是还有了自己的“娃”（十几个护士呢！）要你来带呢！那专业你喜欢了那么久，咋能说放弃就放弃呢！你看，你不都做了快20年了，手底下来来往往的几十个护士了。你这个人才终于有了点用了呢，这是婆家对你的不离不弃最好的回馈呢。还不好好干？

后来，我这婆家又干了件大事！东方一贯广纳人才，再加上理念创新，技术不断创新和提高，民众口碑越来越好，家底不断殷实，就再也不甘心委委屈屈当着“老大”却带个“二甲”的帽子让人小看。十年磨一剑，硬是经过千难万险升上了“三甲”，成了名副其实的“高富帅”。这是几代东方人想都不敢想的梦啊，就是在那样敢闯敢干的领导下，那么多老东方、新东方的不眠不休的坚持中实现了。嗯，那时自己都有点骄傲了，为自己是东方一员而骄傲。同时问题也来了，

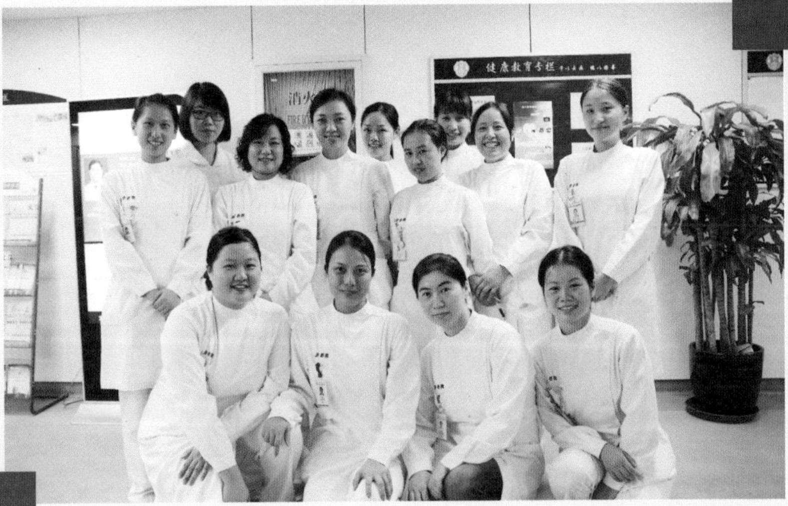

这“高富帅”必定吸引“白富美”，地位和颜值蹭蹭蹭的往上涨，新秀大咖接踵而至。我们这些“糟糠”再不捯饬捯饬就要下堂啦！绝对是人到中年危机不断，还好总是遇到贵人相助，拿小鞭子不停地抽，读研究生、进修、做课题，争人才培养，写论文、升职称，好好把自己折腾了几年，否则配不上了呀！

今年，婆家要过百岁生日了，为了这次生日，他今年可忙坏了呢，又是开新大楼，老房子又要翻新，几乎天天开学术盛宴，把影响力和知名度一再扩大，眼看着一天一个新变化。回首看看我们一起走过的路，这步子似乎越迈越大了，都迈进人民大会堂、迈进联合国了，更迈进了全国百强医院、十强！现在的他更是事业如日中天、魅力四射。“木秀于林，风必摧之”，东方发展得太快，所以总会有没看清脚下摔跤的时候，同时也会引来各种质疑和阻碍。这一大家子人不好养活啊，总有人眼睛看着别人家。嗯，这也是好事，别人家的福利好、别人家的皮夹子厚，这说明我们还有进步的空间，我们还有更远大的目标。只要这一家人团结起来，互相不离不弃，幸福的日子就在眼前。You are not alone, for I’m here with you. Though we are far apart, you’re always in my heart. Happy birthday.

成为历史的陈酿

“开始吧！”刘中民院长郑重地说道。

2019年4月30日，在东方医院本部新大楼的4楼会议室里，一个“临时组织”——本书的编辑部，成立了。此次的编辑部特别邀请解放日报社品牌活动部的资深记者团队与院党委宣传部同仁共同组建。

历经20个月有余，建院100周年纪念文选《东方之恋》终于面世。在此期间，来稿像雪花片一样飘进编辑部，没有人想错过这百年一遇的机会。每一个参与者、亲历者、见证者都迫不及待地想要借此书倾诉自己与“东方”的故事。

经最终统计得知，共收到来自医院内外超150篇稿件。遗憾的是，因本书体例有限，仅收录了100篇，对于未收录进本书的遗珠，我们深感歉意，你们真诚而炽热的情感是百年院庆最好的献礼。

好事多磨。《东方之恋》的诞生过程，牵动着不少人的心。

印象深刻的是，今年2月3日，东方医院接到国家卫健委的指令，“东方人”迅速出击，“逆行”抗疫。编辑部也紧急行动，与前线联络不断，在此书中尽可能地还原了真实、鲜活、动人的“抗疫”，场景。“从十二点离开宾馆去上班，到半夜十一点回去，期间十一个小时我都不吃不喝不上厕所。”“生命诚可贵，亲情价高，若为抗疫故，两者皆可抛。”“从最初的十几人一天，到后来的几十人一天，出院病人数逐渐超过了住院病人数，直到方舱休舱。那一刻，泪水浸湿了我们的眼眶……”等等内容都放在了本书特别增设的第二篇章之中，成为了历史见证。

还有一个巧合很有意思。为了探寻东方医院与同济大学的血脉联系，编辑部曾多次前往同济大学进行拜访、补采，而每次去都会遭遇疾风骤雨。“宝贵的内容不能让我们那么轻易得到”，我们安慰自己道。事实也的确如此，在编校《李国豪老校长的“同济医科”情怀》一文时，解放日报的王艳辉老师一度难以自持，潸然泪下。文中这样写到：2002年，东方医院成为同济大学附属医院，他不顾年近90高龄，亲自前往揭牌……2004年11月，他听说医学院新大楼已经建成投入使用，激动不已，不顾医生强烈反对，一定要回医学院看看……李国豪老校长坐在轮椅上，来到新医学大楼前。他庄重地整理着自己的衣袖，拉平脖颈上围着的白色的围巾，特意拔下鼻腔里插着的鼻饲管（他说我不能以这种形象去见我们的老师和学生）……

文以载道。在此书中，既有如《打开通往科研学术的“心血”之路》等记录科研发展之文，也有如《一支失控的胰岛素》等记录与生命赛跑之文，还有如《谢谢，千千万万遍》等来自患者真挚感恩之文。我们希望，此书的文字，或能成为百年东方的一个缩影，能从中窥见“医学”与“人学”的交织结合，技术发展与仁爱之心的齐头并进。

文以传世。100周年既是历史节点，也是新百年的起点，唯愿此书能成为东方医院波澜壮阔历史的记录者和新征程的一块基石，并成为后世可读之物。因学识、能力所限，本书编辑不周之处，敬希读者鉴谅，并请指教斧正。

上海市东方医院（同济大学附属东方医院）
100周年庆编辑部
2020年12月